CB003482

Terapia Nutricional
em
Oncologia Pediátrica

*Guia teórico e prático com
casos clínicos comentados*

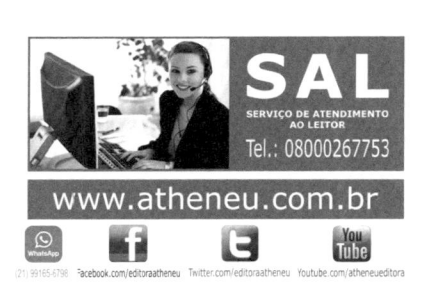

SAL
SERVIÇO DE ATENDIMENTO
AO LEITOR
Tel.: 08000267753

www.atheneu.com.br

WhatsApp

(21) 99165-6798 Facebook.com/editoraatheneu Twitter.com/editoraatheneu Youtube.com/atheneueditora

Terapia Nutricional
em
Oncologia Pediátrica

Guia teórico e prático com casos clínicos comentados

Editoras

Adriana Garófolo

Karen Jaloretto T. Guedes

Claudia Harumi Nakamura

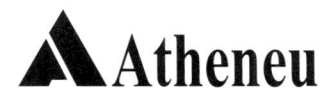

Atheneu

Rio de Janeiro • São Paulo
2020

EDITORA ATHENEU

| São Paulo | Rua Avanhandava, 126 - 8º andar
Tel.: (11)2858-8750
E-mail: atheneu@atheneu.com.br |
| Rio de Janeiro | Rua Bambina, 74
Tel.: (21)3094-1295
E-mail: atheneu@atheneu.com.br |

CAPA: Equipe Atheneu

PRODUÇÃO EDITORIAL: Sandra Regina Santana

CIP-BRASIL. CATALOGAÇÃO NA PUBLICAÇÃO
SINDICATO NACIONAL DOS EDITORES DE LIVROS, RJ

G223t

Garófolo, Adriana
    Terapia nutricional em oncologia pediátrica : guia teórico e prático com casos clínicos comentados / Adriana Garófolo, Karen Jaloretto T. Guedes, Claudia Harumi Nakamura. - 1. ed. - Rio de Janeiro : Atheneu, 2020.

    Inclui bibliografia e índice
    ISBN 978-85-388-1080-3

    1. Câncer em crianças - Cuidado e tratamento. 2. Câncer em Crianças - Aspectos nutricionais. 3. Câncer em crianças - Dietoterapia. I. Guedes, Karen Jaloretto T. II. Nakamura, Claudia Harumi. III. Título.

20-63381
                       CDD: 618.92994
                       CDU: 616-006:613.2-053.2

Leandra Felix da Cruz Candido - Bibliotecária - CRB-7/6135

06/03/2020   13/03/2020

GARÓFOLO A.; GUEDES K. J. T.; NAKAMURA C. H.
Terapia Nutricional em Oncologia Pediátrica: Guia Teórico e Prático com Casos Clínicos Comentados

© *Direitos reservados à EDITORA ATHENEU – São Paulo, Rio de Janeiro, 2020.*

Sobre as Editoras

Adriana Garófolo

Nutricionista, Especialista em Nutrição Materno-Infantil pela Universidade Federal de São Paulo (Unifesp). Mestre e Doutora pela Escola Paulista de Medicina (EPM) da Unifesp. Nutricionista da São Paulo Oncologia Clínica. Gestor de Nutrição do Instituto de Oncologia Pediátrica/Grupo de Apoio ao Adolescente e à Criança com Câncer/Universidade Federal de São Paulo (IOP/GRAACC)/Unifesp). Professora dos Cursos de Pós-Graduação na área de Oncologia e Nutrição do Centro Integrado de Nutrição (CIN). Diretora do IAG Assistência, Ensino e Pesquisa/Nutricancer. Tutora de Nutrição do Programa de Residência Multiprofissional em Oncologia Pediátrica. Estágios no exterior: Terapia Nutricional e Nutrição em Transplante de Medula Óssea, Hospital Universitário La Paz, Madri, Espanha, e European Society for Clinical Nutrition and Metabolism (ESPEN), Holanda e Alemanha.

Karen Jaloretto T. Guedes

Nutricionista, Especialista em Nutrição Humana e Terapia Nutricional pelo Instituto de Metabolismo e Nutrição (IMEN) e em Nutrição Clínica pelo Centro Integrado em Nutrição (CIN). Graduação pelo Centro Universitário São Camilo. Aprimoramento em Oncologia Pediátrica pelo Instituto de Oncologia Pediátrica/Grupo de Apoio ao Adolescente e à Criança com Câncer/Universidade Federal de São Paulo (IOP/GRAACC/Unifesp). Mestranda pelo Programa de Pós-Graduação em Pediatria e Ciências Aplicadas à Pediatria pela Unifesp. Atua no Setor de Nutrição Clínica do IOP/GRAACC/Unifesp e como Preceptora do Programa de Residência Multiprofissional em Saúde, com ênfase em Nutrição em Oncologia Pediátrica pela Unifesp.

Claudia Harumi Nakamura

Graduação em Nutrição pelo Centro Universitário São Camilo, com aprimoramento em Nutrição Clínica em Oncologia Pediátrica pelo Instituto de Oncologia Pediátrica/Grupo de Apoio à Criança e ao Adolescente com Câncer/Universidade Federal de São Paulo (IOP/GRAAC/Unifesp). Especialista em Terapia Nutricional e Nutrição Clínica e em Terapia Nutricional em Cuidados Intensivos pelo Grupo de Apoio de Nutrição Enteral e Parenteral, e Multiprofissional em Oncologia Pediátrica nas áreas Ambulatorial e Hospitalar pela Universidade Federal de São Paulo (Unifesp). Atua no Setor de Transplante de Células-Tronco Hematopoiéticas nas áreas de Internação, Ambulatório e Hospital-Dia. Preceptora do Programa de Residência Multiprofissional em Saúde, com ênfase em Nutrição em Oncologia Pediátrica pela Unifesp.

Sobre as Colaboradoras

Aline Ramalho dos Santos

Graduação em Nutrição pela Pontifícia Universidade Católica de Campinas (PUC-Campinas). Residência em Oncologia Pediátrica pela Universidade Federal de São Paulo (Unifesp). MBA em Gestão de Saúde pelo Centro Universitário São Camilo, Pós-Graduanda em Oncologia Multiprofissional pelo Instituto de Ensino e Pesquisa do Hospital Sírio-Libanês. Nutricionista Clínica do Setor de Onco-Hematologia e Transplante de Medula Óssea do Hospital Samaritano – Higienópolis/SP.

Aline Romero

Graduação em Nutrição pela Universidade Federal de São Paulo (Unifesp). Título de Especialista *lato sensu* na modalidade Residência Multiprofissional em Saúde no Programa de Oncologia Pediátrica pela mesma instituição. Título de Especialista *lato sensu* na modalidade Residência Multiprofissional em Saúde no Programa de Intensivismo pela Pontifícia Universidade Católica de Campinas (PUC-Campinas).

Ana Paula de Souza Mota

Graduação em Nutrição pelo Centro Universitário São Camilo. Especialista em Vigilância Sanitária dos Alimentos pela Faculdade de Saúde Pública da Universidade de São Paulo (FSP-USP). Técnica em Gastronomia pelo Centro Universitário Senac, Santo Amaro. Realização de vários cursos de extensão e Educação Continuada na área de Qualidade em Alimentação e Nutrição. Supervisora de Nutrição do GRAACC (Grupo de Apoio ao Adolescente e à Criança com Câncer).

Beatriz Crepaldi Aires

Graduação em Nutrição pela Faculdade de Medicina do ABC (FMABC). Especialização em Oncologia Pediátrica pela Residência Multiprofissional da Universidade Federal de São Paulo (Unifesp). Especialização em Nutrição Materno-Infantil pela Universidade Municipal de São Caetano do Sul (USCS). Nutricionista Clínica da OSS Santa Marcelina – Hospital Cidade Tiradentes/SP.

Bruna Cézar Diniz

Graduação em Nutrição pelo Centro Universitário São Camilo, São Paulo. Especialista em Nutrição Clínica pelo Centro Universitário São Camilo, São Paulo. Especialista em Oncologia Pediátrica pelo Programa de Residência Multiprofissional do Instituto de Oncologia Pediátrica/Grupo de Apoio à Criança e ao Adolescente/Universidade Federal de São Paulo (IOP/GRAACC/Unifesp).

Cristiane Ferreira Marçon

Graduação em Nutrição pela Faculdade de Ciências Aplicadas da Universidade Estadual de Campinas (FCA-Unicamp). Especialização na modalidade Residência Multiprofissional em Saúde e em Área Profissional da Saúde no Programa de Oncologia Pediátrica da Universidade Federal de São Paulo (Unifesp). Especialização em Gestão em Nutrição Hospitalar pela Escola de Educação Permanente do Hospital das Clínicas da Faculdade de Medicina da Universidade de São Paulo (EEP-HCFMUSP). Especialista em Nutrição Parenteral e Enteral pela Sociedade Brasileira de Nutrição Parenteral e Enteral (BRASPEN). Nutricionista Clínica no Instituto de Oncologia Pediátrica/Grupo de Apoio ao Adolescente e à Criança com Câncer/Universidade Federal de São Paulo (IOP/GRAACC/Unifesp). Nutricionista da Equipe Multiprofissional de Terapia Nutricional (EMTN) do IOP/GRAACC/Unifesp. Preceptora do Programa de Residência Multiprofissional em Saúde e em Área Profissional da Saúde no Programa de Oncologia Pediátrica da Unifesp.

Débora de Oliveira Lima

Graduação em Nutrição pela Universidade Metodista de São Paulo (UMESP). Especialista em Oncologia Pediátrica pelo Programa de Residência Multiprofissional do Instituto de Oncologia Pediátrica/Grupo de Apoio à Criança e ao Adolescente/Universidade Federal de São Paulo (IOP/GRAACC/Unifesp). Pós-Graduanda em Nutrição Hospitalar, com ênfase em Oncologia pelo Instituto do Câncer do Estado de São Paulo e Escola de Educação Permanente da Universidade de São Paulo (ICESP/EPP-HCFMUSP). Nutricionista Clínica na área de Oncologia do Hospital Americas Medicina e Saúde/SP.

Keylla Sakai Marques

Graduação em Nutrição pela Universidade Anhanguera/SP. Especialista em Oncologia Pediátrica pelo Programa de Residência Multiprofissional do Instituto de Oncologia Pediátrica/Grupo de Apoio à Criança e ao Adolescente/Universidade Federal de São Paulo (IOP/GRAACC/Unifesp).

Marina Salvati Crepaldi

Graduação em Nutrição pela Universidade Estadual Paulista "Júlio de Mesquita Filho" (Unesp). Especialista em Oncologia Pediátrica pelo Programa de Residência Multiprofissional do Grupo de Apoio ao Adolescente e à Criança com Câncer/Universidade Federal de São Paulo (GRAACC/Unifesp). Nutricionista de Lactário e de Equipe Multidisciplinar de Terapia Nutricional (EMTN) Pediátrica do Hospital Alvorada – Moema/SP. Supervisora de Nutrição do Hospital Americas Medicina e Saúde/SP. Pós-Graduanda em Gestão de Qualidade em Saúde pelo Instituto Israelita de Ensino e Pesquisa Albert Einstein.

Nayara Dorascenzi Magri Teles

Graduação em Nutrição pela Universidade Federal do Triângulo Mineiro (UFTM). Pós-Graduada em Nutrição e Oncologia Pediátrica pelo Programa de Residência Multiprofissional em Saúde da Universidade Federal de São Paulo (Unifesp) e em Terapia Nutricional em Cuidados Intensivos pelo GANEP Nutrição Humana. Mestranda do Programa de Pós-Graduação em Nutrição da Unifesp. Nutricionista do Instituto de Oncologia Pediátrica/Grupo de Apoio ao Adolescente e à Criança com Câncer/Universidade Federal de São Paulo (IOP/GRAACC)/Unifesp).

Priscila dos Santos Maia-Lemos

Doutora em Pediatria e Ciências Aplicadas à Pediatria pela Escola Paulista de Medicina da Universidade Federal de São Paulo (EPM-Unifesp). Ex-Coordenadora de Nutrição do Instituto de Oncologia Pediátrica/Grupo de Apoio ao Adolescente e à Criança com Câncer/Universidade Federal de São Paulo (IOP/GRAACC/Unifesp).

Roberta de Lucena Ferretti

Nutricionista. Doutora em Ciências pela Escola Paulista de Medicina da Universidade Federal de São Paulo (EPM/Unifesp) (Setor de Oncologia Pediátrica). Professora Efetiva do Curso de Nutrição da Universidade de Taubaté (Unitau) das Disciplinas: Dietoterapia e Terapia Nutricional I e II. Coordenadora Pedagógica do Curso de Nutrição da Unitau. Coordenadora e Supervisora do Curso de Aperfeiçoamento em Nutrição Clínica Hospitalar I e II no Hospital Municipal Universitário de Taubaté (HMUT) e do Estágio Supervisionado em Nutrição Clínica (HMUT). Coordenadora do Curso de Especialização em Nutrição Clínica da Unitau.

Sâmya Seiler Loureiro

Graduação em Nutrição pela Universidade Presbiteriana Mackenzie. Especialista em Oncologia Pediátrica pelo Programa de Residência Multiprofissional da Universidade Federal de São Paulo (Unifesp) e Instituto de Oncologia Pediátrica/Grupo de Apoio à Criança e ao Adolescente com Câncer/Universidade Federal de São Paulo (IOP/GRAACC/Unifesp). Nutricionista na área de Oncologia no Hospital Sírio-Libanês.

Thais Cordeiro Batalha Faria

Graduação em Nutrição pela Universidade Paulista (UNIP). Pós-Graduada em Saúde Nutricional Integral em Consultório, Hospital e Pós-Alta pelo GANEP Nutrição Humana. Técnica em Nutrição e Nutricionista do Instituto de Oncologia Pediátrica/Grupo de Apoio ao Adolescente e à Criança com Câncer/Universidade Federal de São Paulo (IOP/GRAACC/Unifesp).

Thayna Leones

Graduação em Nutrição pela Universidade Federal de São Paulo (Unifesp) – Campus Baixada Santista. Especialista em Oncologia Pediátrica pelo Programa de Residência Multiprofissional em Saúde, com ênfase em Nutrição pela Unifesp. Nutricionista Clínica do Instituto de Oncologia Pediátrica/Grupo de Apoio à Criança e ao Adolescente com Câncer/Universidade Federal de São Paulo (IOP/GRAACC/Unifesp). Preceptora e Membro do Núcleo Docente Assistencial Estruturante (NDAE) do Programa de Residência Multiprofissional em Oncologia Pediátrica – Unifesp.

Prefácio

Nas últimas cinco décadas, as taxas de cura em pacientes oncológicos pediátricos saltaram de 20% para 80%. Vários fatores, como o diagnóstico precoce, o aprimoramento dos tratamentos e das técnicas diagnósticas e as medidas gerais de suporte tiveram impacto nesse crescimento.

Dentre as medidas de suporte, o cuidado nutricional tem sido reconhecido como uma importante terapia de apoio durante o tratamento antineoplásico, considerando que esse tratamento e a própria doença podem ter efeitos agressivos ao organismo. As alterações do estado nutricional, com modificações de composição corporal, como sobrepeso, sarcopenia e deficiências nutricionais, interferem direta e indiretamente no prognóstico dos pacientes, impactando nos sistemas de defesas, nas doses de medicamentos administradas e nos atrasos das terapias e procedimentos. Além disso, a qualidade de vida também sofre impacto importante nessas circunstâncias.

A equipe de nutrição que propôs esta obra atua no Instituto de Oncologia Pediátrica do Grupo de Apoio ao Adolescente e à Criança com Câncer (GRAACC) – Universidade Federal de São Paulo (Unifesp), hospital dedicado exclusivamente ao tratamento de crianças e adolescentes com câncer, em âmbito assistencial, acadêmico e científico, desde 1996. Desse modo, por meio de cursos de aprimoramento e especialização e de pesquisas nesses 24 anos, teve importante contribuição na formação de profissionais e no desenvolvimento do conhecimento científico na área de nutrição em oncologia pediátrica no Brasil.

Finalmente, espero que nas páginas deste livro, preparado com vasto conhecimento, experiência e competência, além de muito carinho por todos os profissionais envolvidos, o leitor encontre uma obra que possa o inspirar a oferecer o melhor aos seus pacientes.

Antonio Sergio Petrilli

Professor Titular Livre-Docente do Departamento de Pediatria da Escola Paulista de Medicina da Universidade Federal de São Paulo (EPM/Unifesp). Diretor Técnico do Instituto de Oncologia Pediátrica (IOP) do Grupo de Apoio ao Adolescente e à Criança com Câncer (GRAACC)/Unifesp. Membro Fundador e Superintendente Médico do GRAACC/Unifesp. Médico Pediatra, Especialista em Oncologia Pediátrica pela Sociedade Brasileira de Oncologia Pediátrica (Sobope).

Sumário

Parte I – Repercussões Nutricionais do Câncer e Tratamentos

1. **Introdução, 3**
   Adriana Garófolo

2. **Inflamação e Vias Metabólicas no Câncer, 7**
   Adriana Garófolo
   Claudia Harumi Nakamura

3. **Caquexia e Sarcopenia, 17**
   Adriana Garófolo

4. **Obesidade no Câncer Infantojuvenil, 25**
   Roberta de Lucena Ferretti
   Karen Jaloretto T. Guedes
   Adriana Garófolo

5. **Aspectos Nutricionais e Toxicidades do Tratamento Antineoplásico, 31**
   Adriana Garófolo

6. **Efeitos Adversos da Corticoterapia, 45**
   Karen Jaloretto T. Guedes

Parte II – Métodos de Avaliação e Triagem Nutricional: Indicação, Interpretação e Limitações

7. **Ferramentas de Triagem Nutricional, 51**
   Cristiane Ferreira Marçon
   Priscila dos Santos Maia-Lemos

8. **Antropometria e Composição Corporal, 55**
   Claudia Harumi Nakamura
   Karen Jaloretto T. Guedes
   Nayara Dorascenzi Magri Teles
   Priscila dos Santos Maia-Lemos

9. **Avaliação por Imagem e Desempenho Físico, 61**
   Adriana Garófolo

10.   Análise Bioquímica, 65
Roberta de Lucena Ferretti
Nayara Dorascenzi Magri Teles
Adriana Garófolo

11.   Avaliação Metabólica, 71
Cristiane Ferreira Marçon
Adriana Garófolo
Claudia Harumi Nakamura

Parte III – Dietoterapia e Cuidados Nutricionais

12.   Cuidados Nutricionais na Neutropenia, 79
Karen Jaloretto T. Guedes
Claudia Harumi Nakamura

13.   Dietoterapia nos Efeitos Adversos do Tratamento Antineoplásico, 87
Claudia Harumi Nakamura

14.   Estratégias e Aplicações da Gastronomia, 91
Ana Paula de Souza Mota
Thais Cordeiro Batalha Faria
Adriana Garófolo

15.   Aspectos no Planejamento da Alimentação por Via Oral, 97
Adriana Garófolo

Parte IV – Avaliação das Necessidades Nutricionais

16.   Anamnese Nutricional em Oncologia Pediátrica, 103
Adriana Garófolo
Priscila dos Santos Maia-Lemos

17.   Recomendações e Cálculo das Necessidades Nutricionais, 107
Cristiane Ferreira Marçon
Nayara Dorascenzi Magri Teles
Thayna Leones
Claudia Harumi Nakamura

Parte V – Abordagem Clínico-Nutricional dos Principais Tumores Infantojuvenis

18.   Introdução: Aspectos Importantes na Decisão da Abordagem Nutricional, 113
Karen Jaloretto T. Guedes
Adriana Garófolo

19.   Tumores Ósseos, 115
Adriana Garófolo
Karen Jaloretto T. Guedes

20. Tumores Hematológicos, 117
Adriana Garófolo
Karen Jaloretto T. Guedes

21. Tumores do Sistema Nervoso Central, 121
Karen Jaloretto T. Guedes
Adriana Garófolo

22. Tumores Abdominais, 127
Adriana Garófolo
Karen Jaloretto T. Guedes

23. Tumores de Cabeça e Pescoço e Trato Gastrointestinal, 131
Karen Jaloretto T. Guedes
Adriana Garófolo

Parte VI – Situações Especiais

24. Tiflite/Enterocolite Neutropênica, 135
24.1. Tiflite – Considerações Clínicas, 135
Bruna Cézar Diniz
Claudia Harumi Nakamura
Cristiane Ferreira Marçon

24.2. Tiflite – Considerações e Desafios Nutricionais na Prática Clínica, 137
Adriana Garófolo
Karen Jaloretto T. Guedes

25. Recuperação Nutricional na Desnutrição/Magreza, 143
Aline Ramalho dos Santos
Karen Jaloretto T. Guedes
Adriana Garófolo

26. Abordagem Nutricional na Sarcopenia, 151
Adriana Garófolo
Aline Ramalho dos Santos

27. Criança com Câncer em Situação Crítica, 157
Nayara Dorascenzi Magri Teles
Adriana Garófolo

28. Transplante de Células-Tronco Hematopoiéticas, 167
28.1. Abordagem Clínico-Nutricional, 167
Claudia Harumi Nakamura
Adriana Garófolo
Marina Salvati Crepaldi

28.2. Doença do Enxerto contra o Hospedeiro em TCTH, 174
Aline Ramalho dos Santos
Adriana Garófolo
Claudia Harumi Nakamura

29. Abreviação de Jejum em Pacientes Pediátricos Submetidos à Radioterapia sob Sedação, 179
Karen Jaloretto T. Guedes

30. Papel do Leite Materno durante o Tratamento Oncológico, 183
Bruna Cézar Diniz
Priscila dos Santos Maia-Lemos

31. Nutrição no Paciente sob Cuidados Paliativos e Terminalidade, 187
Karen Jaloretto T. Guedes
Claudia Harumi Nakamura

32. Cuidados no Acompanhamento de Sobreviventes do Câncer Infantojuvenil, 191
Adriana Garófolo
Karen Jaloretto T. Guedes

Parte VII – Terapia Nutricional

33. Suplementos Artesanais e Adaptações de Suplementos, 199
Adriana Garófolo
Thayna Leones

34. Terapia Nutricional Enteral, 205
Adriana Garófolo

35. Nutrição Parenteral, 213
Adriana Garófolo
Nayara Dorascenzi Magri Teles

36. Aplicações da Glutamina e do Ômega 3 em Oncologia, 221
36.1. Aplicações da Glutamina, 221
Adriana Garófolo
Claudia Harumi Nakamura
Marina Salvati Crepaldi

36.2. Aplicações do Ômega 3, 226
Karen Jaloretto T. Guedes
Adriana Garófolo

Parte VIII – Microbiota Intestinal em Oncologia

37. Alterações da Microbiota Intestinal durante o Tratamento, 237
Adriana Garófolo

38. Prebióticos e Probióticos, 241
Adriana Garófolo

Parte IX – Estudos de Casos Clínicos Comentados

Caso Clínico 1 – Obesidade Sarcopênica em Paciente Crítico, 247
Sâmya Seiler Loureiro
Nayara Dorascenzi Magri Teles

Comentários
Adriana Garófolo
Nayara Dorascenzi Magri Teles

Caso Clínico 2 – DECH Intestinal Aguda em Paciente com LMA após TCTH Alogênico Aparentado, 251
Marina Salvati Crepaldi
Claudia Harumi Nakamura

Comentários
Adriana Garófolo
Claudia Harumi Nakamura

Caso Clínico 3 – Enterocolite Neutropênica após Quimioterapia, 255
Aline Ramalho dos Santos
Nayara Dorascenzi Magri Teles

Comentários
Adriana Garófolo

Caso Clínico 4 – Mucosite após Tratamento para Leucemia de Burkitt, 259
Bruna Cézar Diniz
Adriana Garófolo

Comentários
Adriana Garófolo

Caso Clínico 5 – Paciente Portador de Tumor de Sistema Nervoso Central Submetido à Radioterapia Concomitante com Quimioterapia, 265
Aline Romero
Keylla Sakai Marques
Karen Jaloretto T. Guedes

Comentários
Karen Jaloretto T. Guedes

Caso Clínico 6 – Recuperação Nutricional de Paciente Submetida a Protocolo com Transplante de Células-Tronco Hematopoiéticas e Radioterapia com Sedação, 269
Thayna Leones
Karen Jaloretto T. Guedes
Claudia Harumi Nakamura

Comentários
Karen Jaloretto T. Guedes
Thayná Leones

Caso Clínico 7 – Complicações Nutricionais do Tratamento de Indução em Adolescente com Osteossarcoma, 275
Bruna Cézar Diniz
Adriana Garófolo

Comentários
Adriana Garófolo
Karen Jaloretto T. Guedes

Caso Clínico 8 – Desnutrição em Paciente com Tumor Abdominal por Hepatoblastoma, 281
Débora de Oliveira Lima
Cristiane Ferreira Marçon
Adriana Garófolo

Comentários
Cristiane Ferreira Marçon
Adriana Garófolo

Caso Clínico 9 – Paciente com Linfoma de Burkitt em Terapia Intensiva, 285
Marina Salvati Crepaldi
Nayara Dorascenzi Magri Teles

Comentários
Nayara Dorascenzi Magri Teles
Adriana Garófolo

Caso Clínico 10 – Paciente Portadora de Neuroblastoma Estágio IV em Cuidados Paliativos, 289
Beatriz Crepaldi Aires
Cristiane Ferreira Marçon
Claudia Harumi Nakamura

Comentários
Adriana Garófolo

Índice Remissivo, 293

Parte I

Repercussões Nutricionais do Câncer e Tratamentos

Capítulo 1

Introdução

Adriana Garófolo

■ Carcinogênese

O câncer é tido como um conjunto de doenças que possuem em comum o distúrbio no crescimento de células anormais e apresenta um padrão biológico diferente entre crianças e adultos. Os processos tumorais em adultos envolvem, predominantemente, o tecido epitelial, em razão de ser de alta proliferação e apresentar maior suscetibilidade a mutações. Já nas crianças e em adolescentes, a maior suscetibilidade para mutações ocorre nos tecidos em crescimento: tecido ósseo, tecido muscular, sistema nervoso, medula óssea e sistema linfático.

O mecanismo da carcinogênese é resultado de uma série de alterações nos genes que atuam direta ou indiretamente no controle do ciclo celular.

Atualmente, são conhecidas duas classes desses genes que atuam nos processos da carcinogênese. Uma delas inclui genes que controlam diretamente a proliferação celular – oncogenes – e genes supressores de tumor. A segunda classe é formada por genes que controlam as taxas de mutações, sendo, portanto, envolvidos no reparo do DNA (ácido desoxirribonucleico).

Uma pequena parte das mutações é herdada pela linhagem germinativa e pode ser responsável pelo aparecimento do câncer. No entanto, a grande maioria das mutações que contribuem para o desenvolvimento do câncer é esporádica, ocorre em células somáticas e afeta apenas a célula mutada e sua progênie.

■ Principais tumores da infância

O câncer infantojuvenil consiste em um conjunto de doenças que apresentam características próprias em relação ao tipo histológico e ao comportamento clínico. Compreende 1% a 4% de todas as neoplasias malignas humanas na maioria das populações. Nos países em desenvolvimento, essa proporção chega a atingir de 3% a 10% do total das neoplasias malignas. No entanto, em países desenvolvidos, essa proporção diminui, chegando a cerca de 1%.

O principal câncer da infância é a leucemia, seguida pelos linfomas e tumores do sistema nervoso central (SNC), cuja ordem de incidência varia conforme a região: países em desenvolvimento costumam apresentar os linfomas como segunda neoplasia maligna mais comum, enquanto os tumores do SNC são mais incidentes em países desenvolvidos.

Neuroblastomas, tumores de Wilms, retinoblastomas, tumores de células germinativas, osteossarcomas, sarcomas de Ewing e sarcomas de partes moles seguem como os mais incidentes em crianças e adolescentes. De acordo com as estatísticas mais recentes do Instituto Nacional de Câncer (Inca, 2018), tumores epiteliais também demonstraram uma incidência alta nessa população.

A mortalidade por câncer em crianças e adolescentes possui padrões geográficos diferentes. Enquanto, nos países desenvolvidos, a neoplasia é considerada a segunda causa de morte na infância, correspondendo a 4% a 5% (crianças de 1 a 14 anos) dos óbitos nessa faixa etária, em países em desenvolvimento, essa proporção é bem menor, cerca de 1%, em razão de as mortes por doenças infecciosas serem as principais causas de óbito. No Brasil, os óbitos por câncer entre crianças e adolescentes (de 1 a 19 anos) correspondem à segunda causa de morte. Esse padrão se diferencia na região Norte, onde ocupa a quinta posição.

■ Abordagens terapêuticas no câncer infantojuvenil

As principais modalidades terapêuticas são a quimioterapia, a cirurgia e, em alguns casos, a radioterapia e o transplante de células-tronco hematopoiéticas.

Um dos avanços mais significativos da medicina moderna tem sido a capacidade de tratar o câncer infantojuvenil de forma eficaz. Os oncologistas pediátricos estão conquistando a cura de um número cada vez maior de crianças e, atualmente, a maioria desses pacientes com tumores malignos deverá se tornar um sobrevivente do câncer em longo prazo. A taxa de cura de cinco anos para o câncer infantil chega a cerca de 80%; para alguns tipos de câncer, como leucemia linfoblástica aguda e linfoma de Hodgkin, a cura alcança taxas superiores a 90%. Visto que o número de sobreviventes de câncer infantil cresce, os cuidados com os efeitos adversos do tratamento se intensificam. Em virtude de a intenção do tratamento ser cada vez mais curativa, todos os esforços devem ser realizados para que a criança receba o tratamento de maior eficácia. Entretanto, a terapia anticâncer, principalmente com quimioterapia e radioterapia, com destruição das células de crescimento rápido, causa toxicidades importantes, como hipoplasia ou aplasia medular, infecções graves, distúrbios e lesões orais e gastrointestinais de grau variado, desnutrição, fraqueza muscular e deficiências nutricionais, insuficiência renal, hepática, cardíaca e pancreática, dislipidemias, perda de líquidos e eletrólitos, desequilíbrio no balanço de vitaminas e oligoelementos, alterações nos seus carreadores proteicos, entre outras. A longo prazo, outras sequelas são observadas, como hipogonadismo, insuficiência suprarrenal, hipotireoidismo, deficiência do hormônio de crescimento, infertilidade, obesidade, déficit de crescimento, osteopenia, osteoporose etc. Assim, a proposta das terapias de suporte, como os cuidados com as infecções e a terapia intensiva, endocrinológica, nutricional, odontológica, psicológica e de reabilitação, é oferecer apoio ao tratamento antineoplásico, com bastante cuidado e procurando minimizar seus efeitos adversos.

■ Bibliografia consultada

American Cancer Society. Cancer Facts & Figures 2014. Atlanta: American Cancer Society; 2014.
Instituto Nacional de Câncer José Alencar Gomes da Silva (Inca). O tabagismo no Brasil: morte, doença e política de preços e impostos. Rio de Janeiro, 2017.

Instituto Nacional de Câncer José Alencar Gomes da Silva (Inca). Estimativa 2018 – Incidência de Câncer no Brasil. Ministério da Saúde. Instituto Nacional de Câncer José Alencar Gomes da Silva (Inca); 2018.

Nurgali K, Jagoe RT, Abalo R. Editorial: Adverse Effects of Cancer Chemotherapy: Anything New to Improve Tolerance and Reduce Sequelae? Front Pharmacol. 2018;9:245.

Ward E, DeSantis C, Robbins A, Kohler B, Jemal A. Childhood and adolescent cancer statistics, 2014. CA Cancer J Clin. 2014;64(2):83-103.

Capítulo 2

Inflamação e Vias Metabólicas no Câncer

Adriana Garófolo
Claudia Harumi Nakamura

A inflamação é uma consequência fisiológica que ocorre em resposta a uma variedade de condições clínicas, cuja finalidade é a defesa do organismo contra infecções (bactérias, vírus e fungos), lesão tecidual e outros fatores (Figura 2.1). Esse processo desencadeia diversos mecanismos para a eliminação e o controle do agente lesivo.

A inflamação é mediada por uma variedade de fatores, com síntese de substâncias, incluindo polipeptídios conhecidos como citocinas. Essas substâncias se ligam a receptores específicos, ativando mensageiros intracelulares, que regulam a transcrição gênica. Dessa forma, as citocinas modulam a atividade, diferenciação, proliferação e sobrevida da célula imunológica. Elas também regulam a produção e a atividade de outras citocinas, que podem aumentar (pró-inflamatórias) ou atenuar (anti-inflamatórias) a resposta inflamatória.

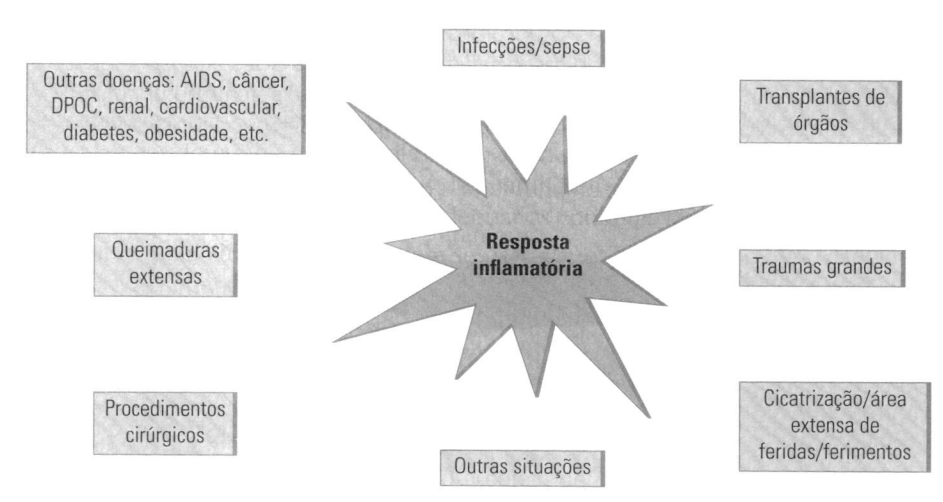

FIGURA 2.1. Condições gerais associadas à resposta inflamatória.
Fonte: Elaboração das autoras.

As citocinas inflamatórias podem ser divididas em dois grupos: aquelas envolvidas na inflamação aguda e aquelas responsáveis pela inflamação crônica. A inflamação aguda relaciona-se principalmente com a produção de interleucinas [IL-1, fator de necrose tumoral alfa (TNF-α), IL6, IL-11, IL-8] e outras quimiocinas, G-CSF (*granulocyte-colony stimulating factor*) e GM-CSF (*granulocyte-macrophage-CSF*). O envolvimento de citocinas na inflamação crônica pode ser subdividido em mediação de citocinas para respostas humorais (IL-4, IL-5, IL-6, IL-7 e IL-13) e para respostas celulares (IL-1, IL -2, IL-3, IL-4, IL-7, IL-9, IL-10, IL-12, interferon, fator transformador de crescimento β e TNF-α e TNF-β (Quadro 2.1). Algumas citocinas, como a IL-1, contribuem significativamente para a inflamação aguda e crônica.

QUADRO 2.1
Mediadores bioquímicos da resposta inflamatória

Conjunto de fatores	Principais mediadores
Citocinas inflamatórias	Interleucinas (IL-1β, IL-6, IL-8), TNF-α (fator de necrose tumoral alfa), IFN-γ (interferon-gama), CNTF (fator neurotrófico ciliar)
Substâncias produzidas pelo tumor	Toxo-hormônio L, LMF (fator mobilizador de lipídio), AIF (fator indutor de anemia), PIF (fator indutor de proteólise)
Neurotransmissores	Serotonina
Neuropeptídeos hipotalâmicos	Neuropeptídeo Y e CRF (fator liberador de corticotrofina)
Hormônios peptídicos	Insulina, glucagon e leptina

Fonte: Elaboração das autoras.

A fase aguda é caracterizada por aumento do fluxo sanguíneo e permeabilidade vascular, juntamente com o acúmulo de líquido, leucócitos e mediadores inflamatórios, como citocinas. A fase subaguda ou crônica caracteriza-se pelo desenvolvimento de respostas imunológicas humorais e celulares específicas ao(s) patógeno(s) presente(s) no local da lesão tecidual.

Durante os processos inflamatórios agudos e crônicos, uma variedade de fatores está envolvida no recrutamento de leucócitos por meio do aumento da expressão de moléculas de adesão celular e da quimioatração. Muitos desses mediadores regulam a ativação de fibroblastos, células endoteliais, macrófagos teciduais e mastócitos e as células inflamatórias recém-recrutadas (monócitos, linfócitos, neutrófilos e eosinófilos), e alguns desses mediadores relacionam-se à resposta sistêmica do processo inflamatório (febre, hipotensão, síntese de proteínas de fase aguda, leucocitose e caquexia).

A resposta inflamatória no paciente oncológico é complexa, pois ocorre pela associação de muitas condições. Outras circunstâncias que exacerbam essa resposta podem estar presentes, como a própria neoplasia maligna (tipo de tumor, localização e extensão da doença), tratamento com quimioterapia e/ou radioterapia, transplante de células-tronco hematopoiéticas (o tipo de quimioterápico, a localização da radioterapia, a intensidade e a duração), entre outras, como demonstradas na Figura 2.2.

A depender de cada situação, sinalizadores diferentes serão gerados, liberando diferentes citocinas, interleucinas e outros fatores, podendo resultar em distintos sinais e sintomas. Quando há associação com estado nutricional inadequado, como a desnutrição e a obesidade, podem ocorrer respostas mais intensas e persistentes.

É importante notar que a liberação dos mediadores inflamatórios apresenta alterações fisiológicas em diversos órgãos e sistemas, conforme demostrado na Figura 2.3, contribuindo para o agravo do estado nutricional e clínico em pacientes portadores de neoplasias malignas.

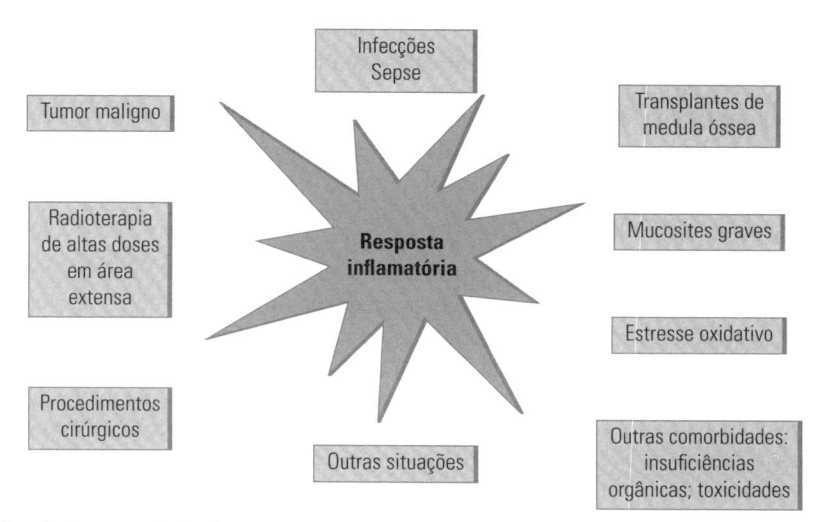

FIGURA 2.2. Condições associadas à resposta inflamatória em pacientes com câncer.
Fonte: Elaboração das autoras.

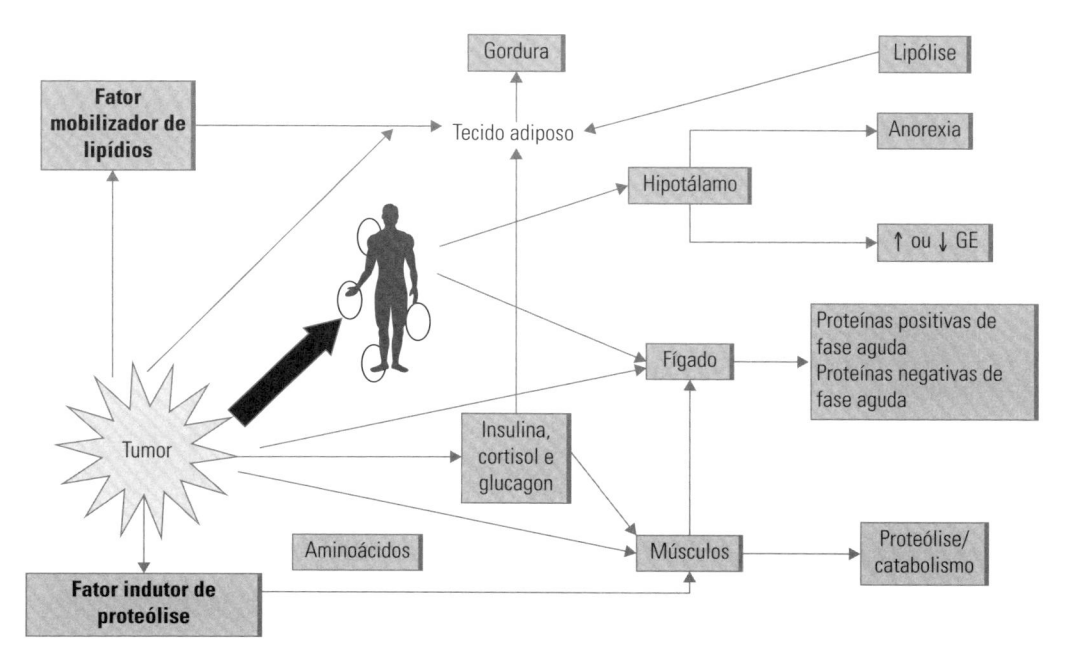

FIGURA 2.3. Principais distúrbios metabólicos no câncer.
Fonte: Adaptada de Abdel-Messeih *et al.*, 2017; Chang e Yang, 2016; Johdi *et al.*, 2017; Jouinot *et al.*, 2018.

◼ Alterações metabólicas

Metabolismo de carboidratos

Em algumas circunstâncias, com a maior demanda metabólica e aumento do catabolismo proteico, o que se espera é um aumento na glicogenólise e o esgotamento rápido desses estoques. Por outro lado, com as alterações já descritas nos sinalizadores da inflamação, algumas vias metabólicas estão inibidas, como a via glicolítica, evidenciada pelos aumentos da glicose plasmática, além de resistência à insulina e síntese limitada de insulina. A partir daí, a taxa de gliconeogênese aumenta, como meio de oferecer novos substratos para a síntese de glicose.

Ciclo metabólico fútil: ciclo de Cori

Da mesma forma que as células normais, o tumor maligno necessita de energia para sua sobrevivência. Porém, não consegue produzir energia de maneira aeróbia, por isso produz energia de forma anaeróbia. Esse processo, chamado de ciclo de Cori, depende da glicose do hospedeiro, que é "roubada" pelo tumor maligno para a produção de sua energia. Com isso, há aumento na produção de lactato pelas células malignas, uma vez que elas utilizam a glicose do hospedeiro como fonte de energia, na ausência de oxigênio. Assim, as células tumorais captam a glicose do hospedeiro, utilizam-na para fornecer energia ao tumor e eliminam o lactato produzido, que deverá ser metabolizado no fígado do hospedeiro, com alto gasto de energia.

As alterações no gasto energético que podem ocorrer em pacientes com câncer estão associadas, em parte, ao aumento do ciclo de Cori ou "ciclo metabólico fútil" (Figura 2.4).

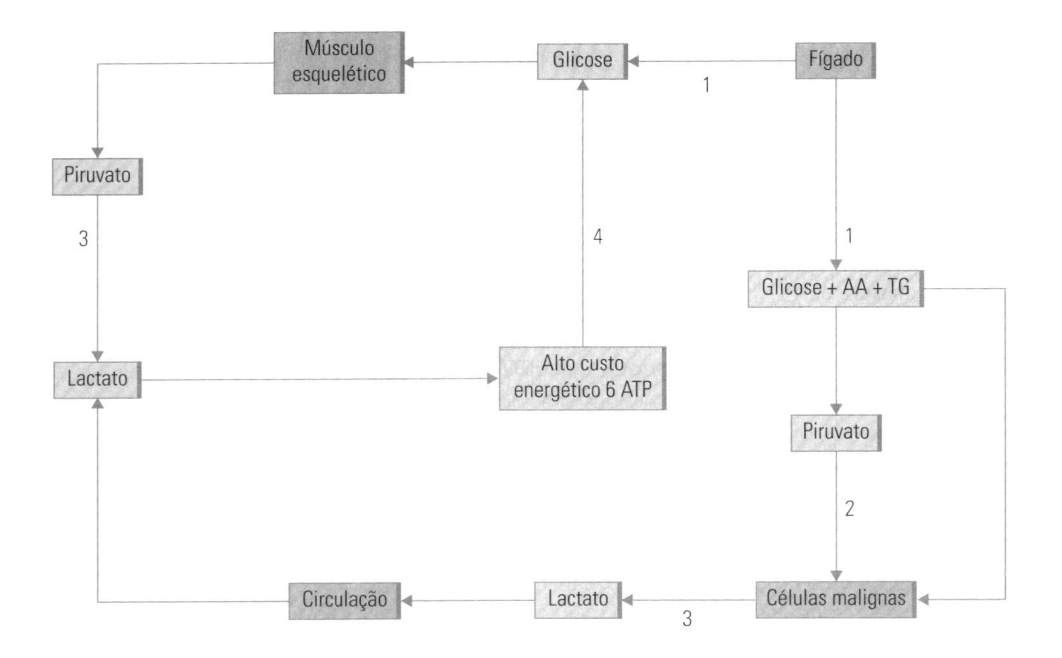

FIGURA 2.4. Ciclo de Cori.
Fonte: Adaptada de Abdel-Messeih *et al.*, 2017; Chang e Yang, 2016; Johdi *et al.*, 2017.

Pacientes com câncer avançado, cuja perda de peso é progressiva, apresentam a atividade do ciclo de Cori aumentada em comparação àqueles sem perda de peso ou à população normal. Tem sido demonstrado que o gasto energético durante o ciclo de Cori pode chegar até 300 kcal/dia. Esse aumento no *turnover* de glicose tem sido relatado em pacientes com tumores do trato gastrointestinal, em proporção à extensão da doença.

Metabolismo dos lipídios

Efeitos da quimioterapia na lipólise e lipogênese da gordura

A diminuição da lipogênese *de novo* e o aumento da lipólise pela ação de agentes quimioterápicos do câncer demonstram contribuir para a perda de peso, apesar de haver pouca evidência disponível sobre esse assunto. O Quadro 2.2 mostra esses efeitos.

QUADRO 2.2
Efeitos da quimioterapia no metabolismo lipídico e tecido adiposo

Terapia antineoplásica	Efeitos associados às alterações adiposas
Cisplatina e doxorrubicina	• Suprimem a expressão de genes associados à lipogênese *de novo* (síntese de ácidos graxos, acetil-CoA carboxilase). • Inibem a biossíntese de PUFA (estearoil coenzima A desaturase 1). • Reduz a captação de ácido graxo (lipase lipoproteica).
Cisplatina	• Aumenta a expressão da carnitina palmitoil transferase-1α (enzima reguladora da β-oxidação de ácidos graxos). • Aumenta a expressão da lipase TAG do adipócito, da HSL e da proteína 4 de ligação ao ácido graxo.

Fonte: Adaptado de Schiessel e Baracos, 2018.

Existem evidências de alguns distúrbios metabólicos associados ao tumor maligno, que levam à perda de gordura corporal. A mobilização de lipídio pode ocorrer secundária à ação de um fator catabólico tumoral, denominado fator mobilizador de lipídio (*lipid mobilizing factor* – LMF), que atua diretamente no tecido adiposo, liberando ácidos graxos livres e glicerol. O LMF foi originalmente identificado de um modelo de caquexia induzida em ratos por um adenocarcinoma de cólon e tem sido observado na urina de pacientes com câncer. Essa substância, que é produzida pelo tumor e associada à caquexia, contribui para a perda de gordura corporal e para o aumento no gasto energético.

Sua ação ocorre diretamente no tecido adiposo, onde hidrolisa triglicerídeos a ácidos graxos livres e glicerol, por meio do aumento intracelular do AMP (adesonina monofosfato) cíclico, de modo análogo aos hormônios lipolíticos. Como consequência, há a mobilização e a utilização dos lipídios.

Além dos mecanismos clássicos atuantes na mobilização dos lipídios, existem alguns genes envolvidos na betaoxidação e no *turnover* de ácidos graxos, como a carnitina palmitoil-coenzima A transferase A (Cpt-1A), carnitina palmitoil transferase 1B (Cpt-1B), carnitina acilcarnitina translocase (CACT), entre outras enzimas da matriz mitocondrial. Recentemente, foi identificado aumento na expressão de um gene denominado CIDEA (*cell death-inducing DNA fragmentation factor-α-like effector A*), predominantemente expresso nas células adiposas brancas, com potencial de inibir a lipólise no adipócito, com papel importante no metabolismo de lipídios e na regulação do peso corporal. Esse gene demonstrou estar associado ao aumento na atividade de enzimas da betaoxidação, responsáveis pela utilização dos lipídios como fonte de energia nas células e também associados à menor utilização de glicose.

Metabolismo proteico

Durante o processo do câncer, acredita-se que os resultados prejudiciais associados à desnutrição sejam motivados, em parte, pela depleção do músculo esquelético. Por isso, é importante entender os mecanismos envolvidos no crescimento, manutenção e atrofia do músculo esquelético, considerando que uma rede de vias de sinalização controla e coordena o equilíbrio proteico muscular.

Essa rede inclui vias anabólicas e catabólicas. A via anabólica é dependente de fatores de crescimento e sinalização de nutrientes por meio da fosfatidilinositol-3 quinase, serina/treonina quinase e mTOR (*mammalian target of rapamycin*), que leva à síntese de proteína muscular.

A via catabólica é caracterizada por múltiplas cascatas de sinalização, conectadas em última instância ao controle de transcrição dos genes envolvidos na autofagia e à degradação proteossômica mediada pela ubiquitina das miofibrilas, o que leva a desfechos desfavoráveis em pacientes com câncer.

Os mediadores catabólicos da proteólise no músculo esquelético e da lipólise no tecido adiposo, relacionados à caquexia do câncer, estão expostos no Quadro 2.3.

QUADRO 2.3
Efeitos da quimioterapia no anabolismo/catabolismo muscular

Terapia antineoplásica	Efeitos associados às alterações musculares
Oxaliplatina, cisplatina, antraciclinas, 5-fluorouracil, irinotecano	• São absorvidos pelas células musculares. • Induzem atrofia, disfunção mitocondrial, dano oxidativo, depleção de energia celular e morte celular apoptótica ou necrótica.
Doxorrubicina	• Inibe a síntese proteica. • Ativa os processos de sinalização proteolítica e apoptótica.
Cisplatina	• Reduz a ativação da proteína quinase serina/treonina, estimula TRIM63 e FBOX32. • Reduz os níveis de proteína FOX.
Gencitabina + cisplatina	• Aumenta a expressão e a ativação de miostatina, ativina-A, TNF-α, IL-6, IL-1β e proteína FOX. • Ativa NF-κB, TRIM63 e FBOX32. • Estimula a atividade do proteassoma.

Fonte: Adaptado de Schiessel e Baracos, 2018.

Efeitos da quimioterapia no anabolismo/catabolismo muscular

Uma vez que muitas neoplasias malignas apresentam ativação aberrante em vias de estimulação do mTORC1, as terapias direcionadas para o câncer são concebidas para inibir o complexo mTORC1 (derivados da rapamicina: sirolimo, everolimo e ridaforolimo). Essas terapias podem interferir nas vias dependentes do mTOR, onde a síntese proteica muscular é ativada pela insulina e pelos aminoácidos.

Vários agentes citotóxicos parecem estar envolvidos de diferentes formas na degradação muscular. O Quadro 2.4 descreve alguns desses efeitos.

QUADRO 2.4
Alterações metabólicas frequentes e suas repercussões

Metabolismo	Consequências
Gasto energético basal	Pode estar aumentado, reduzido ou normal em pacientes com câncer. Observação: ter cuidado com o risco de hiperalimentação em pacientes hipometabólicos.
Metabolismo lipídico	Aumento da lipólise, redução da lipogênese. Hipertrigliceridemia. Diminuição da imunidade, piora da função pulmonar, aumento do risco de pancreatite e esteatose hepática.
Metabolismo de carboidratos	Maior gliconeogênese, aumento na glucogenólise, resistência à insulina e síntese de insulina limitada. Hiperglicemia. Observação: cuidado com a oferta excessiva, pois há aumento no risco de infecção e mortalidade.
Metabolismo proteico	Redução da capacidade de reter aminoácido e perda de massa muscular esquelética (balanço nitrogenado negativo). Hipoalbuminemia e aumento na síntese de proteínas de fase aguda. Prejuízo na cicatrização de feridas, aumentando a suscetibilidade a infecções e levando à fraqueza e à diminuição da capacidade funcional.

Fonte: Elaboração das autoras.

Fatores secretados pelo tumor

O fator indutor de proteólise (PIF) é outra substância que tem sido descrita em pacientes com câncer. Ela associa-se à perda de tecido muscular, demonstrando-se presente na urina de pacientes portadores de tumores gastrointestinais com caquexia, porém não está presente em pacientes com pouca ou nenhuma perda de peso. Tendo, assim, para a sua expressão, uma associação com a perda de peso marcante.

A perda de proteína corporal também se relaciona ao aumento do nível sérico do PIF, que é capaz tanto de induzir à degradação como de inibir a síntese proteica na musculatura esquelética.

Além do PIF, várias substâncias centrais e gastrointestinais – leptina, neuropeptídeo Y, melanocortina, grelina, insulina, galamina, colecistoquinina, endorfina – interferem na regulação da ingestão dos alimentos, como também no gasto energético. Alterações nos níveis dessas substâncias têm sido evidenciadas em portadores de tumores malignos e contribuem para a síndrome da anorexia caquexia (Quadro 2.5).

Há poucas evidências em crianças com câncer dessas alterações, pois os estudos se concentram em neoplasias malignas do adulto. A histologia, bem como a localização do tumor, seu estadiamento e marcadores genéticos podem ser fatores determinantes para as diferentes respostas nesse contexto.

QUADRO 2.5
Mediadores catabólicos da proteólise no músculo esquelético e da lipólise no tecido adiposo, relacionados à caquexia do câncer

Fatores proteolíticos e lipolíticos	Local de síntese	Tecidos-alvo	Via metabólica	Processos e moléculas envolvidos
Mediador pró-inflamatório: eicosanoide PGE2	Tumor e células inunológicas do hospedeiro	Músculo TAB	Proteólise Lipólise	Degradação proteica ↑HSL
Mediador pró-inflamatório: peptídeos IL-6, LIF	Tumor e células inunológicas do hospedeiro	Músculo	Proteólise	Transcrição de genes de ubiquitina-proteassoma e autofagia
IL-1α/β, TNF-α	Tumor e células inunológicas do hospedeiro	Músculo TAB	Lipólise Proteólise	↑Expressão de UCP, ativação de HSL, transcrição de genes de proteassoma e autofagia
Indutor fraco de apoptose relacionada ao TNF	Tumor e células inunológicas do hospedeiro	Músculo TAB	Lipólise Proteólise	↑Ativação de HSL, transcrição de genes de proteassoma e autofagia
TGF-β superfamília: miostatina, activina A, TGFβ1, GDF-11 e GDF-15	Tumor e células inunológicas do hospedeiro	Músculo	Proteólise	Transcrição de genes de ubiquitina-proteassoma e autofagia
Fatores indutores de lipólise: peptídeos natriuréticos	Coração e sistema vascular	TAB	Lipólise	HSL com resposta aumentada a concentração fisiológica ↑Expressão do gene HSL e da sua ativação
Adrenalina e noradrenalina	Sistema nervoso simpático e glândula suprarrenal	TAB TAM	Lipólise	↑Expressão do gene HSL e da sua ativação
Zinco-α2-glicoproteína	Células epiteliais secretoras, adipócitos e células tumorais	TAB TAM	Lipólise	↑Ativação HSL ↑Expressão do UCP-1 ↑Oxidação de ácidos graxos
Adrenomedulina	Superexpressão tumoral e fibroblastos tumorais	TAB	Lipólise	↑Ativação HSL Sinaliza a via da ER12 ½ e P38MAPK
PTHrP	Células tumorais	TAB TAM	Lipólise Termogênese	↑Expressão do UCP-1

IL: interleucina; LIF: fator inibidor de leucemia; TNF: fator de necrose tumoral; TGF: fator de crescimento transformador; GDF: fator de diferenciação de crescimento; TAB: tecido adiposo branco; TAM: tecido adiposo marrom; HSL: lipase hormônio-sensível; UCP: proteína desacopladora; PTHrP: proteína relacionada ao hormônio da paratireoide; ER12 ½: proteína quinase regulada por sinal extracelular; P38MAPK: proteína quinase ativada por mitógeno.

Fonte: Adaptado de Schiessel e Baracos, 2018.

■ Considerações finais

Durante a resposta inflamatória, é comum a indicação de terapia nutricional com o objetivo de minimizar o catabolismo da fase inflamatória. Nessa situação, em consequência à resposta fisiopatológica natural, ocorrerá um processo catabólico. Esse catabolismo visa oferecer suporte de aminoácidos aos tecidos lesados, que é vital ao paciente. Assim, é extremamente necessária a identificação dessas respostas para a determinação adequada da terapia nutricional. Para melhor condução da terapia, portanto, deve ser realizado um planejamento e monitoramento metabólico individualizado. Assim, o nutricionista deve estar atento à quantidade e à qualidade dos nutrientes oferecidos nessa fase.

■ Bibliografia consultada

Abdel-Messeih PL, Nosseir NM, Bakhe OH. Evaluation of inflammatory cytokines and oxidative stress markers in prostate cancer patients undergoing curative radiotherapy. Cent Eur J Immunol. 2017;42(1):68-72.

Chang SC, Yang WV. Hyperglycemia, tumorigenesis, and chronic inflammation. Crit Rev Oncol Hematol. 2016;108:146-53.

Dolan RD, Lim J, McSorley ST, Horgan PG, McMillan DC. The role of the systemic inflammatory response in predicting outcomes in patients with operable cancer: Systematic review and meta-analysis. Sci Rep. 2017;7(1):16717.

Johdi NA, Mazlan L, Sagap I, Jamal R. Profiling of cytokines, chemokines and other soluble proteins as a potential biomarker in colorectal cancer and polyps. Cytokine. 2017;99:35-42.

Jouinot A, Vazeille C, Durand JP, Huillard O, Boudou-Rouquette P, Coriat R, et al. Resting energy expenditure in the risk assessment of anticancer treatments. Clin Nutr. 2018;37(2):558-65.

Schiessel DL, Baracos VE. Barriers to cancer nutrition therapy: excess catabolism of muscle and adipose tissues induced by tumour products and chemotherapy. Proc Nutr Soc. 2018;77(4):394-402.

Wu N, Zhu Y, Kadel D, Pang L, Chen G, Chen Z. The prognostic influence of body mass index, resting energy expenditure and fasting blood glucose on postoperative patients with esophageal cancer. BMC Gastroenterol. 2016;16(1):142.

Capítulo 3

Caquexia e Sarcopenia

Adriana Garófolo

■ Papel da resposta inflamatória na patogênese da caquexia

Existe uma diferença importante entre caquexia e desnutrição. A desnutrição é o estado de nutrição no qual a deficiência ou o excesso (desequilíbrio) de energia, proteína e outros nutrientes causam efeitos adversos mensuráveis sobre tecidos corporais, funcionalidade, refletindo em resultados clínicos. A caquexia é o resultado da complexa interação entre a doença e o tumor maligno. Ela ocorre de forma gradual, e a velocidade de sua evolução pode estar associada à gravidade e à extensão da doença oncológica, à resposta ao tratamento e à abordagem nutricional proposta. Portanto, diferentes estágios de caquexia podem ser identificados para facilitar a intervenção precoce (Quadro 3.1).

QUADRO 3.1. Classificação da sarcopenia.

Estágio	Tecido muscular	Força muscular	*Performance*
Pré-sarcopenia	Reduzido	Normal	Normal
Sarcopenia	Reduzido	Reduzida	Reduzida
Sarcopenia grave	Reduzido	Reduzida	Reduzida

Fonte: Adaptada de Cruz-Jentoft *et al.*, 2010.

Como definição genérica, a caquexia é caracterizada por uma perda de peso grave, geralmente num período mais curto de tempo, escores baixos nos testes de avaliação global subjetiva e, diferente da desnutrição, presença de resposta inflamatória associada ao câncer, diagnosticada pela alteração plasmática na síntese de proteínas positivas e negativas de fase aguda.

A síndrome de caquexia está presente em uma alta porcentagem de pacientes oncológicos, com maior prevalência em pacientes com doença avançada.

Alterações metabólicas que ocorrem como consequência da doença são responsáveis pelas mudanças no apetite, na utilização e na disponibilidade de nutrientes, anorexia, perda de peso, resistência à insulina, maior destruição de proteínas musculares com capacidade funcional reduzida e comprometimento na qualidade de vida. Essas alterações têm impacto negativo na morbimortalidade em pacientes com câncer.

A redução da disponibilidade de nutrientes ocorre como consequência da caquexia e tem um papel na sua patogênese. Vale notar que, nem todo paciente desnutrido é caquético, porém pacientes caquéticos são invariavelmente desnutridos.

A caquexia do câncer não está presente apenas na população adulta com câncer, mas também na população pediátrica. Particularmente em crianças pequenas e adolescentes, é um problema muito desafiador, devido às reservas de energia limitadas (especialmente nas crianças menores) e à alta demanda de energia para o crescimento e o desenvolvimento.

Os sarcomas abrangem um grupo diversificado de neoplasias malignas que surgem de células de origem mesenquimatosa, que resultam do osso ou tecido mole e que afetam todas as idades, mas são relativamente mais comuns na faixa etária pediátrica. Apesar da sua raridade, eles contribuem para o aumento de cerca de 13% na mortalidade relacionada ao câncer em pacientes com idade entre 0 e 19 anos. Como os sarcomas surgem nos tecidos como músculos, ossos, cartilagens e tecido adiposo, os pacientes com sarcoma não só enfrentam a morbidade da própria doença, como também sofrem comprometimento musculoesquelético significativo, secundário ao tratamento cirúrgico, que pode variar desde a remoção do tumor até a amputação do membro acometido. Essa morbidade musculoesquelética deixa os pacientes mais suscetíveis aos efeitos debilitantes da caquexia.

No entanto, pouco se sabe sobre os mecanismos de caquexia associada ao sarcoma. A maioria dos estudos aborda a caquexia do câncer pediátrico como "desnutrição", um termo pouco específico para a condição de insuficiência nutricional que ocorre nesse contexto. Porém, atualmente não existe um consenso na definição de caquexia em crianças com tumores malignos.

Em geral, a caquexia do câncer pediátrico ocorre principalmente em indivíduos com tumores sólidos avançados, como tumor de Wilms, neuroblastomas, alguns sarcomas e hepatoblastomas, que são mais comumente encontrados na população pediátrica. Quase 50% das crianças com tumores malignos apresentam algum déficit nutricional. As consequências a curto e longo prazos são baixa tolerância à quimioterapia, redução de doses e atrasos nos ciclos de quimioterapia, podendo interferir negativamente no prognóstico. Além disso, podem ocorrer resposta deficiente no crescimento e desenvolvimento físico, deficiências cognitivas, síndrome metabólica e menor qualidade de vida.

■ Como identificar a caquexia e a pré-caquexia?

As diretrizes da Organização Mundial da Saúde (OMS) recomendam medidas de peso e altura para avaliar o estado nutricional de crianças e adolescentes. Entretanto, para a população oncológica pediátrica, essa análise não é confiável.

Em crianças com grandes massas tumorais sólidas, é provável que a estimativa do peso não possa ser aplicada, bem como nas crianças que recebem glicocorticoides ou hiperidratação, em obesos ou nos pacientes amputados. Portanto, nesses casos, se o peso for o único indicador nutricional, o estado verdadeiro de caquexia permanecerá oculto. Além disso, a crescente incidência de obesidade em crianças pode obscurecer o desenvolvimento da caquexia, como documentado recentemente em adultos com câncer.

Em oncologia pediátrica, os dados da composição corporal por meio de testes mais precisos são raros. Estudos recentes sugerem que a composição corporal por testes de imagem e medidas de ângulos de fase são valiosas na avaliação do estado nutricional, metabólico e inflamatório, podendo ser úteis na determinação e monitoramento do progresso do tratamento nutricional ou mudança deste. Ângulo de fase baixo é representativo de baixa integridade da membrana celular e estados inflamatórios, correlacionando-se com a sarcopenia e o prognóstico de pacientes graves.

Em uma análise com 34 pacientes com câncer infantojuvenil, nosso grupo observou um valor médio do ângulo de fase de 4,8º, demonstrando-se inferior ao da população pediátrica saudável, que é de 5,5º.

Poucos estudos abordaram o estado metabólico de crianças com câncer, com relatos conflitantes de estados normais, hipermetabólicos ou hipometabólicos. Alguns estudos com leucemias mostraram aumento no consumo de energia ao diagnóstico, com redução dele ao término da terapia para a remissão do tumor, mostrando uma relação provável entre hipermetabolismo e atividade da doença.

De forma geral, o hipermetabolismo relaciona-se com marcadores clínicos e biológicos da caquexia do câncer e com menor sobrevida em pacientes com câncer metastático.

A perda de massa muscular esquelética é a principal característica da caquexia do câncer, em que a degradação da proteína intracelular e várias alterações extracelulares, incluindo a quebra da membrana basal muscular e dos tecidos conjuntivos intramusculares, podem ocorrer. Pacientes com câncer e caquexia têm menor taxa de sobrevida devido à perda de músculos esqueléticos, o que, por sua vez, afeta a força muscular, a mobilidade e a qualidade de vida e provoca fadiga.

■ Sarcopenia e dinapenia

A definição de sarcopenia permanece controversa, embora vários grupos tenham proposto maneiras diferentes de definir a condição. Ela é caracterizada por redução de tecido muscular, podendo ter acúmulo de gordura no músculo, força muscular baixa, desempenho físico baixo e alterações nos níveis plasmáticos de marcadores bioquímicos e inflamatórios.

A fadiga é comum, a força pode diminuir e a função física pode estar limitada. À medida que a funcionalidade é perdida, os pacientes com câncer podem perder a independência e, usualmente, apresentam menor qualidade de vida.

A sarcopenia não é uma condição exclusiva de pacientes desnutridos, mas também pode ocorrer em indivíduos obesos. A obesidade sarcopênica é definida por uma baixa quantidade de massa corporal magra em indivíduos obesos. É comum que, nesses pacientes, os profissionais ignorem a perda muscular, devido à presença de excesso de gordura e água extracelular, que mascaram essa situação. No entanto, a presença de obesidade sarcopênica é um importante preditor de desfecho negativo.

■ Como identificar a sarcopenia?

Além da perda muscular quantitativa (sarcopenia), podem ocorrer redução do desempenho físico e perda de força muscular, situação conhecida como dinapenia.

Para identificação de sarcopenia em crianças e adolescentes, alguns autores preconizam ferramentas para avaliar a evolução da recuperação e das curvas de crescimento como parte da identificação.

Os critérios para identificar a sarcopenia e a dinapenia consideram os estádios da sarcopenia: (1) pré-sarcopenia; (2) sarcopenia; (3) sarcopenia grave. Essa classificação inclui aspectos relacionados à massa muscular, à força muscular e ao desempenho físico (Quadro 3.1).

Características da sarcopenia:

1. Redução na síntese de proteínas miofibrilar e mitocondrial, caracterizando *turnover* proteico e balanço nitrogenado negativos;

2. Redução progressiva da capacidade regenerativa das células-tronco do músculo esquelético (chamadas células satélites), que são críticas para o reparo muscular em resposta a traumas ou danos;

3. Podem ocorrer diminuição da capacidade de regeneração muscular e aumento da apoptose no músculo;

4. Perda de volume muscular;

5. Redução da velocidade de caminhada.

■ Inflamação sistêmica na patogênese da sarcopenia

A caquexia é distinta das condições de redução da ingestão de energia, como a anorexia ou a fome, em que a massa muscular é geralmente poupada. O desperdício associado à fome pode ser melhorado pela reposição de energia ou hiperalimentação, mas a caquexia é refratária e essa intervenção. Há sobreprodução de citocinas inflamatórias [fator de necrose tumoral alfa (TNF-α) e interleucina (IL)-1] em resposta à patologia sistêmica crônica, o que resulta no desequilíbrio da homeostase muscular e do estado catabólico.

As citocinas inflamatórias demonstraram inibir a diferenciação miogênica por meio da ativação do NF-κB (fator nuclear *kappa* B), via que desempenha papel nas distrofias musculares e nas miopatias inflamatórias.

■ Sarcopenia no câncer infantojuvenil

Alguns tumores tendem a apresentar um aumento na prevalência de desnutrição durante a terapia antineoplásica. Os pacientes com osteossarcomas, por exemplo, apresentam um aumento da prevalência de depleção de gordura em 10% e de perda muscular (sarcopenia) em 15% durante a fase de tratamento inicial, de acordo com uma pesquisa realizada no Grupo de Apoio ao Adolescente e à Criança com Câncer (GRAACC).

Apenas dois estudos avaliaram a perda de massa muscular por exame de imagem em pacientes pediátricos com leucemia linfocítica aguda (LLA). Um dos estudos demonstrou 30% de sarcopenia pelo método da tomografia computadorizada, com taxas de infecções fúngicas seis vezes maior nas crianças sarcopênicas durante o tratamento, quando comparadas às não sarcopênicas. No segundo estudo, a perda muscular (tecido muscular apendicular) foi avaliada por meio do exame de *dual-energy X-ray absorptiometry* (DEXA), também em pacientes durante tratamento para LLA, demonstrando-se que quanto maior a sarcopenia, maior o tempo de internação.

As evidências confirmam que a sarcopenia, com perda de força muscular e de capacidade funcional, está presente em crianças com LLA ao diagnóstico e durante o tratamento.

Por outro lado, não existem estudos dessa natureza considerando outros diagnósticos de câncer pediátrico. Os adolescentes tendem a ser um grupo de maior risco para caquexia e sarcopenia. A demanda extra de energia, proteína e micronutrientes para o crescimento e desenvolvimento e o tratamento agressivo em diversos diagnósticos nessa faixa etária, como leucemia mieloide, alguns tipos de linfomas e alguns tumores sólidos (ossos, carcinomas, entre outros), além de fatores comportamentais da idade, justificam esse risco.

■ Identificação e classificação da sarcopenia e caquexia na criança e no adolescente com câncer

Como resultado da resposta inflamatória, muitos pacientes desenvolvem sarcopenia, condição definida pela perda de tecido e força muscular. Como o músculo compõe 60% dos estoques de proteína do corpo, uma redução da massa muscular é diretamente responsável pelos prejuízos funcionais e perda de força, aumento na chance de quedas e perda de autonomia do indivíduo. Também há comprometimento da função respiratória, com redução da capacidade vital. A caquexia e a sarcopenia em crianças com câncer ainda não foi bem estudada, e as classificações são baseadas nos dados de adultos com câncer. O Quadro 3.1 e a Figura 3.1 descrevem os estágios dessas condições.

Assim, a identificação da condição metabólica e inflamatória é um importante indicador de risco para a caquexia e a sarcopenia. A pré-caquexia deve ser identificada antes do aparecimento de alterações mais profundas, prevenindo-se, portanto, estados de caquexia. No Quadro 3.2, estão listados alguns indicadores para auxiliar nesse monitoramento. Entretanto, outras circunstâncias podem interferir nesses resultados e na sua interpretação.

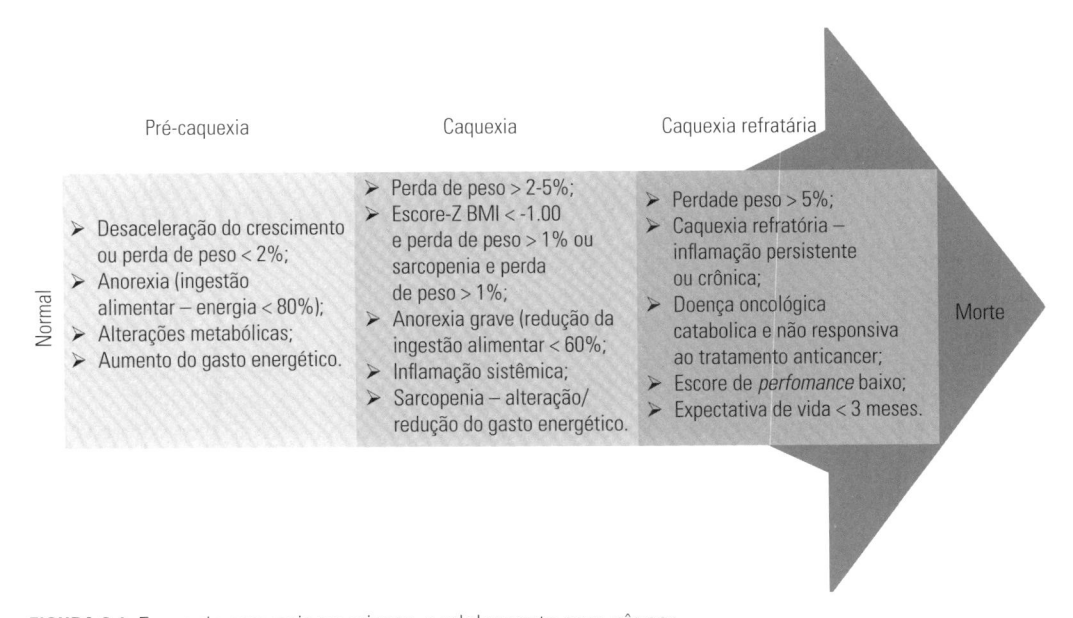

FIGURA 3.1. Fases de caquexia na criança e adolescente com câncer.
Fonte: Adaptada de Arends et al., 2017.

QUADRO 3.2
Indicadores metabólicos para identificação do risco de pré-caquexia, caquexia e sarcopenia

	Indicador	Relações clínico-nutricionais	Outras interpretações e desfechos
1	Albumina	Relação com gravidade da caquexia e prognóstico. Sem relação com estado nutricional.	Redução de seus valores representa pior prognóstico. Aumento da inflamação pode reduzir seus níveis.
2	Pré-albumina	Relação com o estado nutricional.	Pode haver redução nos déficits nutricionais/proteicos, como também na inflamação.
3	Triglicérides	Indica aumento das citocinas pró-inflamatórias e intolerância no metabolismo lipídico.	Níveis aumentados em estados inflamatórios.
4	Glicose sérica	Intolerância no metabolismo da glicose.	Níveis aumentados em estados inflamatórios.
5	Índice HOMA (*Homeostatic Model Assessment*)	Reflete baixa tolerância à oferta de glicose e resistência à insulina.	Aumento da glicose em jejum e resistência à insulina em estados inflamatórios.
6	Ureia	Pode refletir catabolismo de nitrogênio, especialmente quando a elevação dos níveis apresentar um grau leve, na ausência de aumento na creatinina.	Níveis podem estar elevados na insuficiência renal, não sendo válida para avaliar catabolismo nessas circunstâncias.
7	Lactato	Associa-se a metabolismo mais intenso do tumor maligno e aumento do gasto energético.	Seu uso pode estar limitado na acidose metabólica, por má perfusão sistêmica (redução na oferta e/ou captação de oxigênio nos tecidos favorece o metabolismo celular anaeróbio, com maior produção do ácido lático).

Fonte: Elaboração da autora.

■ Bibliografia consultada

Arends J, Baracos V, Bertz H, Bozzetti F, Calder PC, Deutz NEP, et al. ESPEN expert group recommendations for action against cancer-related malnutrition. Clin Nutr. 2017;36(5):1187-96.

Argilés JM, Anker SD, Evans WJ, Morley JE, Fearon KC, Strasser F, et al. Consensus on cachexia definitions. J Am Med Dir Assoc. 2010;11(4):229-30 .

Baptista IL, Silva WJ, Artioli GG, Guilherme JP, Leal ML, Aoki MS, et al. Leucine and HMB differentially modulate proteasome system in skeletal muscle under different sarcopenic conditions. PLoS One. 2013;8(10):e76752.

Bozzetti F, Mariani L. Defining and classifying cancer cachexia: a proposal by the SCRINIO Working Group. JPEN J Parenter Enteral Nutr. 2009;33(4):361-7.

Cruz-Jentoft AJ, Baeyens JP, Bauer JM, Boirie Y, Cederholm T, Landi F, et al. Sarcopenia: European consensus on definition and diagnosis: Report of the European Working Group on Sarcopenia in Older People. Age Ageing. 2010;39(4):412-23.

Fearon K, Strasser F, Anker SD, Bosaeus I, Bruera E, Fainsinger RL, et al. Definition and classification of cancer cachexia: an international consensus. Lancet Oncol. 2011;12(5):489-95.

Haroon M, FitzGerald O. Vitamin D deficiency: subclinical and clinical consequences on musculoskeletal health. Curr Rheumatol Rep. 2012;14(3):286-93.

Hingorani P, Janeway K, Crompton BD, Kadoch C, Mackall CL, Khan J, et al. Current state of pediatric sarcoma biology and opportunities for future discovery: A report from the sarcoma translational research workshop. Cancer Genet. 2016;209(5):182-94.

Mitchell WK, Williams J, Atherton P, Larvin M, Lund J, Narici M. Sarcopenia, dynapenia, and the impact of advancing age on human skeletal muscle size and strength; a quantitative review. Front Physiol. 2012;3:260.

Rayar M, Webber CE, Nayiager T, Sala A, Barr RD. Sarcopenia in children with acute lymphoblastic leukemia. J Pediatr Hematol Oncol. 2013;35(2):98-102.

Capítulo 4

Obesidade no Câncer Infantojuvenil

Roberta de Lucena Ferretti
Karen Jaloretto T. Guedes
Adriana Garófolo

O excesso de peso, caracterizado por sobrepeso e obesidade, pode acarretar graves repercussões metabólicas, orgânicas e psicossociais, resultando, na maioria das vezes, da associação de fatores genéticos, ambientais e comportamentais. Há relatos de maiores complicações clínicas, relacionadas à obesidade, bem como maior tempo de internação hospitalar.

A prevalência do excesso de peso corporal em crianças e adolescentes aumentou com o passar dos anos. A obesidade pode já estar presente em pacientes recém-diagnosticados, bem como alguns fatores do tratamento oncológico podem estar associados ao desenvolvimento dessa complicação.

A utilização de glicocorticoides por tempo prolongado e em altas doses, bem como a radioterapia craniana, estão relacionadas com o ganho ponderal e alterações hormonais, além de mudanças importantes na composição corporal (Figura 4.1). Os pacientes portadores de leucemias e de tumores do sistema nervoso central são mais vulneráveis a essa complicação, devido ao tipo de tratamento oncológico empregado.

- Glicocorticoides
- Transplante de células-tronco hematopoiéticas
- *Total body irradiation*
- Radioterapia craniana

Alteração na densidade da massa óssea
Deficiência hormonais
Aumento da adiposidade
Redução da massa magra
Aumento de complicações metabólicas

FIGURA 4.1. Causas da obesidade relacionadas com o tratamento oncológico em oncologia pediátrica. Fonte: Zhang *et al.*, 2018; Winther *et al.*, 2018.

Além disso, outros fatores podem estar relacionados com o desenvolvimento da obesidade durante ou após o tratamento oncológico, como: estilo de vida, hábito prévio de sedentarismo e redução na prática de atividade física durante o tratamento, escolhas alimentares pouco saudáveis (hábitos alimentares errôneos adquiridos durante o tratamento) e aspectos emocionais.

O tecido adiposo é considerado um órgão endócrino e parácrino, por sua capacidade de produzir adipocinas inflamatórias, envolvidas na regulação metabólica, no processo inflamatório e no recrutamento de células imunes, como macrófagos, neutrófilos, células T e B, responsáveis por expandir as células adiposas. As citocinas pró-inflamatórias, derivadas de macrófagos, auxiliam no aumento da lipólise do adipócito, resultando em liberação de ácidos graxos livres, os quais ativarão o TLR-4 (*toll-like receptor 4*), o que levará à ativação do fator nuclear *kappa* B (NF-kB) e posterior liberação de mediadores pró-inflamatórios, tais como ciclo-oxigenase-2, interleucinas (IL-1β, IL-6) e fator de necrose tumoral alfa (TNF-α). A quantidade aumentada de gordura corporal provoca uma inflamação crônica. Evidências sugerem que a lipólise induzida por citocinas, por meio da sinalização do TLR-4, causa liberação de mediadores pró-inflamatórios envolvidos em quimiorresistência em células tumorais.

As principais repercussões para o paciente com excesso de peso são ortopédicas, dermatológicas, respiratórias, além de dislipidemias, hipertensão arterial sistêmica, alterações do metabolismo da glicose, resistência à insulina, doença hepática gordurosa não alcoólica, entre outras.

Os mecanismos subjacentes no impacto negativo do excesso de peso na resposta terapêutica do paciente com câncer são multifatoriais, contudo são considerados relevantes, uma vez que o acúmulo de gordura corporal acarretará efeitos deletérios na dosagem e na farmacocinética das drogas quimioterápicas e, além disso, está associado a pior prognóstico, maior mortalidade e maiores riscos de recidiva da doença.

O diagnóstico de sobrepeso/obesidade é realizado rotineiramente pela classificação do índice de massa corporal (IMC), de acordo com os critérios estabelecidos pela Organização Mundial de Saúde (Quadro 4.1).

QUADRO 4.1.
Classificação do IMC para o diagnóstico de sobrepeso e obesidade

Escore-z	Percentil	0-5 anos incompletos	5-20 anos incompletos
> +1 e ≤ +2	> 95 e ≤ 97	Risco de sobrepeso	Sobrepeso
> +2 e ≤ +3	> 97 e ≤ 99,9	Sobrepeso	Obesidade
> +3	> 99,9	Obesidade	Obesidade grave

Fonte: World Health Organization, 2007.

Embora o IMC não avalie a composição corporal, ele foi reconhecido como um preditor útil de adiposidade e de complicações clínicas da obesidade. Há evidências de que o índice de IMC/I (índice de massa corporal por idade) no percentil 95 na infância prediz a obesidade, adiposidade e mortalidade de adultos.

Em pacientes com excesso de gordura corporal, existem algumas alterações fisiológicas que podem alterar a distribuição e a eliminação de medicamentos e quimioterápicos. As principais alterações estão relacionadas com composição corporal (massa magra, tamanho dos órgãos e tecido adiposo), com o aumento do volume sanguíneo e débito cardíaco, com a distribuição de substâncias lipossolúveis e com a filtração glomerular (maior *clearance* de eliminação renal primária), além de mudanças nas concentrações de proteínas plasmáticas carreadoras de drogas.

Já é bem descrito na literatura científica que a obesidade ocasiona alterações na farmacocinética de algumas medicações, assimilando que o excesso de massa gorda presente nessa população ocasiona um menor aumento muscular, levando a mudanças na distribuição de quimioterápicos e outros fármacos. O compartimento metabólico responsável por grande parte do metabolismo corporal é a massa livre de gordura (MLG). O termo MLG define o compartimento do corpo onde a maioria das funções fisiológicas ocorre. Ele inclui a proteína corporal total, a água intra e extracelular, além das células metabolicamente ativas no organismo. Esse compartimento inclui fígado e rins, que são os principais órgãos responsáveis pela eliminação de drogas e, portanto, correlacionados à farmacocinética dos fármacos. O excesso de peso e o número de indivíduos obesos vêm crescendo e esse fator pode mascarar um quadro de depleção muscular.

A maioria dos agentes quimioterápicos é administrada com base na superfície corporal (SC), por meio do cálculo de peso e estatura. Porém, essa prática ignora a heterogeneidade e a variabilidade da composição corporal, subestimando a quantidade de massa muscular e desconsiderando a identificação de uma condição de sarcopenia. A depleção muscular pode resultar em menor volume de tecido para a distribuição de certos quimioterápicos, menor capacidade de metabolismo e depuração de drogas, podendo ocasionar maiores toxicidades.

Na prática clínica, muitos oncologistas reduzem de maneira arbitrária a dosagem de agentes quimioterápicos em pacientes obesos, ajustando de acordo com o peso ideal ou cobrindo a área de SC em 2 m², visando evitar toxicidades. Contudo, análises retrospectivas não demonstraram aumento do risco de toxicidades em pacientes com diagnósticos hematológicos ou não hematológicos obesos que receberam doses totais de quimioterápicos por meio do peso corporal total. Além disso, existe uma associação significante entre a intensidade da dose e a sobrevida. As diretrizes da *American Society of Clinical Oncology* (ASCO) recomendam evitar as reduções desnecessárias de doses em pacientes obesos. Entretanto, esses estudos não analisaram a quantidade de tecido muscular, mas apenas o peso total do indivíduo, sendo um fator limitante para definir se o excesso de peso correspondeu apenas à adiposidade ou também à massa muscular, o que pode interferir nos resultados de toxicidade.

Prado e colaboradores já demonstraram, em seus estudos, que as imagens de tomografia computadorizada adquiridas no início do tratamento, bem como em seu acompanhamento, podem ser utilizadas para fornecer informações precisas da composição corporal, sendo preditoras da eficácia do tratamento quimioterápico e da tolerância a ele. Sendo assim, a análise da composição corporal durante o tratamento deve ser considerada em adição à SC total nas estipulações de doses de quimioterápicos. Em oncologia pediátrica, mais estudos são necessários para explicar essa condição, porém é possível que a prática atual de dosagens de quimioterápicos pela SC, possa ocasionar a administração de doses excessivas ou reduções desnecessárias.

■ Recomendações nutricionais

O gasto energético de repouso varia com o *status* de obesidade, porém é mais bem explicado pelas diferenças na massa corporal magra, portanto, sempre que possível, as necessidades energéticas de crianças e adolescentes com excesso de peso devem ser avaliadas utilizando calorimetria indireta, em detrimento de equações preditivas, já que o gasto energético em repouso pode sofrer variações nessas condições. Na impossibilidade de sua realização, a estipulação das necessidades nutricionais deve ser de acordo com as fórmulas preditivas estipuladas pela DRI (*dietary references intakes*), 2002 (Quadro 4.2), bem como as necessidades proteicas de acordo com ASPEN (*American Society for Parenteral and Enteral Nutrition*) (Quadro 4.3).

QUADRO 4.2
Necessidades energéticas basais e totais para o paciente com sobrepeso ou obeso pediátrico

	Faixa etária (meninos)	Fórmula
Necessidades energéticas basais	3-18 anos	$420 - (33,5 \times idade) + 418,9 \times altura + 16,7 \times peso$
	19 anos ou mais	$293 - (3,8 \times idade) + 456,4 \times altura + 10,12 \times peso$
	Faixa etária (meninas)	Fórmula
	3-18 anos	$516 - (26,8 \times idade) + 347 \times altura + 12,4 \times peso$
	19 anos ou mais	$247 - (2,67 \times idade) + 401,5 \times altura + 8,60 \times peso$
Necessidades energéticas totais	Faixa etária (meninos)	Fórmula
	3-18 anos	$114 - (50,9 \times idade) + FA* \times (19,5 \times peso + 1161,4 \times altura)$
	19 anos ou mais	$1086 - (10,1 \times idade) + FA* \times (11,4 \times peso + 619 \times altura)$
	Faixa etária (meninas)	Fórmula
	3-18 anos	$389 - (41,2 \times idade) + FA** \times (15,0 \times peso + 701,6 \times altura)$
	19 anos ou mais	$448 - (7,95 \times idade) + FA** \times (11,4 \times peso + 619 \times altura)$

Coeficiente de fator atividade (FA): * Meninos: FA = 1,00 (sedentário), FA = 1,12 (atividade leve), FA = 1,24 (atividade moderada), FA = 1,45 (atividade intensa). ** Meninas: FA = 1,00 (sedentário), FA = 1,18 (atividade leve), FA = 1,35 (atividade moderada), FA = 1,60 (atividade intensa). Idade em anos, peso em quilogramas, altura em centímetros.
Fonte: Adaptado de Trumbo et al., 2002.

QUADRO 4.3
Recomendações proteicas no paciente oncológico pediátrico com sobrepeso ou obeso

De neonatos até 2 anos	2,5 a 3,0 g/kg Atual/dia
Crianças (de 2 a 11 anos)	2,0 g/kg Atual/dia
Adolescentes (acima de 12 anos)	1,5 a 2,0 g/kg Atual/dia

Fonte: Adaptado de American Society for Parenteral and Enteral Nutrition (ASPEN) Board of Directors, 2009.

Recomendações do Consenso Nacional de Nutrição e Oncologia Pediátrica (2015) sugerem que, para os cálculos das necessidades de energia, se deve considerar o percentil 90 ou o escore Z de +2,00 (IMC/I) para o ajuste de peso nos casos de obesidade. De acordo com essa recomendação, a adequação não deve ultrapassar 20% do peso atual. Porém, devido às inúmeras limitações relacionadas a esse método de classificação, essa consideração deve ser realizada com cautela.

Na impossibilidade de avaliações de composição corporal por meio de métodos de imagem, a incorporação da antropometria, por meio das dobras cutâneas e circunferências, pode auxiliar nessa situação.

Portanto, identificando-se o excesso de gordura corporal em pacientes com massa muscular adequada, o peso ideal deve nortear o cálculo das necessidades energéticas. Porém, no caso em que a massa muscular está abaixo do adequado, as necessidades devem ser ajustadas para uma oferta maior, levando-se em consideração o déficit identificado.

É importante ressaltar que é muito arriscado generalizar um padrão de cálculo igual para todos os casos de obesidade. Assim, a individualização das estimativas de energia, considerando também uma avaliação subjetiva, deve ser adotada para minimizar possíveis erros.

■ Considerações finais

O tratamento do sobrepeso e da obesidade é de suma importância, considerando a modificação do estilo de vida e a adoção de hábitos alimentares saudáveis, associados à restrição calórica gradativa, que, além de exercer potentes efeitos anticancerígenos, reduz a infiltração de macrófagos, a produção de citocinas pró-inflamatórias e a fibrose, em parte por meio da redução da sinalização do NF-kB.

Pacientes pediátricos obesos podem apresentar baixos níveis de vitaminas lipossolúveis (principalmente vitamina D), além de hiperglicemia, resistência à insulina e dislipidemias. Dessa forma, a terapia nutricional deve considerar esses fatores, sendo cuidadosamente estruturada, implementada de maneira individualizada, considerando a idade, o desenvolvimento puberal, a presença ou não de comorbidades e também o tratamento antineoplásico vigente.

■ Bibliografia consultada

American Society for Parenteral and Enteral Nutrition (ASPEN) Board of Directors. Clinical Guidelines for the Use of Parenteral and Enteral Nutrition in Adult and Pediatric Patients, 2009. JPEN J Parenter Enteral Nutr. 2009;33(3):255-9.

Furlanetto J, Eiermann W, Marme F, Reimer T, Reinisch M, Schmatloch S, et al. Higher rate of severe toxicities in obese patients receiving dose-dense (dd) chemotherapy according to unadjusted body surface area: results of the prospectively randomized GAIN study. Ann Oncol. 2016;27(11):2053-9.

Howe LR, Subbaramaiah K, Hudis CA, Dannenberg AJ. Molecular pathways: adipose inflammation as a mediator of obesity-associated cancer. Clin Cancer Res. 2013;19(22):6074-83.

Lashinger LM, Ford NA, Hursting SD. Interacting inflammatory and growth factor signals underlie the obesity-cancer link. J Nutr. 2014;144(2):109-13.

Lashinger LM, Rossi EL, Hursting SD. Obesity and resistance to cancer chemotherapy: interacting roles of inflammation and metabolic dysregulation. Clin Pharmacol Ther. 2014;96(4):458-63.

Prado CM, Lieffers JR, McCargar LJ, Reiman T, Sawyer MB, Martin L, et al. Prevalence and clinical implications of sarcopenic obesity in patients with solid tumours of the respiratory and gastrointestinal tracts: a population-based study. Lancet Oncol. 2008;9(7):629-35.

Trumbo P, Schlicker S, Yates AA, Poos M. Dietary reference intakes for energy, carbohydrate, fiber, fat, fatty acids, cholesterol, protein and amino acids. J Am Diet Assoc. 2002;102(11):1621-30.

Winther JF, Bhatia S, Cederkvist L, Gudmundsdottir T, Madanat-Harjuoja L, Tryggvadottir L, et al. Risk of cardiovascular disease among Nordic childhood cancer survivors with diabetes mellitus: A report from adult life after childhood cancer in Scandinavia. Cancer. 2018;124(22):4393-400.

World Health Organization (WHO). The WHO Child Growth Standards. Geneva: WHO; 2007.

Zhang FF, Hudson MM, Huang IC, Bhakta N, Ness KK, Brinkman TM, et al. Lifestyle factors and health-related quality of life in adult survivors of childhood cancer: A report from the St. Jude Lifetime Cohort Study. Cancer. 2018;124(19):3918-23.

Aspectos Nutricionais e Toxicidades do Tratamento Antineoplásico

Adriana Garófolo

■ Introdução

Atualmente, a quimioterapia é um dos recursos mais importantes para o tratamento do câncer infantojuvenil. Diferentemente da radioterapia, que apresenta efeito mais localizado, tal modalidade terapêutica é sistêmica e destrói as células de alta taxa de proliferação, destruindo as células malignas, mas também podendo prejudicar outros tecidos com alta taxa de crescimento, como a medula óssea, as mucosas do trato gastrointestinal (TGI), entre outros, levando a vários distúrbios. Outras modalidades terapêuticas incluem, principalmente, as cirurgias, imunoterapias e transplante de células-tronco hematopoiéticas (TCTH). Neste capítulo abordaremos os efeitos da quimioterapia e da radioterapia.

■ Quimioterapia

Por ser de alta intensidade e muito agressiva, pois utiliza altas doses de medicamentos com intervalos curtos entre os ciclos, como consequência esses pacientes desenvolvem comorbidades importantes, relacionadas à toxicidade da terapia, conforme a dose, o tipo de tratamento antineoplásico e a combinação deles.

Um dos principais efeitos adversos da quimioterapia em crianças e adolescentes com câncer é a mielossupressão, o que leva a uma queda importante da imunidade na maioria dos pacientes pediátricos em uso de quimioterapia. Além disso, outros efeitos adversos e comorbidades também são frequentes, como os do TGI (náuseas, vômitos, mucosites, constipação, diarreia, anorexia, odinofagia, intolerância à lactose, entre outros), que podem interferir radicalmente na alimentação, tornando a terapia nutricional um dos pilares do tratamento de suporte para assegurar a continuidade do tratamento antineoplásico.

O Quadro 5.1 resume os efeitos adversos mais importantes relacionados a alterações nutricionais dos principais agentes quimioterápicos utilizados em oncologia pediátrica.

QUADRO 5.1
Principais agentes quimioterápicos usados em oncologia pediátrica e sua toxicidade relacionada ao trato gastrointestinal e nutricional

Medicamento	Efeito tóxico	Finalidade terapêutica
L-asparaginase em altas doses	*Diabetes mellitus* transitório, hiperglicemia, hepatotoxicidade e pancreatite	Tratamento das leucemias
Carboplatina e cisplatina em altas doses	Insuficiência renal aguda, hipomagnesemia e hipocalemia, alteração de paladar (disgeusia) Altamente emetogênicas	Derivados de *platinum* são utilizados no tratamento de tumores sólidos, como tumores cerebrais, osteossarcoma, neuroblastomas e outros
Metotrexato em altas doses	Mucosites graves, má absorção de nutrientes, eventualmente diarreia	Comumente utilizado no tratamento das leucemias, linfomas e sarcomas ósseos e partes moles
Bleomicina	Mucosites, náuseas e vômitos	Utilizado no tratamento de linfomas e alguns tumores sólidos como cabeça e pescoço
Etoposídeo	Náuseas, vômitos, mucosites, má absorção e diarreia	Utilizado no tratamento das leucemias, linfomas e sarcomas ósseos e partes moles
5-fluorouracila em altas doses	Mucosites graves, má absorção e diarreia	Utilizada no tratamento de alguns tumores sólidos
Alcaloides de vinca (vincristina e vimblastina) em altas doses	Mucosites, constipação e íleo paralítico	Utilizados no tratamento de leucemias, linfomas e vários tumores sólidos
6-mercaptopurina	Anorexia e hepatotoxicidade	Utilizada no tratamento das leucemias
Ciclofosfamida	Anorexia, náuseas e vômitos	Utilizada no tratamento de sarcomas e linfomas
Ifosfamida	Náuseas, vômitos e nefrotoxicidade	Utilizada no tratamento de linfomas, sarcomas de partes moles e tumores ósseos
Doxorrubicina	Anorexia, náuseas, vômitos e mucosites	Utilizada no tratamento de leucemias, linfomas e sarcomas
Actinomicina D	Mucosites e diarreia	Utilizada no tratamento de tumores renais, sarcomas de partes moles e tumores de células germinativas
Irinotecano e topotecana	Anorexia, náuseas, vômitos e diarreia	Utilizados em alguns tumores do sistema nervoso central e neuroblastomas
Dexametasona e prednisona em altas doses por período prolongado	Aumento do apetite, obesidade, catabolismo proteico, perda de cálcio, edema e hipertensão arterial sistêmica	Corticosteroides são utilizados principalmente no tratamento das leucemias e linfomas

Fonte: Elaboração da autora.

■ Radioterapia

Diferente da quimioterapia, a radioterapia apresenta efeitos que dependem do local irradiado. É um tipo de terapia capaz de destruir as células tumorais por meio da emissão de feixes de irradiação ionizante de forma localizada, ou seja, diretamente na região do tumor, buscando erradicar todas as células tumorais, com o menor dano possível às células normais circunvizinhas. O tipo mais comum é a teleterapia, cujos efeitos podem ser náuseas e vômitos, quando a irradiação ocorre no sistema nervoso central (SNC), no abdome e na pelve; odinofagia, xerostomia, mucosites e alterações de paladar e olfato, quando em região de cabeça e pescoço; além de outros efeitos como diarreia, má absorção, enterites e colites na irradiação das regiões de abdome e pelve (Quadro 5.2).

QUADRO 5.2
Efeitos da radioterapia associados à alimentação e à nutrição

Local	Precoces	Tardios
Tumor do sistema nervoso central	Náuseas e vômitos	
Cabeça e pescoço	Odinofagia Xerostomia Mucosites Anorexia Hipogeusia Disosmia	Úlcera Xerostomia Cáries dentárias Trismo Hipogeusia Osteorradionecrose
Tórax	Disfagia	Fibrose Estenose Fístula
Abdômen e pélvis	Anorexia Náuseas Vômitos Diarreia Enterite aguda Colite aguda	Úlcera Má absorção Diarreia Enterite crônica Colite crônica

Fonte: Common Terminology Criteria for Adverse Events (CTCAE). Disponível em: https://ctep.cancer.gov/protocolDevelopment/electronic_applications/ctc.htm.

Dentre as toxicidades mais importantes da radioterapia localizada em região de cabeça, pescoço, tórax, abdome e pelves, estão as mucosites. Essa entidade merece um destaque especial, haja vista seu impacto na redução da barreira da mucosa com alteração na permeabilidade intestinal e, portanto, a relação estreita com o risco de infecção da corrente sanguínea.

■ Toxicidade do tratamento sobre o trato gastrointestinal – Mucosite

A mucosite é definida como uma lesão inflamatória e/ou ulcerativa do trato oral e/ou gastrointestinal. A quimioterapia e a radioterapia de alta intensidade são as principais causas em pacientes com câncer, podendo acometer desde a boca até a região anal.

Mucosite oral

Os termos "mucosite oral" e "estomatite" são frequentemente utilizados de forma intercambiável, mas não refletem processos idênticos. "Mucosite" é um termo clínico que descreve a inflamação da mucosa resultante de agentes quimioterapêuticos ou radiações ionizantes. Geralmente, manifesta-se como eritema ou ulcerações e pode ser exacerbada por fatores locais, como infecções secundárias e trauma. A Figura 5.1 ilustra um paciente com o quadro de mucosite. Exemplos de agentes quimioterapêuticos que podem causar mucosite oral são: ciclofosfamida, doxorrubicina, vincristina, etoposídeo, ifosfamida, metotrexato, docetaxel, paclitaxel, cisplatina, carboplatina, oxaliplatina, irinotecano, 5-fluorouracilo (5-FU), leucovorina e vinorelbina.

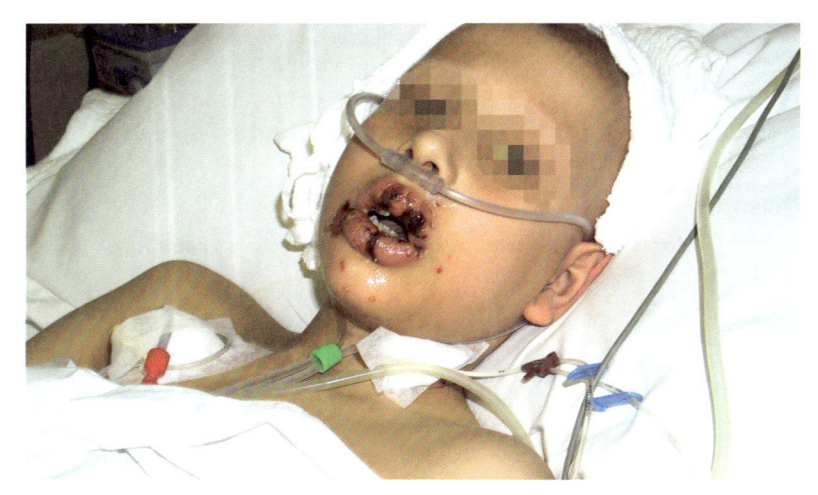

FIGURA 5.1. Paciente com leucemia mieloide aguda que desenvolveu mucosite grave (grau IV) e infecção fúngica por uso de poliquimioterapia.
Fonte: Elaboração da autora.

A "estomatite" refere-se, mais genericamente, a qualquer condição inflamatória dos tecidos orais não relacionada, necessariamente, a agentes quimioterápicos ou radiações ionizantes.

As terapias-alvo têm sido associadas a eventos adversos clinicamente importantes que perturbam a função oral normal e incluem perda e/ou alteração de paladar, sensibilidade oral e dor na ausência de lesões orais e xerostomia. Agentes específicos dessa classe que podem causar estomatite são bevacizumabe, erlotinibe, sorafenibe, sunitinibe, gefitinibe e lapatinibe.

A toxicidade gastrointestinal aguda por radioterapia provavelmente surge como resultado de dois processos distintos: (1) efeito tóxico direto sobre células ou estruturas do trato gastrointestinal pela radiação; (2) processos inflamatórios induzidos pela radiação que interferem no funcionamento fisiológico gastrointestinal, que, por sua vez, causa os sintomas.

Classificação da mucosite oral

As escalas mais comumente utilizadas para mucosite oral são as escalas da Organização Mundial da Saúde (OMS) (Quadro 5.3) e do *National Cancer Institute – Common Terminology Criteria for Adverse Events* (NCI-CTCAE) (Quadro 5.4).

QUADRO 5.3
Escala para mucosite oral

Classificação	Condição clínica
Grau 0	Sem mucosite oral
Grau 1	Eritema e dor
Grau 2	Úlceras, capaz de consumir alimentos sólidos
Grau 3	Úlceras, requer dieta líquida (devido a mucosite)
Grau 4	Úlceras, não é possível alimentação (devido à mucosite)

Fonte: Adaptado de World Health Organization, 1979. p. 15-22.

QUADRO 5.4
Grau de toxicidade do trato gastrointestinal

Sintomas	Grau 1	Grau 2	Grau 3	Grau 4
Mucosite oral	Assintomático ou eritema leve: não é indicada intervenção	Dor moderada, não interferindo na ingestão alimentar: adaptação da dieta	Dor forte, interfere na ingestão alimentar (terapia nutricional parenteral)	Dor grave: intervenção urgente (terapia nutricional parenteral)
Xerostomia	Sintomático (pouca salivação ou saliva espessa) sem significante alteração na alimentação	Sintomas moderados; alterações na ingestão oral (p. ex., água em abundância, outros lubrificantes, alimentação limitada a alimentos pastosos e/ ou leves, úmidos)	Inabilidade para alimentação oral adequada; indicado o uso de sonda para alimentação ou nutrição parenteral	-
Constipação	Sintomas ocasionais ou intermitentes; uso de laxativo; modificação da dieta ou aplicação de enema	Sintomas persistentes, com uso regular de laxativos ou enemas; limitação das atividades do cotidiano	Obstipação com indicação de evacuação manual, limitação de cuidados pessoais e de atividades do cotidiano	Risco de morte; indicada intervenção urgente
Diarreia (classificação em escala de Bristol 6 ou 7)	Menos que 4 evacuações ao dia	4 a 6 evacuações ao dia	≥ 7 evacuações ao dia; incontinência; limitação para atividades diárias do cotidiano; indicada hospitalização	Risco de morte; indicada intervenção urgente
Náusea	Perda do apetite sem alteração dos hábitos alimentares	Decréscimo na ingestão de alimentos, sem perda significativa de peso, desidratação ou malnutrição	Inadequada ingestão de líquidos ou alimentos calóricos; alimentação por sonda; indicação de hospitalização TNP	-
Vômito	1 ou 2 episódios (separados por 5 minutos) em 24 horas	3 a 5 episódios (separados por cinco minutos) em 24 horas	≥ 6 (separados por cinco minutos) em 24 horas; alimentação por sonda; indicação de hospitalização TNP	Risco de morte; indicada intervenção médica urgente
Anorexia	Falta de apetite sem alteração nos hábitos alimentares	Falta de apetite sem perda significativa de peso ou desnutrição; indicação de suplementação oral	Associado com perda importante de peso ou desnutrição (ingestão calórica inadequada); indicada SNE ou NPT	Consequências fisiológicas com risco de morte; indicada intervenção médica

TNP: terapia parenteral nutricional; SNE: sonda nasoenteral; NPT: nutrição parenteral.

Fonte: Adaptado de Common Terminology Criteria for Adverse Events (CTCAE). Disponível em: https://ctep.cancer.gov/protocolDevelopment/electronic_applications/ctc.htm.

Patogênese da mucosite

Cinco etapas envolvendo vias complexas de sinalização têm sido propostas para o desenvolvimento da mucosite, conforme Quadro 5.5.

A mucosite oral é uma inflamação ulcerada dolorosa, causada pela interação das células e tecidos da mucosa oral, com fatores locais como saliva, microflora oral e citocinas pró-inflamatórias, que frequentemente aparecem em áreas não queratinizadas. Os graus de mucosite oral podem ser descritos de acordo com o desenvolvimento e a resolução dela (Quadro 5.5).

QUADRO 5.5
Graus de mucosite oral de acordo com o desenvolvimento da lesão

1	Iniciação com a formação de espécies reativas de oxigênio	Danos iniciais ao DNA imediatamente após a administração de quimioterapia (MTX) com morte imediata das células basais e submucosas do epitélio.
2	Resposta primária ao dano com inflamação e apoptose	Fatores de transcrição (NF-kB) são ativados mediando a expressão gênica, síntese e liberação de mediadores ativos que afetam a viabilidade do epitélio basal.
3	Amplificação do sinal, levando a mais inflamação e apoptose	A produção de proteínas aumenta a ativação de mecanismos que induzem ao dano à célula-alvo e modulam o processo de sinalização e amplificação após a lesão inicial.
4	Ulcerativa	Formação de úlcera, levando à descontinuidade da barreira epitelial, promovendo a translocação bacteriana; as lesões na boca são observadas clinicamente, cobertas por exsudatos de fibrina também chamados de pseudomembrana, que é responsável pela perda de dor e função que acompanha a mucosite.
5	Curativa	Cicatrização, com proliferação celular após o término da quimioterapia ou radioterapia.

MTX: metotrexato; NF-kB: fator nuclear kappa B.
Fonte: Elaboração da autora.

Mucosite gastrointestinal

Em contraste com a mucosite oral, existe uma quantidade limitada de instrumentos disponíveis para avaliação da mucosite gastrointestinal. Essas escalas tipicamente medem os resultados indiretos da lesão mucosa, incluindo a diarreia. No entanto, a interpretação de tais dados pode ser confundida por outras condições clínicas e intervenções, que também contribuem para o evento que está sendo medido.

Novas tecnologias podem levar a estratégias de avaliação aprimoradas para a mucosite gastrointestinal. Mucosite traqueal, mucosite faríngea, mucosite laríngea, mucosite intestinal, mucosite retal e mucosite anal são termos que podem ser classificados separadamente.

■ Avaliação da consistência das fezes

A escala de classificação de Bristol (Figura 5.2) é uma ferramenta útil para ajudar a identificar a variação na consistência das fezes. As fezes são classificadas em sete tipos: os tipos 5 e 6 tendem a ser diarreia, mas ainda apresentam fezes mais formadas; já o tipo 7 apresenta-se como diarreia, uma vez que são fezes aquosas. De acordo com a definição do NCI-CTCAE, apenas as fezes aquosas são diarreia; assim, essa delimitação entre os dois tipos é importante. Além disso, é importante delinear essa gama de consistências de fezes, a fim de otimizar a tomada de decisão clínica para esses pacientes.

A diarreia é um termo que é frequentemente classificado dentro da mucosite gastrointestinal, mas não deve ser confundida com alteração na consistência das fezes.

Por vezes, ocorrem alterações na consistência e padrão das fezes, que são clinicamente relevantes, porém podem não ser descritos como diarreia.

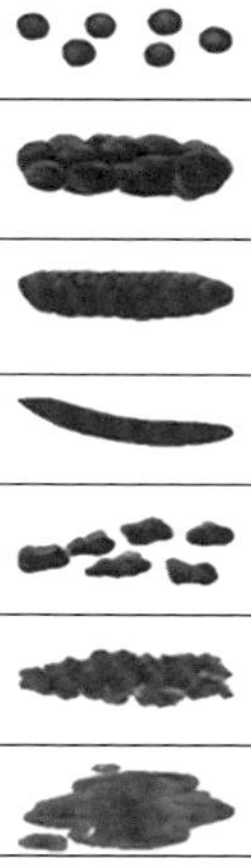

Tipo 1		Caroços duros e separados, como nozes (difíceis de passar)
Tipo 2		Salsicha-moldada, mas granuloso
Tipo 3		Como uma salsicha, mas com fissuras em sua superfície
Tipo 4		Como uma salsicha ou serpente, suave e macio
Tipo 5		Bolhas suaves com bordas nítidas (que passa facilmente)
Tipo 6		Peças fofas com bordas em pedaços, cocô sem consistência
Tipo 7		Aquosas, sem partes sólidos. Inteiramente líquido

FIGURA 5.2. Classificação de Bristol.
Fonte: Lewis SJ, Heaton KW. Stool form scale as a useful guide to intestinal transit time. Scand J. Gastroenterol. 1997;32(9):920-4.

■ Indicadores para toxicidades gastrointestinais

Marcadores inflamatórios

O fator nuclear *kappa* B (NF-kB) é um dos fatores de transcrição mais importantes e estudados em profundidade no que se refere ao desenvolvimento da mucosite. É um importante regulador das citocinas pró-inflamatórias, como fator de necrose tumoral alfa (TNF-α) e interleucinas (IL-1β e IL-6). Essas proteínas são mediadores efetivos da lesão, e o aumento dos níveis nos tecidos e sangue periférico se correlaciona bem com as toxicidades não hematológicas induzidas pela quimioterapia.

O tratamento antineoplásico com quimioterapia e radioterapia induz o aumento na secreção de citocinas, especialmente o TNF-α.

Marcadores biológicos

A citrulina plasmática é um produto final de nitrogênio no metabolismo da glutamina no enterócito do intestino delgado. Seus níveis plasmáticos possivelmente refletem o número de células funcionais dele. Podem ser indicadores adequados do dano gastrointestinal subjacente durante o tratamento com quimioterapia ou radioterapia. Evidências mostraram ser um marcador sensível para mucosite do TGI em pacientes com doença do enxerto contra o hospedeiro após o TCTH.

■ Outros distúrbios clínico-nutricionais decorrentes da terapia antineoplásica

Toxicidades gastrointestinais podem ser esperadas após os ciclos de quimioterapia e sessões de radioterapia. A conduta nutricional pode variar para cada indivíduo, considerando-se o diagnóstico, terapêutica aplicada, fase do tratamento, grau de toxicidades gastrointestinais e presença ou ausência de dor e nível de implicação desses na alimentação, além do estado nutricional e inflamatório. Vários indicadores podem auxiliar na compreensão desses aspectos, como escalas de toxicidade gastrointestinal (descritas acima), escalas de dor, coleta do diário alimentar e indicadores antropométricos, bioquímicos e de composição corporal, além de outros.

Náuseas e vômitos

Trata-se de efeitos comuns que ocorrem após o tratamento com alguns quimioterápicos e podem levar a deficiências nutricionais, decorrentes da baixa aceitação alimentar, bem como desidratação e alterações hidroeletrolíticas. A presença desses sintomas tem impacto negativo e bastante significativo na ingestão alimentar.

A quimioterapia também pode causar efeitos nos sistemas nervosos central e periférico, além do trato gastrointestinal. No SNC, encontra-se o centro que coordena o vômito, com conexões neuronais que recebem estímulos de órgãos do sistema gastrointestinal, vestibular e estruturas corticais como o *chemoreceptor trigger zone* (CTZ), que se localiza fora da barreira hematoencefálica. Por isso, o CTZ recebe estímulo emetogênico da corrente sanguínea e do líquido cefalorraquidiano, rico em receptores relacionados ao vômito, como dopamina, muscarina, serotonina, histamina e neurocinina-1, os quais são ativados diretamente pela quimioterapia ou por seus metabólitos.

O trato gastrointestinal também tem papel importante na fisiopatologia das náuseas e vômitos induzidos pela quimioterapia. Podem ocorrer danos causados pela quimioterapia nas células enterocromafins, que desencadeia a liberação de neurotransmissores, de serotonina (5-hidroxitriptamina) e de dopamina. A serotonina e a dopamina se ligam, respectivamente, aos receptores de 5-HT3 e de dopamina, ocasionando o estímulo vagal e das vias aferentes esplâncnicas.

Outro neurotransmissor que se destaca nesse processo é a substância P secretada pelas células enterocromafins e pelas células do SNC. Ela se liga aos receptores de neurocinina-1, estimula a via aferente vagal, ativa o CTZ e indiretamente ativa o centro coordenador do vômito, com deflagração do arco reflexo do vômito. A via efetora desse reflexo inicia-se no núcleo do trato solitário e no núcleo gelatinoso, os quais dão origem aos neurônios efetores vagais, responsáveis pelo reflexo motor do vômito.

Intolerância à lactose

Intolerância à lactose é denominada a dificuldade de digestão e absorção da lactose, o carboidrato existente no leite. Tal intolerância pode ocorrer em decorrência de quadros graves de desnutrição, alguns tratamentos com quimioterapia, antibióticos, irradiação abdominal ou pélvica ou mesmo em decorrência a infecções intestinais. Nessas situações ocorre destruição da mucosa e redução no número e atividade da enzima (lactase).

A lactose é um dissacarídeo formado por meio de glucose e galactose, que são carboidratos simples de fácil absorção, porém a falta ou deficiência da lactase faz com que a lactose chegue ao intestino grosso sem ser absorvida, havendo sua fermentação por bactérias, com formação de gases e sintomas de má digestão.

Flatulência, cólicas e diarreia podem aparecer, porém sua ocorrência, bem como seu grau de intensidade, pode variar de indivíduo para indivíduo.

Diarreia

Ocorre quando há alteração no número de episódios de evacuação e na consistência das fezes, que passam a ser líquidas. A diarreia produz uma anormalidade no transporte de água e eletrólitos, o que pode causar desidratação.

Entretanto, é importante definir as causas da diarreia em pacientes oncológicos em tratamento. Na maioria das vezes, ela ocorre devido à agressão da quimioterapia ou da radioterapia na mucosa do intestino. Porém, o uso prolongado ou frequente de antibióticos, infecções e presença de tumores podem levar a quadros diarreicos.

O conhecimento das possíveis causas do sintoma torna a conduta clínico-nutricional mais eficiente e com melhores resultados.

É importante destacar que a destruição da mucosa intestinal e a má absorção de nutrientes podem estar presentes mesmo na ausência de diarreia. Muitas vezes, apenas alterações na consistência das fezes ou outros sinais, como cólicas e flatulência, podem ser indicativos de algum grau de distúrbio digestivo e absortivo.

Constipação

A constipação intestinal pode manifestar-se como efeito adverso decorrente dos quimioterápicos. Essa condição resulta da diminuição da motilidade gastrointestinal pela ação das drogas sobre o sistema nervoso do aparelho digestivo, podendo levar até mesmo a quadros de íleo paralítico.

Os alcaloides da vinca são os quimioterápicos envolvidos nessa manifestação. Porém, outras modalidades terapêuticas, como a terapia para dor, podem apresentar constipação grave como efeito adverso.

A constipação intestinal frequentemente provoca anorexia, desconforto, dor e distensão abdominal. Quando prolongado, esse quadro pode ainda provocar náuseas, vômitos e alterações de humor. Apesar de a constipação intestinal não causar perdas nutricionais importantes, como ocorre com vômitos e diarreia, é um sintoma que causa desconforto considerável nos pacientes.

Xerostomia ou boca seca

A xerostomia ocorre por redução do fluxo salivar, devido à destruição das papilas salivares, secundária à quimioterapia e à radioterapia em região de cabeça e pescoço.

A saliva desempenha um papel importante na manutenção das condições fisiológicas dos tecidos da boca, pois, além de umidificar, a saliva tem propriedade lubrificante que auxilia na formação e na deglutição do bolo alimentar.

Alteração do paladar

As alterações de paladar ou disgeusia são decorrentes da destruição das papilas gustativas, que desenvolve alterações no paladar. Sensação de gosto metálico, em especial como consequência do uso de derivados de platina (cisplatina, carboplatina e oxaliplatina), e aumento ou redução do limiar para sabor salgado e doce dos alimentos são consideradas efeitos adversos decorrentes do tratamento contra o câncer.

A percepção do paladar é formada pelo gosto e pelo cheiro dos alimentos. Uma parcela importante de pacientes em tratamento oncológico apresenta alteração no paladar e no odor (disosmia) dos alimentos, podendo sentir um gosto desagradável, o que prejudica o apetite.

O tratamento do câncer causa prejuízos nas células que formam os botões gustativos, levando a mudanças na percepção dos sabores. O sabor doce é, geralmente, o primeiro a ser alterado, podendo estar reduzido, provocando a exacerbação do amargo e do salgado, fazendo surgir a sensação de gosto metálico. Entretanto, esses aspectos podem variar para cada indivíduo, sendo possível ocorrer também um limiar reduzido para doces, com maior percepção desse sabor, o que leva o paciente a rejeitar preparações mais adocicadas.

A sensação do sabor é percebida por terminações nervosas, chamadas botões gustativos que formam as papilas gustativas localizadas na língua. Esses botões gustativos são capazes de perceber cinco diferentes sabores: doce, amargo, salgado, azedo e umami.

Os receptores recebem as substâncias do gosto. Os mecanismos da língua humana identificam os gostos básicos doce, azedo, salgado, amargo e umami, e transmitem as informações para os nervos gustativos. Esses receptores reconhecem os cinco gostos básicos, fisiologicamente. A comunidade científica reconhece o umami como sendo um gosto básico, pelo fato de existir um receptor específico que o identifica e transmite o sinal para o cérebro por meio de um nervo gustativo, assim como ocorre com os demais gostos básicos.

O umami é conhecido como o quinto sabor, com especificidade principalmente para o composto glutamato, que pode ser encontrado em carnes, queijos, frutos do mar, além de outros alimentos.

O sabor umami é alterado a partir da terceira semana de tratamento, o que produz um impacto significativo na qualidade da dieta, uma vez que vários alimentos podem ser rejeitados ou, então, podem não ser mais percebidos como saborosos e nutritivos.

A grande maioria dos pacientes reestabelece suas percepções de sabores após o término do tratamento. Até que isso ocorra parcial ou completamente, é importante o acompanhamento nutricional para a manutenção de uma alimentação adequada.

Além do tratamento, alterações nas papilas gustativas podem estar associadas à deficiência de zinco. Há evidências de que a 5-fluoruracila, um quimioterápico, tenha a habilidade de quelar o zinco, contribuindo para a indução da disgeusia. A suplementação com compostos de zinco tem se mostrado efetiva para melhorar a disgeusia em pacientes com câncer em quimioterapia e naqueles em radioterapia de região de cabeça e pescoço. Apesar disso, mais evidências são necessárias para a compreensão dos mecanismos envolvidos nesse processo.

Outros distúrbios como disfagia, odinofagia, alterações de odor e anorexia também são sintomas frequentes dos tratamentos. Odinofagia pode aparecer em decorrência da esofagite como também de tumores na região da laringe.

■ Alterações fisiológicas e repercussões da obesidade na eficácia e toxicidade do tratamento quimioterápico

Algumas mudanças fisiológicas ocorrem em indivíduos obesos, que podem alterar a distribuição e a eliminação das drogas. As mais importantes são:

1. Elevação do volume sanguíneo e do débito cardíaco;
2. Aumento do tecido adiposo com alteração na distribuição de drogas lipossolúveis;
3. Aumento do tamanho dos órgãos;
4. Filtração glomerular e secreção tubular elevadas, com maior *clearance* de fármacos eliminados essencialmente pelos rins;
5. Mudanças nas concentrações de proteínas plasmáticas carreadoras de fármacos, o que pode interferir na concentração livre deles. Como consequência, a fração de droga livre será menor, podendo resultar na redução do seu efeito e, consequentemente, da eficácia da terapia.

Vários medicamentos para terapia antineoplásica são insolúveis em lipídios e podem ser mal distribuídos no tecido adiposo, levando à alteração da sua eliminação. Dessa forma, as características lipofílicas dos medicamentos podem apresentar limitações importantes em se tratando de crianças e adolescentes com aumento do tecido adiposo, geralmente diagnosticados com obesidade ou sobrepeso.

Outros aspectos importantes em indivíduos obesos são as mudanças comuns na fisiopatologia hepática, associadas à obesidade, como esteatose e fibrose. Essas comorbidades podem levar à redução da oxidação dos quimioterápicos e outros medicamentos. Ao contrário, a conjugação dos fármacos está frequentemente aumentada em pacientes obesos, e a presença de disfunção cardíaca na obesidade pode alterar o fluxo sanguíneo hepático, que, por sua vez, pode prejudicar a eliminação das drogas que dependem desse metabolismo.

■ Relações entre quimioterápicos e obesidade

Ciclofosfamida

Por ser uma pró-droga, precisa ser metabolizada no fígado, via enzimas do citocromo P450 para se tornar ativa. Tem sido relatado que esse complexo enzimático é encontrado em menor quantidade em animais obesos em comparação com não obesos, sugerindo menor produção efetiva dos metabólitos ativos da droga. Dados sugerem que a disposição de ciclofosfamida está alterada em pacientes com elevado peso/gordura corporal.

Doxorrubicina

É uma droga extensivamente submetida ao metabolismo hepático (em parte pela nicotinamida adenina dinucleotídeo fosfato – NADPH – dependente do citocromo P450) via aldo-redutases, que convertem a droga em doxorrubicinol, que, por sua vez, também tem propriedades citotóxicas. A doxorrubicina e o doxorrubicinol ainda sofrem redução via reação da glicosidase microssomal, gerando os metabólitos agliconas. Esse fármaco apresenta mínima distribuição no tecido adiposo. O citocromo P450 e a NADPH citocromo redutase encontram-se muito reduzidos em obesos, sendo possível deduzir que o *clearance* de doxorrubicina também esteja diminuído em obesos.

A relação entre obesidade, doxorrubicina, eliminação e disposição metabólica necessita de mais estudos. Para o acompanhamento ideal de cada paciente, deveria ser estabelecido um valor individual de área abaixo da curva (*area under curve* – AUC). Apesar de a AUC estar elevada em obesos, podendo indicar a necessidade de ajustes de doses, isso pode não ser o ideal, uma vez que tal fato poderia levar ao risco da administração de doses subótimas. Ainda, alguns autores argumentam que a influência da obesidade no *clearance* de algumas drogas pode não ser um fator clínico importante, exceto em indivíduos com obesidade grave. Portanto, há a necessidade de mais dados para conclusões definitivas e esse respeito.

Metotrexato

Estudos sugerem que obesos necessitam de maiores doses de metotrexato (MTX) para atingir concentração sérica similar à dos pacientes magros. O volume de distribuição e o *clearance* dessa droga estão aumentados em obesos recebendo altas doses, porém o tempo de meia-vida não é alterado, o que sugere a compensação de ambos. Dados indicam que a função renal pode ser a mais importante determinante da disposição de MTX, em se tratando de pacientes recebendo esse fármaco em altas doses. Por isso, recomenda-se o monitoramento das concentrações séricas de MTX e da função renal do paciente. Ainda não podem ser estabelecidas recomendações de doses específicas com base no excesso de gordura corporal, até que indivíduos obesos sejam extensamente estudados.

■ Estimativa das doses de quimioterapia – O valor do peso

Na ausência de um consenso de doses quimioterapêuticas, alguns oncologistas baseiam seus cálculos de dose no peso corporal ideal, outros na média entre peso ideal e peso corporal total, e outros usam o peso corporal total. Tradicionalmente, as doses de drogas antineoplásicas têm sido padronizadas usando-se o peso corporal total ou a área de superfície corporal (ASC), práticas essas baseadas na relação existente entre tamanho corporal e funções fisiológicas (fluxo sanguíneo renal e hepático, débito cardíaco e taxa de filtração glomerular). A estimativa da ASC é o método mais utilizado, particularmente útil para diferenciar as doses entre crianças e adultos. Tem como finalidade minimizar a variabilidade entre os pacientes em relação à farmacocinética das drogas antineoplásicas.

Na equação, podem ser inseridos peso atual ou peso ideal. Se o peso atual for utilizado para a determinação da ASC e for maior do que o peso ideal, as doses calculadas poderão estar 25% a 30% maiores do que as derivadas deste último, aumentando o risco de toxicidade grave.

Uma observação importante relaciona-se a situações em que podemos notar um indivíduo mais alto e outro mais baixo, mas com maior peso, podendo, eles, apresentar a mesma ASC. Fato importante a ser considerado, pois pessoas pesadas e altas, ambas com elevado valor de ASC, não têm, necessariamente, o mesmo "tamanho" hepático e renal, portanto as funções de tais órgãos devem ser avaliadas e analisadas antes da administração de drogas antineoplásicas.

■ Estimativa das doses de quimioterapia – O valor do cálculo da gordura corporal

A gordura corporal interfere na distribuição dos quimioterápicos e, portanto, a correção desses valores por meio da mensuração da adiposidade pode ser importante para reduzir os riscos de toxicidade, otimizando a farmacocinética das drogas antineoplásicas. Como sugestão, o conhecimento da proporção entre gordura e tecido muscular pode nortear uma decisão de qual o melhor peso a se utilizar nos cálculos das doses de quimioterapia.

Finalmente, para agentes citotóxicos que possuem um índice terapêutico estreito, são necessários esforços contínuos focando na individualização dos pacientes e das drogas, baseando-se em características que sabidamente interferem no *clearance* delas, como idade, sexo, função renal e uso concomitante de medicamentos. Provavelmente, uma combinação dessas estratégias poderá resultar em uma dose mais racional dos esquemas de drogas a serem implementados na prática clínica. Assim, a presença da obesidade pode interferir direta e/ou indiretamente no tratamento quimioterápico.

■ Bibliografia consultada

Cinausero M, Aprile G, Ermacora P, Basile D, Vitale MG, Fanotto V, et al. New Frontiers in the Pathobiology and Treatment of Cancer Regimen-Related Mucosal Injury. Front Pharmacol. 2017;8:354.

Fujii H, Hirose C, Ishihara M, Iihara H, Imai H, Tanaka Y, et al. Improvement of Dysgeusia by Polaprezinc, a Zinc-L-carnosine, in Outpatients Receiving Cancer Chemotherapy. Anticancer Res. 2018;38(11):6367-73.

Gozzo Tde O, de Souza SG, Moyses AM, Panobianco MS, de Almeida AM. [Incidence and management of chemotherapy-induced nausea and vomiting in women with breast cancer]. Rev Gaucha Enferm. 2014;35(3):117-23.

Peterson DE, Boers-Doets CB, Bensadoun RJ, Herrstedt J. Management of oral and gastrointestinal mucosal injury: ESMO Clinical Practice Guidelines for diagnosis, treatment, and follow-up. Ann Oncol. 2015;26 Suppl 5:v139-51.

Ripamonti C, Zecca E, Brunelli C, Fulfaro F, Villa S, Balzarini A, et al. A randomized, controlled clinical trial to evaluate the effects of zinc sulfate on cancer patients with taste alterations caused by head and neck irradiation. Cancer. 1998;82(10):1938-45.

Teno JM, Gozalo PL, Mitchell SL, Kuo S, Rhodes RL, Bynum JP, et al. Does feeding tube insertion and its timing improve survival? J Am Geriatr Soc. 2012;60(10):1918-21.

Touchefeu Y, Montassier E, Nieman K, Gastinne T, Potel G, Bruley des Varannes S, et al. Systematic review: the role of the gut microbiota in chemotherapy- or radiation-induced gastrointestinal mucositis – current evidence and potential clinical applications. Aliment Pharmacol Ther. 2014;40(5):409-21.

van der Velden WJ, Herbers AH, Bruggemann RJ, Feuth T, Peter Donnelly J, Blijlevens NM. Citrulline and albumin as biomarkers for gastrointestinal mucositis in recipients of hematopoietic SCT. Bone Marrow Transplant. 2013;48(7):977-81.

van Vliet MJ, Tissing WJ, Dun CA, Meessen NE, Kamps WA, de Bont ES, et al. Chemotherapy treatment in pediatric patients with acute myeloid leukemia receiving antimicrobial prophylaxis leads to a relative increase of colonization with potentially pathogenic bacteria in the gut. Clin Infect Dis. 2009;49(2):262-70.

Wedlake L, McGough C, Hackett C, Thomas K, Blake P, Harrington K, et al. Can biological markers act as non-invasive, sensitive indicators of radiation-induced effects in the gastrointestinal mucosa? Aliment Pharmacol Ther. 2008;27(10):980-7.

Capítulo 6

Efeitos Adversos da Corticoterapia

Karen Jaloretto T. Guedes

Os glicocorticoides (GC) exercem um papel importante em diversos sistemas e órgãos, sendo produzidos e secretados pelo córtex suprarrenal. Atuam na regulação fisiológica e na adaptação em situações de estresse, bem como modulam as respostas defensivas do organismo.

Em oncologia pediátrica, esses fármacos são comumente utilizados no tratamento de leucemias linfoblásticas agudas, linfomas de Hodgkin e não Hodgkin, e em alguns tumores do sistema nervoso central. São capazes de modular a proliferação e a multiplicação celular, sendo ainda capazes de induzir a apoptose da célula.

Os GC são classificados de acordo com sua potência (avaliada pela afinidade aos receptores citoplasmáticos), meia-vida e duração de ação (baseada na duração da supressão do hormônio corticotrófico após dose única), conforme consta na Quadro 6.1.

QUADRO 6.1
Classificação do tipo de glicocorticoide

Duração da ação	Período de supressão do hormônio corticotrófico	Tipo de glicocorticoide
Curta	8-12 h	Cortisona, hidrocortisona
Intermediária	12-36 h	Prednisona, prednisolona, metilprednisolona, triancinolona
Longa	36-72 h	Dexametasona, betametasona

Fonte: Adaptado de Donatti *et al.*, 2011; Anti *et al.*, 2008.

Durante a corticoterapia, inúmeros efeitos indesejáveis podem ocorrer. Esses efeitos estão diretamente associados com o tipo de corticoide empregado, dose, via e esquema de administração, tempo de duração (Quadro 6.2), doença de base, idade, sexo, além do perfil individual do paciente. Uma mesma dose de GC pode estar relacionada a efeitos adversos heterogêneos entre diferentes indivíduos devido a alterações de sua depuração, à cinética e às diferentes concentrações plasmáticas de proteínas carreadoras. Os principais efeitos colaterais associados à utilização de GC estão expostos no Quadro 6.3.

QUADRO 6.2
Classificação da duração da corticoterapia

Duração do tratamento	Período
Curto	< 10 dias
Intermediário	10-30 dias
Prolongado	> 30 dias

Fonte: Adaptado de Longui, 2007.

QUADRO 6.3
Principais efeitos colaterais relacionados ao uso de glicocorticoides

Tipo de alteração	Complicações
Distribuição de gordura	Obesidade centrípeta, deposição de gordura supraclavicular, fácies em lua cheia, giba
Sistema musculoesquelético	Osteoporose, atrofia muscular proximal, fraturas ósseas, fraqueza, miopatia
Disfunção hipofisária/gonadal	Interrupção do crescimento e baixa estatura
Sistema endócrino-metabólico	Intolerância aos CHO (RI, hiperinsulinemia, tolerância anormal à glicose, DM) e alterações de apetite
Sistema gastrointestinal	Irritação gástrica, úlcera péptica, infiltração gordurosa do fígado
Sistema cardiovascular	Hipertensão arterial sistêmica
Sistema hematopoiético	Leucocitose, neutropenia, linfocitopenia, eosinopenia, monocitopenia

CHO: carboidratos; DM: *diabetes mellitus*; RI: resistência à insulina.
Fonte: Adaptado de Donatti *et al.*, 2011; Anti *et al.*, 2008; Longui, 2007.

■ Glicocorticoides e alterações na massa óssea

A perda da massa óssea está relacionada a complicações do uso crônico desse fármaco e se deve a uma oscilação do *turnover* ósseo provocado por dois fatores: (1) diminuição da síntese e (2) amplificação da reabsorção óssea

No primeiro caso, ocorre menor produção óssea, que é dependente da menor disponibilidade de cálcio e menor atividade dos osteoblastos. No segundo, é secundária ao incremento do número de osteoblastos e à interferência da sinalização nos osteoclastos, para reposição óssea em locais onde a reabsorção esteja mais presente. A Figura 6.1 descreve os mecanismos associados à perda de massa óssea em pacientes com uso de GC.

Em condições favoráveis para que a mineralização óssea ocorra, essas alterações de crescimento e de mineralização podem ser reversíveis após a interrupção dos GC (*catch-up*). Alguns autores sugerem que, a fim de minimizar os efeitos deletérios do GC no osso, deve-se considerar a suplementação de cálcio e vitamina D, de forma individualizada.

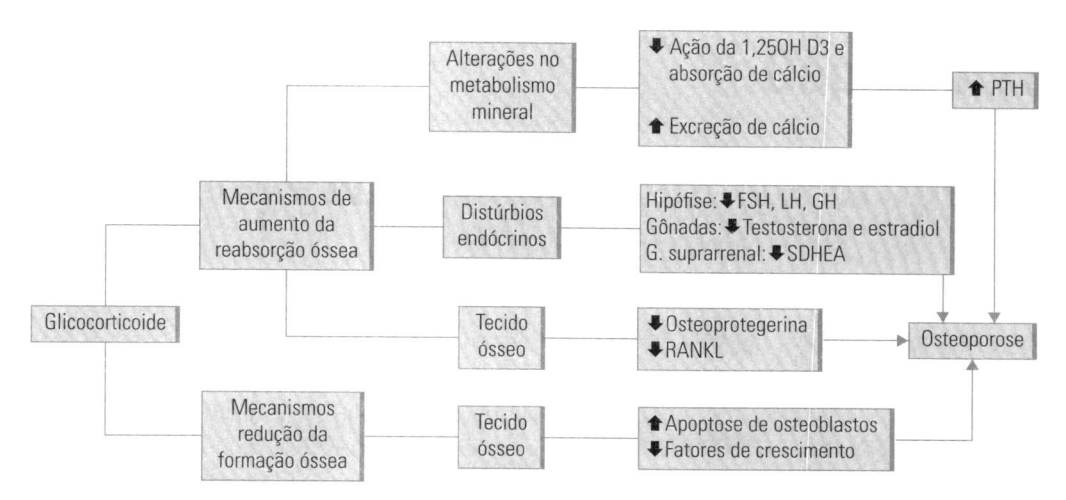

FIGURA 6.1. Mecanismos associados à perda óssea por glicocorticoides.
RANKL: ligante do receptor de membrana – RANK (ativador do fator nuclear kappa beta) – encontrado em células precursoras de osteoclastos. SDHEA: sulfato de dehidroepiandrosterona, junto com o hormônio dehidroepiandrosterona (DHEA) são os esteroides mais abundantes no corpo. Responsável pela produção de hormônios secretados pela glândula suprarrenal. GH: hormônio do crescimento; LH: hormônio luteinizante; FSH: hormônio foliculoestimulante.
Fonte: Adaptada de Lanna *et al.*, 2003.

Glicocorticoides e ações catabólicas

Durante a corticoterapia, a retenção nitrogenada e a de fósforo são irrelevantes, dessa forma, o paciente em uso de GC pode apresentar miopatia clássica e fraqueza muscular, sendo frequentemente observada na cintura pélvica até a musculatura distal, contribuindo para possíveis quedas e/ou fraturas.

Glicocorticoides e alterações metabólicas

Hiperfagia (associada às alterações metabólicas induzidas pelo fármaco) e lipogênese (majoritariamente visceral) são frequentes em pacientes que utilizam GC, estando, em parte, associadas à resistência à insulina (RI), fato que determina uma tendência ao incremento de peso. A síndrome de Cushing apresenta diversos aspectos comumente considerados no quadro de síndrome metabólica (*diabetes mellitus*, intolerância à glicose, dislipidemias, hipertensão arterial sistêmica e obesidade centrípeta), gerando risco aumentado de eventos cardiovasculares. Sendo assim, medidas terapêuticas e preventivas contra a obesidade devem ser estimuladas e iniciadas no momento em que a corticoterapia for indicada.

Glicocorticoides no metabolismo da vitamina D

Os glicocorticoides poderiam interferir na ação da vitamina D, competindo com ela nos tecidos-alvo, alterando a sua metabolização ou facilitando a sua degradação.

■ Considerações finais

A alimentação e o estado nutricional têm influência importante na prevenção e tratamento das complicações relacionadas ao uso de GC. Orientações com relação a uma dieta equilibrada, com quantidades apropriadas de macro e micronutrientes, além da prática de atividade física (dentro das limitações do tratamento oncológico), são úteis no controle lipêmico, glicêmico e pressórico, bem como no controle do excesso de ganho ponderal e obesidade. Em casos de hipertensão arterial sistêmica ou edema/anasarca importante, a dieta hipossódica pode ser considerada. Dietas hipoglicídicas, ricas em fibras, podem contribuir para a melhora do controle glicêmico em pacientes que evoluam com hiperglicemia. É importante ressaltar que ações e orientações preventivas contra complicações relacionadas aos efeitos adversos, bem como doenças crônicas não transmissíveis, devem ser encorajadas.

■ Bibliografia consultada

Anti SMA, Giorgi RDN, Chahade WH. Anti-inflamatórios hormonais: glicocorticoide. Einstein. 2008;6 (Supl 1):S159-65.

Donatti TL, Koch VHK, Takayama L, Pereira RMR. Os glicocorticoides e seus efeitos no crescimento e na mineralização óssea. J Pediatr. 2011;87(1):4-12.

Eisenstein E, Coelho KSC, Coelho SC, Coelho MASC. Nutrição na adolescência. J Pediatr (Rio J). 2000;76(Supl 3):S263-74.

Lanna CMM, Montenegro Jr RM, Paula FJA. Osteoporose induzida por glicocorticoide. Arq Bras Endocrinol Metab. 2003;47(1):9-18.

Longui CA. Glucocorticoid therapy: minimizing side effects. J Pediatr (Rio J). 2007;83(5 Suppl):S163-71.

Parte II

Métodos de Avaliação e Triagem Nutricional: Indicação, Interpretação e Limitações

Capítulo 7

Ferramentas de Triagem Nutricional

Cristiane Ferreira Marçon
Priscila dos Santos Maia-Lemos

A triagem nutricional é uma ferramenta inicial de avaliação de risco nutricional. O objetivo desse instrumento é avaliar se o paciente apresenta alguma condição que indique que ele possa ter, ou vir a ter, o estado nutricional comprometido e se é necessária uma avaliação nutricional mais detalhada, além de identificar os pacientes que, possivelmente, se beneficiariam de terapia nutricional.

É importante ressaltar que a triagem nutricional não tem a capacidade de diagnosticar a desnutrição, mas sim de identificar a presença de fatores de risco para a morbimortalidade resultante do déficit nutricional. A avaliação nutricional, por sua vez, tem a finalidade de detectar a desnutrição, classificar o grau de comprometimento do estado nutricional e coletar informações que auxiliem no planejamento dietético.

Existe variação entre os diferentes instrumentos de triagem dependendo dos diferentes desenhos metodológicos, do público-alvo, do local de desenvolvimento do instrumento e das limitações próprias do objetivo estudado (Quadro 7.1). Assim, não existe definição de um instrumento ideal que se aplique a todas as situações. O melhor instrumento será aquele que torna possível a implementação efetiva da triagem nutricional na instituição em questão.

A única ferramenta de triagem nutricional validada em pediatria no Brasil é o StrongKids (Quadro 7.2). Esse instrumento classifica o risco nutricional do paciente pediátrico, considerando o estresse metabólico de acordo com a doença de base, o desenvolvimento pôndero-estatural esperado para a faixa etária, a presença de sintomas gastrointestinais e a avaliação da ingestão alimentar, bem como considera o olhar subjetivo do próprio avaliador quanto a sinais clínicos de desnutrição. O risco nutricional é dividido em baixo, médio e alto risco, e o próprio instrumento traz sugestão de condutas para cada classificação.

No público oncológico pediátrico, a ferramenta do StrongKids apresenta limitações de uso, considerando que o diagnóstico de câncer já evidencia o risco nutricional do paciente em, no mínimo, médio risco. Ele será útil numa enfermaria pediátrica geral com casos oncológicos pontuais, onde o risco nutricional nesses pacientes se sobressai em relação aos demais diagnósticos. Porém, em um serviço específico de oncologia, o instrumento perde a capacidade de mensurar o risco nutricional em relação a diferentes subtipos de tumores. Nesse contexto, a proposta do *Screening Tool for Childhood Cancer* (SCAN) é interessante, uma vez que o instrumento é específico para casos oncológicos. Entretanto, uma das limitações dele é sua classificação de pacientes "sem risco nutricional", que pode gerar uma interpretação equivocada de que existam pacientes pediátricos com câncer que não apresentam risco nutricional e, portanto, não necessitam de avaliação e acompanhamento nutricional. Portanto, são necessários estudos para avaliar a sua aplicabilidade nessa população.

QUADRO 7.1
Principais ferramentas de triagem nutricional utilizadas na população pediátrica

Nutrition Risk Score – NRS

• Desenvolvida para ser aplicada por profissionais da enfermagem • Considera a adequação de peso e estatura em relação as curvas de crescimento para pacientes pediátricos, e perda ponderal e IMC para pacientes adultos. Além de, apetite, sintomas gastrointestinais e fatores de estresse • Classifica em sem risco, moderado ou alto risco	Reino Unido, 1995

Pediatric Nutritional Risk Score – PNRS

• Voltado para pacientes em regime de internação hospitalar • Considera doença de base, queixa de dor e ingestão alimentar • Classifica em baixo, moderado ou alto risco	França, 2000

Screening Tool for Risk of Impaired Nutritional Status and Grow – StrongKids

• Única ferramenta validada no Brasil • Considera patologia, alimentação, peso e avaliação clínica subjetiva • Classifica em baixo, médio e alto risco nutricional	Holanda, 2007

Paediatric Yorkill Malnutrition Score – PYMS

• Boa concordância estatística com a avaliação subjetiva global pediátrica • Considera IMC, alteração de peso, ingestão alimentar, motivo de internação • Classifica em score (0, 1 e ≥ 2), sem nomear risco nutricional	Reino Unido, 2010

Screening Tool for The Assessment of Malnutrition in Pediatrics – STAMP

• Pode ser aplicada por qualquer profissional da saúde • Considera doença de base, ingestão alimentar e alteração pôndero-estatural • Classifica em baixo, médio e alto risco	Reino Unido, 2012

Screening Tool for Childhood Cancer – SCAN

• Específica para oncologia • Considera o tipo de tumor, tratamento, sintomas do trato gastrointestinal, ingestão alimentar, alteração de peso e avaliação clínica subjetiva • Classifica em "sem risco" ou "com risco"	Austrália, 2016

Fonte: Elaboração da autora.

QUADRO 7.2
Ferramenta de triagem StrongKids

Triagem do risco de desnutrição – StrongKids	

Preencher na admissão e uma vez por semana (crianças de 1 mês a 18 anos de idade)

Quando a resposta for sim, pontue:

1. Doença de alto risco: Existe alguma doença de base que pode causar desnutrição ou cirurgia de grande porte prevista?   2

- Anorexia nervosa
- Queimaduras
- Displasia broncopulmonar (idade máxima de 2 anos)
- Doença celíaca
- Fibrose cística
- Dismaturidade/prematuridade (usar idade corrigida até o sexto mês)
- Doença cardíaca crônica
- Doença infecciosa (AIDS)
- Doença inflamatória intestinal
- Câncer

- Doença hepática crônica
- Doença renal crônica
- Pancreatite
- Síndrome do intestino curto
- Doença muscular
- Doença metabólica
- Trauma
- Deficiência/retardo mental
- Cirurgia de grande porte prevista
- Não especificada (classificado por um médico)

2. Avaliação clínica subjetiva: O paciente apresenta estado nutricional prejudicado de acordo com a avaliação clínica subjetiva (massa muscular e/ou gordura subcutânea reduzidas e/ou face encovada)?   1

3. Ingestão alimentar e perdas: Apresenta algum dos itens abaixo: 1
- Diarreia (> 5 vezes por dia) e/ou vômitos (> 3 vezes por dia) excessivos nos últimos dias?
- Diminuição da ingestão alimentar durante os últimos dias antes da internação (não incluindo jejum para procedimento ou cirurgia eletivos)?
- Recomendação de intervenção nutricional preexistente?
- Incapacidade de ingestão alimentar adequada por causa de dor?

4. Perda de peso ou pouco ganho de peso: Houve perda de peso ou nenhum ganho de peso (em crianças < 1 ano) durante as últimas semanas/os últimos meses?   1

Risco de desnutrição e necessidade de intervenção

Pontuação	Risco	Intervenção e acompanhamento
4-5 pontos	Alto risco	Consulte um médico e um nutricionista para fazer um diagnóstico completo, orientação nutricional individual e acompanhamento. Comece prescrevendo pequenas porções de alimento até o diagnóstico definitivo.
1-3 pontos	Médio risco	Consulte um médico para um diagnóstico completo, considere uma intervenção nutricional com um nutricionista. Verifique o peso duas vezes por semana e avalie o risco nutricional após uma semana.
0 ponto	Baixo risco	Não é necessária intervenção nutricional. Verifique o peso regularmente e avalie o risco nutricional toda semana (ou de acordo com o protocolo do hospital).

Fonte: Adaptado de Hulst *et al.*, 2010.

■ Considerações finais

Ferramentas de triagem nutricional são muito importantes para a identificação precoce do risco nutricional. No paciente pediátrico com diagnóstico oncológico, a ausência de estudos e de instrumentos específicos validados, principalmente para a população brasileira, torna a metodologia dessas ferramentas apresentadas de baixa aplicabilidade.

■ Bibliografia consultada

Carvalho FC, Lopes CR, Vilela LC, Vieira MA, Rinaldi AEM, Crispim CA. Tradução e adaptação cultural da ferramenta StrongKids para triagem do risco de desnutrição em crianças hospitalizadas. Rev Paul Pediatr. 2013;31(2):159-65.

Chourdakis M, Hecht C, Gerasimidis K, Joosten KF, Karagiozoglou-Lampoudi T, Koetse HA, et al. Malnutrition risk in hospitalized children: use of 3 screening tools in a large European population. Am J Clin Nutr. 2016;103(5):1301-10.

Gerasimidis K, Keane O, Macleod I, Flynn DM, Wright CM. A four-stage evaluation of the Paediatric Yorkhill Malnutrition Score in a tertiary paediatric hospital and a district general hospital. Br J Nutr. 2010;104(5):751-6.

Hulst JM, Zwart H, Hop WC, Joosten KF. Dutch national survey to test the STRONGkids nutritional risk screening tool in hospitalized children. Clin Nutr. 2010;29(1):106-11.

McCarthy H, Dixon M, Crabtree I, Eaton-Evans MJ, McNulty H. The development and evaluation of the Screening Tool for the Assessment of Malnutrition in Paediatrics (STAMP(c)) for use by healthcare staff. J Hum Nutr Diet. 2012;25(4):311-8.

Murphy AJ, White M, Viani K, Mosby TT. Evaluation of the nutrition screening tool for childhood cancer (SCAN). Clin Nutr. 2016;35(1):219-24.

Reilly HM, Martineau JK, Moran A, Kennedy H. Nutritional screening – evaluation and implementation of a simple Nutrition Risk Score. Clin Nutr. 1995;14(5):269-73.

Sermet-Gaudelus I, Poisson-Salomon AS, Colomb V, Brusset MC, Mosser F, Berrier F, et al. Simple pediatric nutritional risk score to identify children at risk of malnutrition. Am J Clin Nutr. 2000;72(1):64-70.

Capítulo 8

Antropometria e Composição Corporal

Claudia Harumi Nakamura
Karen Jaloretto T. Guedes
Nayara Dorascenzi Magri Teles
Priscila dos Santos Maia-Lemos

A antropometria é a medida do tamanho corporal e de suas proporções, como peso, estatura, dobras cutâneas e circunferências. O seguinte capítulo abordará os métodos de avaliação antropométrica em pacientes oncológicos pediátricos, com base nas referências mais atualizadas.

Conforme o Quadro 8.1, as medidas antropométricas devem ser realizadas em todas consultas do nutricionista, seja ambulatorial ou durante a internação (até 24 horas da admissão e semanalmente durante o período de internação).

As medidas a serem aferidas são: peso, estatura, dobra cutânea tricipital (DCT), dobra cutânea subescapular (DCSE), circunferências de braço (CB), panturrilha e abdominal.

Para aferição do peso, é necessário que o paciente esteja despido e sem sapatos, e os bebês devem ser pesados sem fralda.

Indicadores nutricionais protocolados em pediatria de forma geral são amplamente utilizados para identificar e acompanhar o estado nutricional de pacientes oncológicos pediátricos.

QUADRO 8.1
Resumo da medida, técnica, classificação utilizada na avaliação antropométrica no Instituto de Oncologia Pediátrica

O que medir?	Quando medir?	Como medir?	Como classificar?
Peso Estatura Dobra cutânea tricipital (DCT) Dobra cutânea subescapular (DCSE); Circunferência do braço (CB) Circunferência da panturrilha (CP) Circunferência abdominal (CA)	– Pacientes ambulatoriais: em todas as consultas do nutricionista – Pacientes internados: em até 24 horas da admissão e semanalmente durante o período de internação	Utilizar técnicas de Frisancho, 1990 CA: Lohman *et al.*, 1988	Peso e estatura (escores de E/I, P/I P/E e IMC/I): OMS 2006/2007 Perda de peso: Blackburn e Bistrian, 1977. CB, PCT, AMB: Frisancho, 2008

Fonte: Elaboração das autoras.

De acordo com as propostas de avaliação nutricional da Organização Mundial da Saúde (OMS) 2006/2007, os indicadores de peso por estatura (P/E) e índice de massa corporal por idade (IMC/I) são recomendados para avaliar o estado nutricional de crianças e adolescentes, respectivamente. A perda ponderal maior que 5% em relação ao peso habitual reflete um quadro de desnutrição aguda, assim como o indicador de estatura por idade (E/I) pode estar relacionado com um quadro de desnutrição crônica.

Porém, em oncologia pediátrica, o peso não é um bom indicador para avaliar o estado nutricional dos indivíduos. Crianças e adolescentes com câncer dificilmente se encaixam nos critérios citados acima, visto que o peso pode ser influenciado por diversas condições associadas à doença e ao tratamento, como pacientes com tumores sólidos e massas tumorais extensas, utilização de corticosteroides e edema, além da administração de altos volumes endovenosos para hiper-hidratação após a infusão de medicamentos, como quimioterápicos.

Pacientes com estado nutricional superestimado podem apresentar peso adequado para idade, porém encontram-se com um quadro de desnutrição grave. Dessa forma, indicadores mais sensíveis para o auxílio na determinação do estado nutricional em oncologia pediátrica são as medidas de composição corporal. A antropometria por meio das dobras cutâneas e circunferências pode ser útil.

Os resultados de dois estudos do nosso grupo no GRAACC (Grupo de Apoio ao Adolescente e à Criança com Câncer) demonstraram que as medidas das dobras e circunferências, em especial a DCT e a CB, detectaram maior número de desnutrição quando comparadas aos indicadores nutricionais que utilizam o peso. As taxas de déficit nutricional praticamente dobram quando essas medidas são utilizadas.

A medida da CB reflete a soma das áreas constituídas pelos tecidos ósseo, muscular e gorduroso desse membro. Pode ser utilizada para o complemento do diagnóstico do estado nutricional, quando outros métodos não podem ser utilizados (peso superestimado, pacientes acamados ou impossibilitados de aferição de peso). A presença de edema generalizado pode ser uma limitação dessa medida.

Nas medidas de DCT e DCSE, as gorduras mensuradas são as camadas de pele e a gordura subcutânea, refletindo a gordura corporal total (metade do conteúdo de gordura corporal está localizada nos depósitos adiposos subcutâneos). Uma situação limitante é a grande variabilidade existente inter e intra-avaliadores, que não é relevante em estados de anasarca ou obesidade grave.

A circunferência muscular do braço (CMB) é uma medida derivada da CB e da DCT. É considerada um bom indicador da reserva do tecido muscular, porém não é corrigida para o tecido ósseo. A área muscular do braço (AMB) é uma medida derivada da CMB, que avalia a reserva de tecido muscular, corrigindo para a área óssea.

Todas as medidas citadas possuem referência em tabela percentilar (Frisancho 1990, com atualização – Frisancho, 2008).

Alguns pacientes com diagnóstico de tumores ósseos podem ser submetidos a amputação ou desarticulação do membro como forma de tratamento. Nessa circunstância, fórmulas para a correção do cálculo do estado nutricional devem ser realizadas. Para a avaliação nutricional, deve-se utilizar o peso corrigido (Figura 8.1). Já para a realização dos cálculos das necessidades nutricionais, deve-se utilizar peso real – com o membro amputado (Figura 8.2).

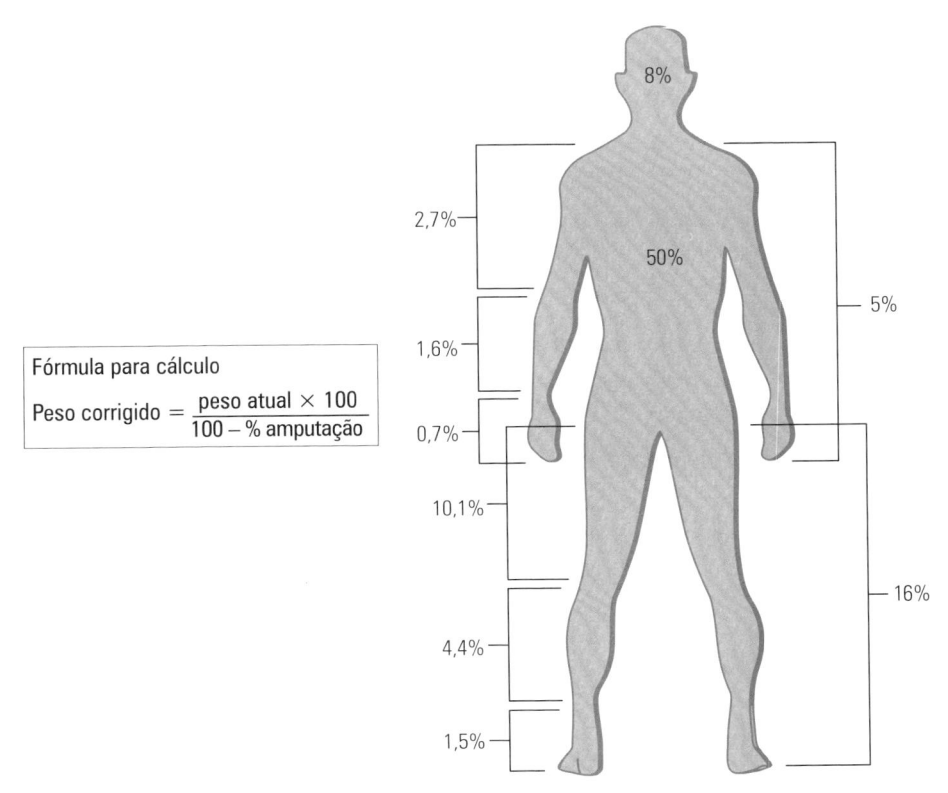

Fórmula para cálculo

$$\text{Peso corrigido} = \frac{\text{peso atual} \times 100}{100 - \% \text{ amputação}}$$

FIGURA 8.1. Equação para a realização de cálculo de peso corrigido para pacientes amputados.
Fonte: Osterkamp, 1995.

$$\% \text{ perda de peso} = \frac{(\text{peso habitual} - \text{peso atual}) \times 100}{(\text{peso habitual} - \text{peso atual})}$$

FIGURA 8.2. Equação para cálculo da porcentagem de perda de peso.
Fonte: Blackburn et al., 1977.

O peso não deve ser utilizado com um fator isolado para averiguar o estado nutricional desses pacientes, porém sua aferição é importante para a realização do cálculo de porcentagem de perda de peso (%PP). Pacientes oncológicos apresentam, com frequência, perda ponderal associada à doença, e essa pode ser potencializada ou desencadeada durante a terapia antineoplásica. A perda de peso é considerada preocupante quando os valores apresentados são de 2% a 5% em crianças. A %PP deve ser analisada com cautela, levando-se em consideração o diagnóstico clínico e a fase do tratamento neoplásico. A %PP é um bom indicador para avaliar o risco nutricional.

No primeiro contato com o paciente, o peso habitual deve ser identificado e comparado com o peso admissional. Deve-se ter maior atenção às crianças e aos adolescentes com histórico de perda ponderal prévia.

Em situações nas quais forem identificadas perda de peso em relação a aferições anteriores, deve-se estabelecer o intervalo de tempo em que essa variação ocorreu, de modo a classificar a perda de peso quanto à sua gravidade, conforme descrito na Quadro 8.2.

QUADRO 8.2
Classificação da perda de peso

Período	Perda de peso significativa	Perda de peso grave (%)
1 semana	1-2	> 2
1 mês	5	> 5
3 meses	7,5	> 7,5
6 meses	10	> 10

Fonte: Blackburn *et al.*, 1977.

A perda de peso, normalmente, não é intencional, mas secundária à doença e/ou ao tratamento.

A estatura/comprimento é uma medida que reflete o estado nutricional atual e pregresso. Seu comprometimento indica insulto nutricional crônico, como também um catabolismo proteico acentuado. Esse processo tende a ter uma recuperação mais lenta. Essa medida deve ser mensurada quinzenalmente.

Na impossibilidade de aferição com o indivíduo em pé, utilizar a estatura recumbente (decúbito dorsal) como opção de estimativa, por apresentar menor variação em relação a outras alternativas.

Para crianças com impossibilidade de estimativa da estatura a partir da medida recumbente, seja pela incapacidade de permanecer eretas ou impossibilidade de decúbito zero, deve-se utilizar como estimativa o comprimento a partir da altura do joelho, de acordo com as seguintes referências: paciente de 2 a 12 anos de idade e pacientes maiores de 12 anos.

■ Considerações finais

1. É importante definir a padronização de lado para a realização de medidas (direito).
2. É necessário o registro de algumas informações em prontuário para a determinação adequada da intervenção/conduta nutricional e para a interpretação da evolução do paciente, como agitação, uso atual ou prévio de corticosteroides, presença de massa tumoral extensa, recebimento de soro ou hiper-hidratação pré ou pós-procedimento cirúrgico.
3. Os valores dos indicadores estipulados pela OMS 2006/2007 devem ser expressos em *z-score* e determinados nos programas Antro e Antro Plus. A interpretação deve ser completa e cuidadosa, envolvendo todos os indicadores de acordo com a idade.
4. Aferição do peso: pacientes menores de 2 anos deverão ter o seu peso aferido diariamente, caso seja possível.
5. Cálculo do peso ideal: para determinar o peso ideal para indivíduos até 19 anos, utilizar a mediana do IMC (escore-z = 0 ou P50); para determinar o peso ideal para indivíduos maiores de 19 anos, utilizar o IMC médio 21,74 kg/m^2 [peso ideal = IMC médio $\times$ (altura)^2].

6. Circunferência da panturrilha: não há parâmetros descritos em literatura para essa faixa etária, porém sabe-se que essa medida reflete a massa muscular do indivíduo, sendo sensível a oscilações, portanto tal medida será baseada como método comparativo da evolução do paciente

7. Em caso em que o paciente não tem condições de pesar e medir:
   - Primeira opção: utilizar peso e estatura aferidos pela equipe de enfermagem;
   - Segunda opção: utilizar peso e estatura referidos pelo paciente/acompanhante em um período de até um mês;
   - Terceira opção: utilizar peso e estatura mensurados pelo serviço de nutrição em um período de até três meses;
   - Quarta opção: estimar o peso ideal.

Observação: considerar as individualidades dos pacientes para avaliar se o peso e a estatura a serem utilizados são compatíveis com o exame físico (aparência) no momento da avaliação nutricional.

8. Para a realização dos cálculos, deve ser verificada a idade em anos e meses dos pacientes.

9. Idade corrigida: pacientes nascidos pré-termo deverão ter a idade corrigida proporcionalmente à idade gestacional adequada – 40 semanas. Ela deverá ser corrigida até completados 2 anos de idade cronológica.

■ Bibliografia consultada

Blackburn GL, Bistrian BR, Maini BS, Schlamm HT, Smith MF. Nutritional and metabolic assessment of the hospitalized patient. JPEN J Parenter Enteral Nutr. 1977;1(1):11-22.

Cronk C, Crocker AC, Pueschel SM, Shea AM, Zackai E, Pickens G, et al. Growth charts for children with Down syndrome: 1 month to 18 years of age. Pediatrics. 1988;81(1):102-10.

Dennis DM, Hunt EE, Budgeon CA. Measuring height in recumbent critical care patients. Am J Crit Care. 2015;24(1):41-7.

Frisancho AR. Anthropometric Standards for the Assessment of Growth and Nutritional Status. Ann Arbor: Michigan: The University of Michigan Press; 1990. 189p.

Frisancho AR. Anthropometric standards: an interactive nutritional reference of body size and body composition for children and adults. Ann Arbor: University of Michigan Press; 2008. 335p.

Garófolo A, Lopez FA, Petrilli AS. High prevalence of malnutrition among patients with solid non-hematological tumors as found by use skin fold and circumference measurements. Sao Paulo Med J. 2005;123(6):277-81.

Maia PSM, Oliveira FLC, Caran EMM. Nutritional status of children and adolescents at diagnosis of hematological and solid malignancies. Rev Bras Hematol Hemoter. 2014;36 6):420-3.

Osterkamp LK. Current perspective on assessment of human body proportions of relevance to amputees. J Am Diet Assoc. 1995;95(2):215-8.

Stevenson RD. Use of segmental measures to estimate stature in children with cerebral palsy. Arch Pediatr Adolesc Med. 1995;149(6):658-62.

World Health Organization (WHO). Child growth standards: methods and development. Geneva: WHO; 2006.

World Health Organization (WHO). The WHO Child Growth Standards Geneva: WHO; 2007.

Capítulo 9

Avaliação por Imagem e Desempenho Físico

Adriana Garófolo

Avaliar a composição corporal é um grande desafio na área da nutrição clínica, uma vez que métodos mais simples demonstram várias limitações, principalmente em se tratando de pacientes com câncer. Os compartimentos de interesse nessas análises são, em especial, a massa magra (tecido muscular e tecido ósseo) e a massa gorda (tecido adiposo branco e marrom).

A avaliação do tecido muscular é importante para que o quadro de sarcopenia possa ser identificado. Os relatos iniciais da medição precisa da massa muscular esquelética em seres humanos apareceram, aproximadamente, ao mesmo tempo que a introdução do conceito de sarcopenia, no final da década de 1980. Desde então, alguns métodos como tomografia computadorizada e ressonância magnética foram utilizados para confirmar as informações obtidas de métodos mais antigos (antropometria e marcadores urinários).

Mais recentemente, métodos desenvolvidos e refinados (ultrassonografia, análise de bioimpedância e dupla emissão de raios X – DEXA) de quantificação regional e massa total do músculo esquelético do corpo estão sendo utilizados.

A integração dessas avaliações, em conjunto com os índices de força e desempenho físico (*performance*), completa a avaliação da sarcopenia e o espectro de distúrbios relacionados, como obesidade sarcopênica, caquexia e fraqueza musculoesquelética.

Para uma avaliação completa de sarcopenia e dinapenia, além de exames quantitativos por imagem, por bioimpedância ou antropométricos, alguns testes podem ser aplicados para auxiliar na definição dos graus de sarcopenia, conforme descrito abaixo:

1. Escalas de nível de atividade, avaliadas por Lansky, ECOG (*Eastern Cooperative Oncology Group Performance Status*) e Karnofsky, conforme Quadro 9.1. Essas podem representar uma avaliação menos sensível da capacidade funcional.
2. Mensuração de força de preensão palmar (FPP), realizada por dinamometria

Alteração imunológica, avaliada, por exemplo, pela relação linfócito/monócito, pode ser utilizado como indicador de mau prognóstico em várias neoplasias malignas. A perda muscular e a diminuição da massa muscular (sarcopenia) manifestam-se como baixa força muscular e diminuição do desempenho físico e da qualidade de vida. No entanto, a possível associação entre indicadores imunológicos e a sarcopenia é pouco compreendida, especialmente em pacientes com câncer pediátrico. Em mulheres com câncer de mama ao diagnóstico, verificou-se correlação entre relação entre linfócitos/monócitos e FPP.

QUADRO 9.1
Escores de capacidade funcional

Karnofsky score	Performance status
100	Atividade normal
90	Atividade normal; pequenos sinais ou sintomas da doença
80	Atividade normal com esforço; alguns sinais/sintomas da doença
70	Toma conta de si próprio. Está inabilitado para levar uma atividade normal ou trabalhar
60	Requer assistência ocasional, mas está habilitado para tomar conta do que precisa e freqüentes cuidados médicos
50	Requer considerável assistência e freqüentes cuidados médicos
40	Incapacitado, necessita de cuidados e assistência especiais
30	Incapacidade severa, hospitalização está indicada, mas a morte não está iminente
20	Muito doente, necessitando de hospitalização, necessita de cuidados de suporte
10	Moribundo
0	Morte

ECOG Zubrod score	Performance status
0	Assintomático
1	Sintomático, totalmente ambulatorial
2	Sintomático, na cama < 50% do dia
3	Sintomático, na cama > 50% do dia
4	Acamado
5	Morto

Lansky score	Performance status
100	Atividade completa, normal
90	Mínima restrição em atividade de esforço físico
80	Atividade, mas cansaço rápido
70	Grande restrição de menos tempo gasto para brincar
60	Em movimento ao redor, o mínimo de atividade/ manutenção atividade quieto
50	Consegue vestir-se, deitar-se, não brinca, capaz de participar das atividades quieto
40	Geralmente na cama ou leito, participa de atividade quieto
30	Na cama ou leito, necessidade de assistência mesmo quieto
20	Maior parte dormindo, inteiramente limitado, passivo nas atividades
10	Não tem atividade, não levanta
0	Sem resposta

Fonte: Lansky et al., 1987; Yates et al., 1980; Kock et al., 2013.

A medida da FPP do membro não dominante é realizada usando um dinamômetro científico. Os pacientes são submetidos ao teste sentados em uma cadeira com adução do ombro e rotação neutra, cotovelo fletido a 90°. O teste deve ser realizado por três vezes, em intervalos de 10 a 30 segundos, usando-se o valor máximo.

3. *Timed up and go test* (TUG)

O TUG tem sido aplicado em estudos de mobilidade funcional e equilíbrio dinâmico em idosos e crianças maiores com paralisia cerebral e traumatismo cranioencefálico. Estudos recentes com crianças saudáveis demonstraram que o TUG e o TUG modificado foram válidos e confiáveis para avaliar pré-escolares com idade entre 3 e 5 anos.

4. *Performance* física ou capacidade funcional, que pode ser avaliada pelo teste de caminhada de 6 minutos (TC6′), utilizado para crianças acima de 6 anos. Esse teste consiste em uma avaliação realizada por meio da medida da distância percorrida em um corredor plano de cerca de 30 metros por um período de 6 minutos. O ritmo é determinado pela própria criança.

É um método validado, sendo aquele que apresenta melhor correlação com o desempenho de pacientes em atividades diárias.

Não requer experiência técnica e necessita de poucos recursos para sua aplicação, proporcionando acompanhamento dos resultados em resposta à evolução de um tratamento.

O TC6′ avalia a resposta global e integrada dos sistemas cardiovascular e pulmonar, circulação sistêmica e periférica, sistemas neuromusculares e metabolismo muscular. Por essa razão, esse teste é indicado para avaliação da capacidade funcional e monitorização da eficácia de intervenções no contexto da *performance* musculoesquelética.

Na prática, avalia a percepção de esforço por meio de escalas e a distância percorrida, comparadas a referências de normalidade.

5. *Musculoskeletal Tumor Society Rating Scale* (MSTS)

É uma escala de avaliação funcional que mede o prejuízo funcional em pacientes submetidos a cirurgia conservadora de membros. Pode ser utilizada em pacientes com tumores ósseos que realizam cirurgias com colocação de endopróteses.

Apesar disso, uma revisão recente de metanálise compilou estudos que analisaram ferramentas para avaliação da *performance* física em crianças com câncer. Dentre as 26 ferramentas estudadas, estão as escalas de capacidade funcional de Karnofsky e de Lansky, MSTS, TC6 e TUG. A análise concluiu que nenhuma delas apresentou confiabilidade, validade e capacidade de resposta para fornecer uma base para avaliação e manejo clínico efetivo em oncologia pediátrica.

■ Considerações finais

As descobertas mostram que os métodos atualmente disponíveis e os que estão em desenvolvimento são capazes de expandir não invasivamente essas medidas. Tanto mensurações da massa corporal, como musculatura esquelética, função muscular e morbimortalidade, como avaliações qualitativas. Como um importante compartimento, a massa muscular esquelética e os aspectos da composição muscular podem agora ser avaliados por uma ampla gama de tecnologias, que fornecem oportunidades clínicas alinhadas com o crescente interesse no espectro de condições associadas à sarcopenia. Assim, a medida quantitativa da massa muscular, aliada à medição da força muscular, juntamente com as medidas de desempenho ou capacidade funcional, completa o diagnóstico de sarcopenia nos três níveis de gravidade (*vide* capítulo 5).

■ Bibliografia consultada

Grimshaw SL, Taylor NF, Mechinaud F, Shields N. Assessment of physical function in children with cancer: a systematic review. Pediatr Blood Cancer. 2018;65(12):e27369.

Heymsfield SB, Gonzalez MC, Lu J, Jia G, Zheng J. Skeletal muscle mass and quality: evolution of modern measurement concepts in the context of sarcopenia. Proc Nutr Soc. 2015;74(4):355-66.

Hu CL, Yu M, Yuan KT, Yu HL, Shi YY, Yang JJ, et al. Determinants and nutritional assessment value of hand grip strength in patients hospitalized with cancer. Asia Pac J Clin Nutr. 2018;27(4):777-84.

Kock I, Mirhosseini M, Lau F, Thai V, Downing M, Quan H, et al. Conversion of Karnofsky Performance Status (KPS) and Eastern Cooperative Oncology Group Performance Status (ECOG) to Palliative Performance Scale (PPS), and the Interchangeability of PPS and KPS in Prognostic Tools. J Palliat Care. 2013;29(3):163-9.Lansky SB, List MA, Lansky LL, Rilter-Sterr C, Miller DR. The measurement of performance in childhood cancer patients. Cancer. 1987;60(7):1651-6.

Lei Y, Lam CKY, Lam MHS, Peake R, Wong ASW, Flint SW, et al. Validity and reliability of timed up and go test on dynamic balance in 3-5 years old preschool children. J Yoga Phys Ther. 2017;7(2):266.

Silva CM, Moraes WSLA, Pin AS, Borges GF, Maciel TS. Valores de referência para teste de caminhada de 6 minutos em crianças saudáveis de 7 a 9 anos do Norte Brasileiro. Rev Gest Saúde. 2016;7(2):716-29.

Verbecque E, Vereeck L, Boudewyns A, Van de Heyning P, Hallemans A. A modified version of the timed up and go test for children who are preschoolers. Pediatr Phys Ther. 2016;28(4):409-15.

Yang L, Koyanagi A, Smith L, Hu L, Colditz GA, Toriola AT, et al. Hand grip strength and cognitive function among elderly cancer survivors. PLoS One. 2018;13(6):e0197909.

Yates JW, Chalmer B, Mckegney FP. Evaluation of patients with advanced cancer using the Karnofsky Performance Status. Cancer. 1980;45(8):2220-4.

Capítulo 10

Análise Bioquímica

Roberta de Lucena Ferretti
Nayara Dorascenzi Magri Teles
Adriana Garófolo

A análise dos exames laboratoriais do paciente oncológico é muito importante sob vários aspectos. Os indicadores bioquímicos podem ser úteis ao permitir a monitorização da evolução metabólica do paciente, ao auxiliar no diagnóstico nutricional e nas alterações do estado nutricional, e mesmo como índices prognósticos de gravidade da doença. Contudo, a correta interpretação dos dados laboratoriais deve considerar todas as variações e fatores não nutricionais que podem modificar os resultados. Esses fatores, podem ser pré-analíticos, ou seja, os principais responsáveis pela variação de resultados (sexo, medicamentos, idade, alimentação, tempo de jejum, altitude), e analíticos, os quais podem interferir no resultado em consequência da metodologia empregada e reagentes utilizados.

Por outro lado, a avaliação laboratorial de pacientes com neoplasias malignas na vigência de tratamento antineoplásico é complexa, pois sofre interferência de diversos fatores, que modificam o comportamento de vários componentes intra e extracelulares, comprometendo os resultados. Algumas das condições presentes em pacientes com câncer durante o tratamento que podem interferir são disfunção renal ou hepática, pois alteram as perdas e a síntese de proteínas séricas, doença inflamatória intestinal, medicamentos, estado crítico do paciente, estresse, lesão, processos infecciosos que reduzem a síntese de proteínas viscerais e aumentam a síntese de proteínas de fase aguda, além do estado de hidratação.

Na prática, a combinação de vários indicadores é necessária para melhor interpretação da condição nutricional. Os indicadores laboratoriais usualmente utilizados para auxílio no diagnóstico nutricional visam analisar a massa muscular visceral (albumina, pré-albumina, transferrina e proteína ligadora de retinol), a massa muscular esquelético-somática (índice de creatinina pela altura, 3-metil histidina, balanço nitrogenado – BN), além da competência imunológica (linfocitometria ou contagem total de linfócitos). Contudo, é importante enfatizar que a avaliação da função imune, que se relaciona com a desnutrição e carências específicas de nutrientes, não apresenta boa aplicabilidade para os pacientes oncológicos, em virtude da imunossupressão que ocorre como consequência da quimioterapia e das alterações imunológicas da própria doença maligna.

Com o início do estresse, o fígado passa a produzir proteínas de fase aguda para estados emergenciais, reduzindo a produção das demais proteínas viscerais e estruturais, de forma proporcional à gravidade da doença. A análise da massa muscular visceral é muito útil, porém a interpretação dos níveis séricos das proteínas plasmáticas deve ser feita de forma cautelosa, pois os níveis podem reduzir em resposta ao estresse metabólico ou aumentar com a simples resolução do problema. Na presença de inflamação, a proteína C reativa pode ser utilizada com as demais proteínas plasmáticas, auxiliando como referencial dos rumos da resposta inflamatória.

■ Albumina

A albumina é a proteína mais abundante no plasma e nos líquidos extracelulares, desempenhando importante papel no equilíbrio coloidosmótico. Contribui com 55% a 65% das proteínas plasmáticas, além de transportar nutrientes, como cálcio, cobre, ácidos graxos de cadeia longa, esteroides e drogas, entre outros. A meia-vida é longa, de 18 a 21 dias, não refletindo o estado nutricional atual.

■ Hipoalbuminemia

Pode ocorrer em consequência de deficiência na síntese (doença hepática, inflamação), de destruição aumentada (infecções, neoplasias, traumas) e de perdas excessivas (edema, ascite, hemorragia, síndrome nefrótica e enteropatias perdedoras de proteínas). Pode estar alterada pelo uso de corticoides e insulina. A albumina também pode ser considerada um indicador de mortalidade em crianças em situações críticas. Kittisakmontri e colaboradores (2016) verificaram 57% de hipoalbuminemia, que foi um fator preditivo independente de mau prognóstico, com taxa de mortalidade quase quatro vezes maior e maior tempo de permanência na unidade de terapia intensiva (UTI) e sob ventilação mecânica. Um aumento de 1 g/dL de albumina em crianças gravemente doentes é capaz de reduzir em 73% o risco de morte, estando também associado com um aumento de 33% na probabilidade de alta da UTI. Esses dados sugerem que a hipoalbuminemia se associa a maior mortalidade, maior duração de ventilação mecânica e maior tempo de permanência na UTI, independentemente da magnitude da resposta inflamatória, da gravidade clínica e do estado nutricional.

■ Pré-albumina

A pré-albumina ou transtirretina é uma proteína de síntese hepática de rápido *turnover*, indicada para acompanhamento de pacientes hospitalizados para monitoração da melhora do estado energético-proteico. Os níveis circulantes também são influenciados pela quantidade de tiroxina, para a qual funciona como proteína de transporte. A utilização da pré-albumina apresenta limitações, pois seus níveis podem estar elevados na insuficiência renal, mas raramente reduzidos com o comprometimento da função hepática. Nos casos de enteropatias perdedoras de proteínas, pode haver redução. Além disso, os esteroides orais e parenterais podem elevar falsamente os níveis de pré-albumina em pacientes com inflamação sistêmica. Com relação à albumina, a transtirretina pode ser um melhor indicador para avaliar o estado nutricional em pacientes oncológicos, devido à meia-vida mais curta (dois a três dias), sendo, assim, capaz de detectar mais precocemente as eventuais flutuações no estado nutricional, além de ser apontada pela literatura por possuir maior sensibilidade para diagnosticar a desnutrição em crianças com neoplasias malignas do que a albumina e a antropometria

O Quadro 10.1 apresenta um resumo das principais proteínas plasmáticas quanto à meia-vida, uso clínico, limitações e valores de referência.

QUADRO 10.1
Análise das principais proteínas plasmáticas, aplicabilidade na prática clínica e valores de referência

Proteínas	Meia-vida	Uso clínico	Limitações	Valores de referência
Albumina	18-21 dias	Índice prognóstico de gravidade	Hidratação, distúrbios renal e hepático	3,5 a 5 g/dL (> 1 ano)
Pré-albumina/transtirretina	2-3 dias	Monitorização e depleção aguda	Distúrbios renal e hepático e inflamação	20 a 50 mg/dL
Transferrina	8-9 dias	Índice prognóstico e monitorização	Alteração do metabolismo do ferro, hidratação, inflamação, distúrbio hepático	180 a 260 mg/dL
Proteína transportadora de retinol	4-24 h	Monitorização nutricional	Distúrbio hepático, inflamação, hidratação, diminuição de vitamina A e zinco	30 a 40 μg/mL
Proteína C reativa (PCR)	8-12 h	Índice prognóstico e indicador de infecção bacteriana, indicador de resposta inflamatória	Não se aplica a utilização para diagnóstico nutricional por ser um reagente de fase aguda. Porém, possui finalidade de contraprova para demais proteínas plasmáticas	< 1 mg/dL

Fonte: Elaboração da autora.

■ Balanço nitrogenado

O BN traduz-se como a diferença entre a quantidade de proteína ingerida e excretada pelo organismo para avaliação do estresse metabólico, considerando-se o nitrogênio ingerido (advindo da dieta e reabsorvido), das secreções digestivas e das vias urinárias. O nitrogênio excretado engloba a a soma de conteúdo urinário, fecal e as perdas insensíveis. O BN possibilita monitorar a adequação de terapia nutricional, por meio da mensuração do grau de equilíbrio entre a ingestão e a excreção urinária, e avaliar se a oferta proteica está adequada para obter um BN positivo, por meio do anabolismo ou, ao menos, para minimizar o catabolismo, o qual será inevitável em algumas situações.

Porém, o BN não sofre apenas influência da ingestão proteica e do hipercatabolismo, mas também das perdas não mensuráveis na doença renal e enteropatias perdedoras de proteínas. Em pacientes oncológicos, as perdas de nitrogênio ocorrem geralmente em condições críticas, além de período pós-quimio e/ou radioterapia, transplante de células-tronco hematopoiéticas e uso de corticoides, podendo ser minimizadas por meio da implementação adequada de terapia nutricional. A redução das perdas de nitrogênio total urinário pode ser um indicador da resolução do estresse e da normalização do metabolismo, favorecendo as vias anabólicas. Para a realização do BN, é necessária a análise da urina em 24 horas, podendo ser obtido por meio do seguinte cálculo:

BN = N ingerido – N excretado

$$BN = \frac{\text{proteína ingerida (g/24 h)}}{6{,}25} - \frac{\text{ureia urinária (g/24 h)}}{2{,}14} + 4 \text{ (adolescentes) ou } 0{,}75 \text{ g/kg (crianças)}$$

Outros testes laboratoriais, podem auxiliar no monitoramento clínico-nutricional, especialmente de pacientes sob terapia nutricional enteral e parenteral, conforme demonstrado nos Quadros 10.2 e 10.3.

QUADRO 10.2
Principais relações das proteínas com diferentes condições clínicas no paciente com câncer

Condição	Mecanismo	Resultado
Estresse metabólico e resposta inflamatória	A interleucina (IL)-6 é responsável pelo aumento na síntese de proteínas plasmáticas positivas de fase aguda (proteína C reativa – PCR – e outras) e redução das negativas como albumina e pré-albumina, devido à mudança na transcrição genética no hepatócito.	Alteração na síntese de proteínas pelo fígado e redução plasmática de albumina e pré-albumina.
Uso de corticoides	Redução da massa muscular por inibição da síntese proteica e aumento do catabolismo proteico com balanço nitrogenado negativo. As principais proteínas transportadoras de cortisol são a transcortina (ou globulina ligadora de corticosteroide – CBG) e a albumina. Aumento da resistência à insulina, diminuindo a utilização periférica de glicose, promovendo a neoglicogênese (produção de glicose a partir de substratos como aminoácidos, o que implica um importante efeito catabólico).	Dualidade de ações dependendo da dose administrada ou do nível sérico atingido: doses fisiológicas, atuam como agentes anabolizantes, incorporando proteína, mas em doses farmacológicas são catabólicos, promovendo intenso desgaste proteico.
Alterações de fluidos	Efeito na diluição dos componentes.	Redução ou aumento na concentração de proteínas plasmáticas.
Tratamento com quimioterapia	Vários fármacos são ligados e distribuídos por proteínas plasmáticas. A albumina tem um papel importante na maioria dos quimioterápicos.	Alterações na concentração de albumina e outras proteínas plasmáticas podem interferir na distribuição do fármaco. A desnutrição pode reduzir esses níveis e prejudicar a ação do quimioterápico.
Doenças renais, hepáticas e enteropatias	Em geral, a ligação de albumina a medicamentos é diminuída em pacientes com doenças de má absorção intestinal e doenças renais como síndrome nefrótica, insuficiência renal crônica e uremia. Por ouro lado, a taxa de síntese de albumina é normal na doença hepática. A diminuição da ligação do fármaco nas doenças do fígado pode ser devida a uma diminuição na concentração de albumina, acúmulo de inibidores endógenos (por exemplo, bilirrubina) ou alterações na estrutura da albumina.	Redução de albumina e outras proteínas plasmáticas.

Fonte: Elaboração da autora.

QUADRO 10.3
Proposta de monitoramento clínico-nutricional a partir de exames bioquímicos em oncologia pediátrica

Exame	Dosagem Paciente estável	Dosagem Paciente crítico	Justificativa
Hemograma	Semanal	Semanal	Hemoglobina geralmente alterada em decorrência do tratamento antineoplásico. Avaliar também neutropenia e plaquetopenia.
Coagulograma	Semanal	Semanal	Avaliar função hepática e coagulação sanguínea.
Eletrólitos (Na, K, Cl, Ca, Mg, P)	Semanal	Diária	Devem ser solicitados segundo o quadro clínico, a doença de base e as perdas dos pacientes.
Colesterol total e frações	Semanal	2 vezes por semana	Avaliar metabolismo lipídico. Pacientes sob terapia nutricional parenteral devem ter dosagem de triglicerídeos antes do início da infusão e a cada aumento da taxa de infusão lipídica.
Glicose	Diária	Diária Se necessário, dextro 3 vezes ao dia	Risco de hiperglicemia com o uso de corticosteroides e outros medicamentos como a L-asparaginase, por exemplo.
Ureia, creatinina	Mensal	Semanal	Avaliar função renal
AST (aspartato aminotransferase), ALT (alanina aminotransferase), gama-GT (gamaglutamil transpeptidase), bilirrubinas totais e frações, fosfatase alcalina	Mensal	Semanal	Controle de alterações hepatobiliares, principalmente em parenterais mais prolongadas (acima de 15 dias).
Proteínas plasmáticas	Mensal	Semanal	Avaliar resposta inflamatória na doença crítica.
Cálcio plasmático e urinário, hormônio da paratireoide	Se necessário	Se necessário	Dosar em pacientes com parenteral crônica (após meses) pelo risco de doença óssea.

Fonte: Elaboração da autora.

■ Bibliografia consultada

Garófolo A. Avaliação Nutricional e Requerimentos. In: Petrilli AS, Carvalho WB, Lee JH, eds. Cuidados Intensivos no Paciente Oncológico Pediátrico. São Paulo: Atheneu; 2004. p. 216-20.

Ilhan IE, Sari N, Yesil S, Eren T, Tacyildiz N. Anthropometric and biochemical assessment of nutritional status in pediatric cancer patients. Pediatr Hematol Oncol. 2015;32(6):415-22.

Kittisakmontri K, Reungrongrat S, Lao-Araya M. Hypoalbuminaemia at admission predicts the poor outcomes in critically ill children. Anaesthesiol Intensive Ther. 2016;48(3):158-61.

Leite HP, Rodrigues da Silva AV, de Oliveira Iglesias SB, Koch Nogueira PC. Serum Albumin Is an Independent Predictor of Clinical Outcomes in Critically Ill Children. Pediatr Crit Care Med. 2016;17(2):e50-7.

Sociedade Brasileira de Pediatria. Avaliação Nutricional da Criança e do Adolescente – Manual de Orientação. 2009. Disponível em: http://www.sbp.com.br/pdfs/MANUAL-AVAL-NUTR2009.pdf. Acesso em: 25 nov. 2019.

Yamasaki K, Chuang VT, Maruyama T, Otagiri M. Albumin-drug interaction and its clinical implication. Biochim Biophys Acta. 2013;1830(12):5435-43.

Capítulo 11

Avaliação Metabólica

Cristiane Ferreira Marçon
Adriana Garófolo
Claudia Harumi Nakamura

O paciente oncológico pediátrico apresenta diversos mecanismos de inflamação bastante complexos, conforme vimos na Parte I – Repercussões nutricionais do câncer e tratamentos.

A avaliação metabólica desses pacientes é indispensável, pois, a partir dela, é possível determinar o objetivo e o tipo de terapia nutricional mais adequada às necessidades do paciente, podendo ela ser anabólica ou metabólica.

A proteólise, característica da fase inflamatória, pode ser avaliada por meio da análise da composição corporal, principalmente quando realizada de forma evolutiva, em períodos diferentes, como visto na Parte III, Capítulo 9. Porém, deve-se destacar a dificuldade de interpretação dos dados em casos de edema.

Mais recentemente, estudos sugerem que, com a análise da bioimpedância (BIA), é possível avaliar não apenas a composição corporal do indivíduo (massa magra, massa gorda e água), mas também o estado metabólico do paciente (Figura 11.1).

Estudos recentes sugerem que a composição corporal e as medidas do ângulo de fase (AF) derivadas da BIA são valiosas para avaliar o estado nutricional e metabólico, e podem ser úteis para determinar as condutas na admissão hospitalar e monitorar o progresso do tratamento nutricional ou uma mudança nesse estado durante a hospitalização. Algumas me-

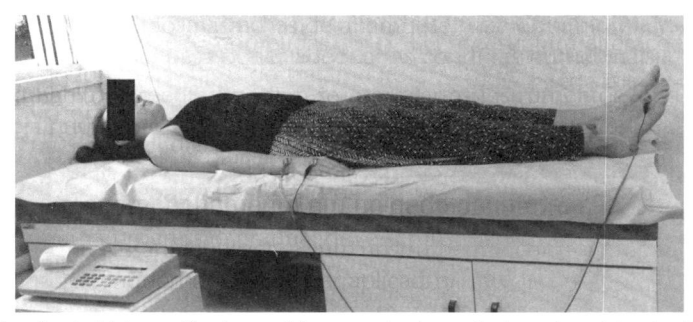

FIGURA 11.1. Realização de bioimpedância: posicionamento do paciente e dos eletrodos (vermelhos proximais e pretos distais).
Fonte: Elaboração das autoras.

didas relacionadas ao exame de BIA, como o AF, que é determinada a partir da relação entre a reactância e a resistência das ondas elétricas ao longo do organismo, podem fornecer um resultado relacionado ao prognóstico e à sobrevida do paciente, uma vez que essas mensurações estão correlacionadas à avaliação da integridade da membrana celular e à distribuição de água nos tecidos. Estudos demonstram que baixos valores de AF em pacientes críticos estão associados a pior evolução da doença e maior mortalidade.

Assim, para a avaliação do paciente oncológico, as medidas da BIA devem ser analisadas com cautela, devido às várias modificações inflamatórias e de balanço hídrico, sendo útil, principalmente, no acompanhamento metabólico.

A avaliação de dosagens séricas bioquímicas, como glicemia, triglicérides, colesterol HDL, albumina e proteína C reativa é uma opção mais acessível de avaliação metabólica, uma vez que é conhecido que pacientes mais inflamados apresentam glicemia, triglicérides e proteína C reativa mais elevados. Um estudo realizado em nossa instituição observou várias alterações metabólicas durante o transplante de células-tronco hematopoiéticas (TCTH) autólogo e alogênico, com diferença estatística significativa ($p \leq 0,001$) nas médias de valores antes e após o procedimento: albumina (4,2 *vs.* 3,7 g/dL); proteína C reativa (0,22 *vs.* 3,3 mg/dL); glicose (88 *vs.* 105 mg/dL); triglicérides (124 *vs.* 207 mg/dL); HDL (36 *vs.* 25 mg/dL). A Figura 11.2 ilustra o comportamento dessas variáveis, refletindo o estado inflamatório e catabólico dos pacientes

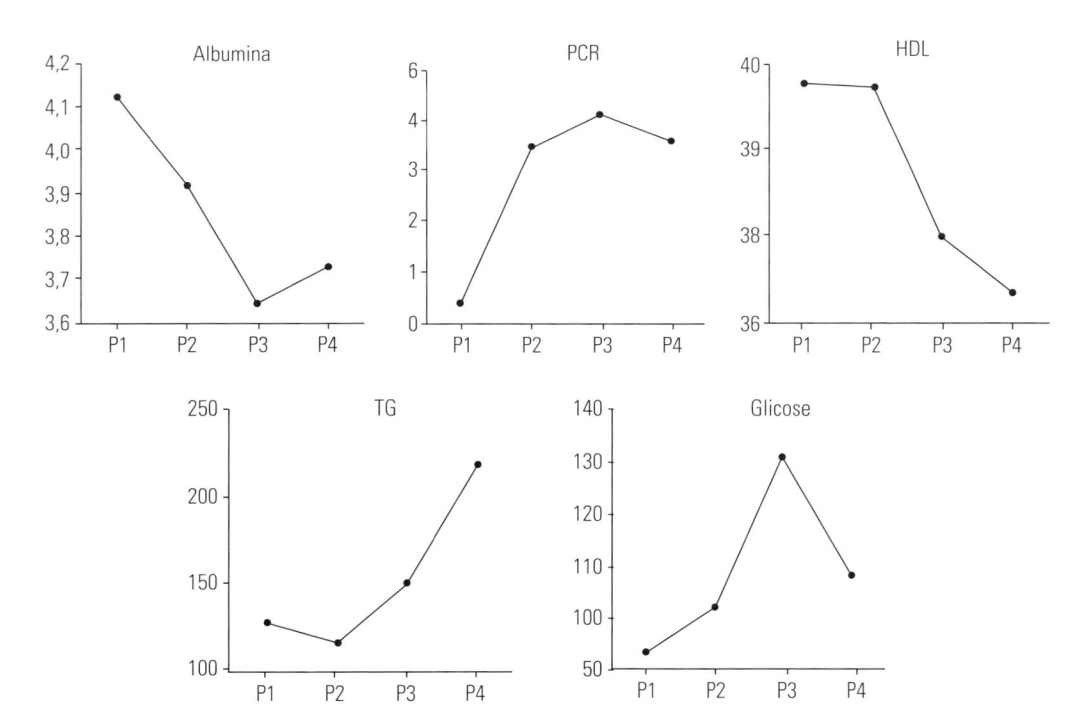

FIGURA 11.2. Evolução das variáveis metabólicas em pacientes com câncer pediátrico durante o TCTH. P1: semana anterior ao TCTH; P2: dia da infusão da medula óssea (dia zero); P3: 7º dia após TCTH; P4: 14º dia após TCTH. PCR: proteína C reativa; TG: triglicérides.
Fonte: Elaboração das autoras.

durante o processo. A visualização dessas alterações é importante no momento de planejar a terapia nutricional, auxiliando no entendimento do comportamento metabólico e nas possibilidades e limitações da utilização de substratos pelo organismo. Com base nessas informações, as prescrições nutricionais são ajustadas.

Outra maneira de avaliar o estado metabólico do paciente é por meio da mensuração do gasto energético pela calorimetria indireta. Esse é um método não invasivo que determina as necessidades nutricionais pela taxa de utilização dos substratos energéticos a partir do consumo de oxigênio e da produção de gás carbônico obtidos por análise do ar inspirado e expirado pelos pulmões. O uso da calorimetria indireta na prática clínica permite não apenas a adequação do aporte energético ao paciente, evitando a hipo ou hiperalimentação, mas também a avaliação da distribuição de substratos necessária em determinado quadro clínico, possibilitando ao profissional não apenas determinar a quantidade, mas também qual tipo de dieta apresenta perfil nutricional mais adequado às necessidades do paciente.

A equação que representa o gasto energético de repouso é a seguinte:

$$\text{Produção de energia (PE)} = 3{,}91 \times VO_2 + 1{,}10 \times VCO_2 - 1{,}93\ N$$

A relação entre o VCO_2 e o VO_2 representa o quociente respiratório (QR), que pode ser utilizado para a determinação do tipo de substrato que está sendo oxidado pelo indivíduo (Quadro 11.1).

QUADRO 11.1
Quociente respiratório de acordo com o substrato energético

Substrato	Quociente respiratório (VCO_2/VO_2)
Glicose	1,00
Lipídio	0,70
Proteína	0,80

Fonte: Elaboração das autoras.

O QR encontrado costuma estar entre 0,67 e 1,30 (faixa fisiológica) e deve ser compatível com a ingesta nutricional nos últimos três a quatro dias. Para determinar com precisão a distribuição dos substratos oxidados pelo organismo, é importante conhecer, além do VO_2 e do VCO_2, a quantidade de nitrogênio urinário excretado em 24 horas, pois esse valor está ligado diretamente à degradação proteica. Como o nitrogênio urinário de 24 horas pode ser difícil de ser coletado e não costuma ser mensurado rotineiramente, estudos definiram um valor médio a ser empregado à excreção nitrogenada, que pode variar de 12 g (paciente estável, segundo DeWeir) a 18,25 g (pacientes críticos, segundo Bursztein *et al.*).

Existem poucos estudos na literatura científica que avaliam o gasto energético em pacientes oncológicos pediátricos. Alguns estudos apresentaram diminuição no gasto energético basal desses pacientes em determinadas situações como infusão de quimioterapia, radioterapia e TCTH, enquanto outros não encontraram diferenças significativas.

No Brasil, Galati e colaboradores (2011) não encontraram alterações em 16 crianças brasileiras com câncer, quando comparadas à população saudável. Porém, como o número de pacientes foi muito pequeno, o estudo incluiu vários diagnósticos oncológicos em diferentes momentos e tratamentos, tornando os resultados pouco conclusivos. Como diversos fatores podem modificar o gasto energético em pacientes com câncer, amostras mais homogêneas devem ser avaliadas para futuras conclusões.

O Quadro 11.2 descreve os principais resultados de estudos que fizeram uso da calorimetria em pacientes oncológicos pediátricos.

QUADRO 11.2
Estudos de calorimetria em crianças com câncer

Autor	Ano	Diagnóstico	Avaliação do GER	Avaliação do QR
Stallings *et al*.	1989	LLA	Doenças mais graves apresentaram maior gasto energético.	Aumento da oxidação de carboidratos em relação às gorduras após o início de tratamento
Delbecque-Boussard *et al*.	1997	LLA	Não houve diferença no GER de pacientes e controles.	Diferença significativa entre o QR de pacientes (0,786) e controles (0,840) (p < 0,02).
Den Broeder *et al*.	2001	Tumores sólidos	Pacientes apresentaram-se mais hipermetabólicos ao diagnóstico, com diminuição dos valores ao longo de tratamento.	Não avaliado
Ringwald-Smith *et al*.	2002	TCTH	GER mensurado foi significativamente menor que as fórmulas de estimativa.	Não avaliado
Green *et al*.	2008	Neuroblastoma IV	Não houve diferença no GER ao longo do tratamento.	Não avaliado
Galati *et al*.	2011	Tumores sólidos e hematológicos x controles	Não houve diferença estatística em relação ao GER dos pacientes oncológicos e do grupo controle.	Não houve diferença no metabolismo dos carboidratos e lipídios nos pacientes oncológicos.
Bechard *et al*.	2012	TCTH	Diminuição do GER mensurado por calorimetria nos primeiros 14 dias pós-TCTH.	Não avaliado

LLA: leucemia linfoide aguda; GER: gasto energético corporal; QR: quociente respiratório; TCTH: transplante de células-tronco hematopoiéticas.

Fonte: Elaboração das autoras.

■ Bibliografia consultada

Bechard LJ, Feldman HA, Venick R, Gura K, Gordon C, Sonis A, et al. Attenuation of resting energy expenditure following hematopoietic SCT in children. Bone Marrow Transplant. 2012;47(10):1301-6.

Delbecque-Boussard L, Gottrand F, Ategbo S, Nelken B, Mazingue F, Vic P, et al. Nutritional status of children with acute lymphoblastic leukemia: a longitudinal study. Am J Clin Nutr. 1997;65(1):95-100.

den Broeder E, Oeseburg B, Lippens RJ, van Staveren WA, Sengers RC, van't Hof MA, et al. Basal metabolic rate in children with a solid tumour. Eur J Clin Nutr. 2001;55(8):673-81.

Galati PC, Resende CM, Salomao RG, Scridelli CA, Tone LG, Monteiro JP. Accurate determination of energy needs in children and adolescents with cancer. Nutr Cancer. 2011;63(2):306-13.

Garófolo A, Modesto PC, Gordan LN, Petrilli AS, Seber A. Perfil de lipoproteínas, triglicérides e glicose plasmáticos de pacientes com câncer durante o transplante de medula óssea. Rev Nutr. 2006;19(2):281-8.

Green GJ, Weitzman SS, Pencharz PB. Resting energy expenditure in children newly diagnosed with stage IV neuroblastoma. Pediatr Res. 2008;63(3):332-6.

Ringwald-Smith KA, Heslop HE, Krance RA, Mackert PW, Hancock ML, Stricklin LM, et al. Energy expenditure in children undergoing hematopoietic stem cell transplantation. Bone Marrow Transplant. 2002;30(2):125-30.

Stallings VA, Vaisman N, Chan HS, Weitzman SS, Hahn E, Pencharz PB. Energy metabolism in children with newly diagnosed acute lymphoblastic leukemia. Pediatr Res. 1989;26(2):154-7.

Parte III

Dietoterapia e Cuidados Nutricionais

Capítulo 12

Cuidados Nutricionais na Neutropenia

Karen Jaloretto T. Guedes
Claudia Harumi Nakamura

Os pacientes oncológicos comumente apresentam neutropenia pelo tratamento oncológico. Os neutrófilos são os fagócitos polimorfonucleares mais abundantes das células brancas e são a primeira linha de defesa contra infecções. Quando a contagem de neutrófilos diminui para menos de 1.000 células por mm³, o risco de infecção aumenta.

A ocorrência de infecções durante o tratamento é associada a maior morbidade, mortalidade e aumento nos custos hospitalares. Por isso, as doenças transmitidas por alimentos (DTA) são consideradas fontes de infecção. Assim, a restrição de alimentos considerados de alto risco de contaminação é aconselhada durante o tratamento oncológico.

A dieta neutropênica tem como objetivo reduzir a ingestão de contaminantes fúngicos e bacterianos, por meio da exclusão de FLV (frutas, legumes e verduras) crus, ovos malcozidos, carnes malpassadas, água não esterilizada e produtos lácteos não pasteurizados.

Os microrganismos encontrados nos alimentos que causam infecções são bactérias aeróbicas Gram-negativas, como a *Escherichia coli*, *Pseudomonas aeruginosa* e a *Klebsiella pneumoniae*. Eles podem causar infecções letais, que são frequentemente resultado de translocação bacteriana no intestino, devido à lesão da terapia citotóxica, que permite que a bactéria seja transferida para dentro dos gânglios linfáticos circundantes e órgãos viscerais.

Entretanto, a fundamentação teórica da prescrição de dieta neutropênica possui pouca evidência científica. Um estudo retrospectivo realizado com 726 receptores de transplante de células-tronco hematopoiética (TCTH), em que 363 receberam dieta neutropênica e 363, a dieta geral do hospital, indicou maior taxa de infecções nos pacientes transplantados que receberam a dieta neutropênica. Por se tratar de um estudo não randomizado e devido à heterogeneidade da população estudada, ele apresenta limitações para conclusões definitivas. Com base nesses dados, em 2006, uma política institucional no *Northwestern Memorial Hospital*, interrompeu o uso de dietas neutropênicas.

Moody e colaboradores (2006) realizaram um estudo comparando a taxa de infecção em pacientes pediátricos oncológicos em quimioterapia mielossupressora em dois grupos randomizados para a dieta neutropênica de acordo com as diretrizes de segurança alimentar da FDA (*Food and Drug Administration*). Os autores observaram que as taxas de infecção de crianças com câncer na dieta neutropênica foram semelhantes às de pacientes que seguiram as diretrizes de segurança alimentar.

Em estudo realizado por Braun e colaboradores (2014), foi aplicado um inquérito a 1.639 oncologistas pediátricos em 198 instituições que são membros do *Children's Oncology Group*. Mais de metade dos entrevistados (57%) referiram prescrever a dieta neutropênica, e os pacientes submetidos ao TCTH são os mais propensos a essa restrição. O principal determinante para iniciar a dieta neutropênica foi a contagem absoluta de neutrófilos. Em pacientes de TCTH, o principal fator determinante foi o início do regime de condicionamento.

Além da baixa evidência científica sobre o real benefício da prescrição desse tipo de dieta, não há evidências suficientes na literatura sobre o assunto. Alguns autores argumentam que, apesar da falta de evidência clínica, é prudente ser cauteloso e continuar oferecendo aos pacientes imunossuprimidos a dieta neutropênica. Porém, essa prática implica, por sua vez, muitas restrições alimentares, bem como o incentivo de consumo de alimentos ultraprocessados/industrializados.

Os alimentos industrializados, que são altamente processados, podem ser recomendados por alguns profissionais nessa situação. Esses produtos oferecem menor risco de contaminação, entretanto possuem uma composição nutricional de baixa qualidade, o que pode promover um desequilíbrio na alimentação, principalmente o aumento na ingestão de açúcares simples, gorduras saturadas e trans e sódio e a redução de nutrientes e outros compostos como proteínas de alto valor biológico, fibras alimentares e micronutrientes.

A prática dos processos de cozimento induz a perdas nutricionais importantes. As temperaturas elevadas e a quantidade de água utilizada no cozimento dos alimentos são os principais fatores para a inativação de nutrientes. Durante o processo de cocção, incluindo imersão, fervura e utilização de micro-ondas, várias perdas nutricionais são observadas (principalmente vitaminas do complexo B, potássio e vitamina C).

Todas essas restrições alimentares podem aumentar o risco de deficiências nutricionais, complicações, desnutrição, formações de hábitos alimentares errôneos e, a longo prazo, obesidade. Dessa forma, quanto mais restrições na dieta do paciente, maior é o risco de má nutrição. Assim, haverá maior necessidade de suplementação nutricional.

Além disso, diversos estudos têm enfatizado a importância dos alimentos na qualidade de vida dos pacientes. A alimentação tem papel cultural e emocional, que vai muito além do fornecimento de nutrientes. Visto que as evidências disponíveis não suportam o uso generalizado de dietas para neutropenia, não há um consenso sobre os alimentos permitidos e proibidos.

Em pacientes submetidos ao TCTH, recomenda-se uma dieta de baixa carga microbiana até o enxerto da medula ("pega"), embora evidências sejam escassas. As diretrizes para a prevenção de infecção do Centro de Controle e Prevenção de Doenças (CDC), 2009, não recomendam nenhum alimento especial após a fase neutropênica do TCTH.

De acordo com as diretrizes atuais não há evidência de que uma dieta com baixa carga microbiológica, ou seja, dieta neutropênica, apresente benefícios para esses pacientes. Assim, as condutas dependem do tipo de transplante e devem ser discutidas individualmente. Por esse motivo, atualmente, essas condutas diferem entre os centros de tratamento.

O potencial benefício de recomendações de segurança alimentar dirigidas a pacientes submetidos ao TCTH deve ser ponderado contra o valor incerto de tais recomendações e seu potencial para afetar adversamente a ingestão nutricional e/ou a qualidade de vida dos pacientes.

Após o processo de pega da medula óssea, os pacientes devem seguir uma dieta que equilibre uma nutrição adequada e o risco de infecções alimentares. A suplementação nutricional está indicada, sendo essa necessidade avaliada individualmente.

O CDC 2009 recomenda que os pacientes submetidos ao TCTH devem receber uma dieta especial (Quadro 12.1) para diminuir o risco de exposição a infecções alimentares proveniente de bactérias, leveduras, mofos, vírus e parasitas. Essa dieta deve ser continuada por três meses após o TCTH autólogo, e para os pacientes submetidos ao TCTH alogênico, a dieta deve ser mantida até que todos os medicamentos imunossupressores sejam descontinuados e quando o paciente atingir o marco de receber a vacinação. No entanto, o médico pode determinar quando a dieta pode ser descontinuada com segurança.

QUADRO 12.1

Alimentos que os receptores de TCTH (autólogo e alogênico) podem ingerir e aqueles que devem ser evitados até alcançarem o marco da vacinação com vírus vivos

Grupo de alimentos	Podem ingerir	Devem evitar
Laticínios	– Todos os produtos lácteos pasteurizados (tipo A) de grau "A", incluindo gemada, iogurte, sorvete, *milk-shakes*, fatias de queijo processado, *cream cheese*, queijo *cottage* e queijo ricota – *Chantilly* pasteurizado refrigerado ou congelado – Queijos comercialmente embalados, como *cheddar*, muçarela, parmesão e suíço – Fórmulas infantis comercialmente estéreis	– Leite cru ou não pasteurizado – Produtos lácteos fabricados com leite não pasteurizado ou cru – Queijos fatiados de restaurantes, padarias ou similares – Queijo contendo pimenta ou outros vegetais crus – Queijos com moldes (como azul, Stilton, Roquefort e gorgonzola) – Queijo branco – Alimentos sem registro e identificação
Carnes e seus substitutos	– Carnes bem passadas e cozidas (frango > 85 °C; outras carnes > 70 °C) – Carnes enlatadas (carne de vaca, porco, aves, peixe, marisco, presunto, bacon, salsicha) – Ovos bem cozidos e firmes – Ovos pasteurizados e clara de ovo em pó – Salame, mortadela e salsicha comercialmente embalados – Tofu pasteurizado ou cozido – Frutos do mar defumados e refrigerados, como salmão ou truta, se cozidos a > 70 °C	– Carnes, aves, peixes crus e malpassados – Ovos crus ou malcozidos e ovos não pasteurizados – Carnes e embutidos de restaurantes, padarias ou similares – Frutos do mar defumados não refrigerados – Peixes em conserva – Alimentos sem registro e identificação
Frutas e oleaginosas	– Frutas cruas bem higienizadas* – Preparações contendo frutas cruas bem higienizadas – Frutas cozidas, enlatadas e congeladas – Sucos de frutas bem higienizadas, sucos pasteurizados e concentrados – Frutas secas – Oleaginosas torradas, assadas ou enlatadas – Manteigas de oleaginosas comercialmente embaladas (manteiga de amendoim, manteiga de amêndoa, manteiga de soja)	– Frutas cruas não higienizadas – Morango, amora, framboesa, mirtilo, *kiwi*, *cranberry* – frescos ou congelados – Oleaginosas cruas ou não torradas/assadas – Oleaginosas torradas ou assadas com casca – Sucos de frutas não higienizadas ou sucos não pasteurizados – Alimentos sem registro e identificação

(continua)

QUADRO 12.1

Alimentos que os receptores de TCTH (autólogo e alogênico) podem ingerir e aqueles que devem ser evitados até alcançarem o marco da vacinação com vírus vivos (continuação)

Grupo de alimentos	Podem ingerir	Devem evitar
Entradas, sopas e vegetais	– Entradas e sopas cozidas – Vegetais crus e congelados bem higienizados – Todos os legumes frescos cozidos, congelados ou enlatados, incluindo tubérculos – Brotos vegetais cozidos (como brotos de feijão) – Ervas frescas bem higienizadas e especiarias secas	– Todos os produtos à base de missô (sopa de missô e pasta de missô) – Vegetais e ervas frescas não higienizados – Conserva de vegetais não pausterizada – Todos os brotos vegetais crus (brotos de alfafa, brotos de feijão) – Saladas de restaurantes, padarias ou similares. – Alimentos sem registro e identificação
Pães, cereais e produtos de cereais	– Todos os pães, *bagels*, *muffins*, bolos, panquecas, pães doces, *waffles*, torradas – Batata frita, salgadinhos, bolachas, *pretzels*, pipoca – Grãos e seus produtos bem cozidos, como massas e arroz – Todos os cereais bem cozidos	– Produtos de grãos e cereais crus (não cozidos ou cozidos) – Alimentos sem registro e identificação
Bebidas	– Água mineral – Todas as bebidas enlatadas, engarrafadas e em pó – Café e chá instantâneo e preparado; chá gelado feito com água fervente – Chás de ervas comercialmente embalados – Suplementos nutricionais industrializados, líquidos e em pó	– Água não mineral – Chá gelado feito com água morna ou fria – Sucos de frutas e vegetais não higienizados e pasteurizados – Chá-mate – Todas as bebidas alcoólicas – Alimentos sem registro e identificação
Sobremesas	– Bolos, tortas, pudins caseiros e industrializados – Produtos de pastelaria recheados com creme refrigerados – Biscoitos e bolachas, caseiros e industrializados – Doces com frutas (após higienização) – Sorvetes, picolés e produtos similares – Chocolates, balas e gomas	– Produtos de pastelaria recheados com creme não refrigerados – Alimentos sem registro e identificação
Gorduras	– Óleos vegetais – Banha refrigerada, margarina, manteiga – Maionese industrializada – Molhos caseiros cozidos e molhos industrializados	– Molhos de salada frescos contendo ovos crus ou queijos listados como "Devem evitar" em "Laticínios" – Alimentos sem registro e identificação
Outros	– Mel pasteurizado** – Sal, açúcar granulado, açúcar mascavo – Geleias, xaropes – *Ketchup*, mostarda, molho *barbecue*, molho de soja – Picles e azeitonas – Vinagre	– Mel não pasteurizado, fava de mel – Suplementos fitoterápicos – Levedura de cerveja – Alimentos sem registro e identificação

* Enxaguar com água limpa e corrente antes de consumir, incluindo produtos que devem ser cozidos ou descascados (como bananas, laranjas e melão).

** Os produtos de mel não são permitidos para qualquer criança menor de 1 ano de idade e não são permitidos para crianças com imunodeficiência combinada severa (SCIDS) até 9 meses após o transplante.

Fonte: Adaptado de Tomblyn *et al.*, 2009.

■ Considerações finais

Com base na evidência atual, não existem recomendações definitivas na prática clínica, até que pesquisas de alta qualidade sejam conduzidas. Portanto, as orientações devem ser cautelosas, já que existem riscos elevados de deficiências nutricionais nesses pacientes. A alimentação pode ser uma fonte de prazer e certas restrições podem exacerbar estados emocionais frágeis. Sendo assim, a adesão às diretrizes de segurança alimentar, que recomendam a lavagem das mãos e também medidas seguras no momento da compra/aquisição dos alimentos, bem como o armazenamento, preparo, descongelamento, cozimento, consumo e armazenamento refrigerado, são de suma importância (Quadros 12.2 e 12.3).

QUADRO 12.2
Orientações para práticas de segurança alimentar para o paciente e o responsável pelo preparo das refeições

– Aves, carnes, peixes e frutos do mar crus devem ser manipulados em superfícies separadas de outros itens alimentares. No preparo desses alimentos, devem-se utilizar tábuas específicas para essa finalidade.

– Nenhum tipo de carne crua deve entrar em contato com outros alimentos.

– Após o preparo de aves, carnes, peixes e frutos do mar, antes de preparar outros alimentos, o manipulador deve lavar bem as mãos com água morna e sabão.

– Quaisquer tábuas de corte, balcões, pias, mesas, facas e outros utensílios utilizados também devem ser lavados com água morna e sabão. Considerar o uso de hipoclorito de sódio e álcool 70%.

– Prateleiras, bancadas, geladeiras, *freezers*, utensílios, esponjas, toalhas e outros utensílios de cozinha devem ser devidamente limpos e substituídos regularmente.

– Evitar a aquisição de alimentos de origem desconhecida, preferir opções que informem o nome e endereço do fabricante, lote e prazo de validade.

– Todos os produtos frescos devem ser lavados cuidadosamente com água corrente e higienizados com hipoclorito de sódio, antes de serem servidos.

– Os responsáveis pelo preparo dos alimentos devem ser orientados sobre diretrizes estabelecidas para monitorar temperaturas de cozimento para carnes (único método para determinar se a carne foi adequadamente cozida).

– Diferentes tipos de carnes devem apresentar a temperatura interna de 65 °C. Especificamente, aves devem ser cozidas a uma temperatura interna de 85 °C. Outras carnes, preparações com ovo e suflês devem ser cozidos a uma temperatura interna de 70 °C.

– Alimentos frios devem ser armazenados a 4 °C e alimentos quentes devem ser mantidos a 60 °C.

– Orientações sobre a lavagem de mãos devem ser seguidas.

– Manuseio das sobras: utilizar utensílios limpos, dividir as sobras em pequenas unidades e armazenar em recipientes rasos para resfriamento rápido. Refrigerar sobras no prazo de 2 horas após a cocção ou sobras que foram mantidas à temperatura ambiente por 2 horas.

– Aquecer sobras a 75 °C. Sobras de sopas e molhos devem ser fervidos antes do consumo.

– Sobras de alimentos colocados na geladeira devem ser datadas e descartadas em no máximo 72 horas.

* Estas instruções devem ocorrer antes do regime de condicionamento.

* A adesão a essas diretrizes pode diminuir o risco de infecções.

Fonte: Adaptado de Tomblyn *et al.*, 2009.

QUADRO 12.3
Observações importantes sobre higiene alimentar

Carnes e ovos

A. Os receptores de transplante de células-tronco hematopoiética (TCTH) não devem consumir carnes de aves, porco, cordeiro, entre outras, malpassadas. Pratos combinados contendo carnes cruas ou malpassadas não devem ser consumidos.

B. Os receptores de TCTH não devem consumir ovos crus ou pouco cozidos, bem como preparações que possam contê-los (por exemplo, preparações de molhos de salada, maionese caseira e gemada caseira), devido ao aumento do risco de infecção por *Salmonella enteritidis*.

C. Frutos do mar crus ou malcozidos, não devem ser consumidos, a fim de evitar a exposição a espécies *Vibrio*, gastroenterite viral e *Cryptosporidium parvum*.

Frutas, verduras e legumes (FLV)

D. Frutas e vegetais fornecem nutrientes essenciais para pacientes após o TCTH, porém certas precauções devem ser tomadas, a fim de evitar infecções.

E. "Se você não conseguir lavar, não coma."

F. A maioria das infecções de produtos agrícolas é adquirida por meio da contaminação do item no campo ou, subsequentemente, durante o processamento de colheita.

G. Esses alimentos devem ser higienizados com hipoclorito de sódio, antes do seu consumo, visando à desinfecção. Lavagem de FLV em água corrente é aconselhável mesmo para aqueles com pele ou casca, alimentos orgânicos e itens pré-embalados, rotulados como "pré-higienizados".

H. Essa higienização pode evitar muitos problemas relacionados à contaminação e infecções, mas não todas. Os receptores de TCTH devem evitar frutas e vegetais que possam conferir risco de infecção, incluindo brotos vegetais crus (*E. coli e Salmonella*), morango, framboesa, mirtilo e amora.

Outros grupos de alimentos

1. Os pacientes devem evitar oleaginosas cruas não torradas/assadas, oleaginosas na casca, produtos à base de missô, produtos de grãos e cereais crus, produtos lácteos não pasteurizados, queijos contendo vegetais crus, queijos com moldes (azul, Stilton, Roquefort e gorgonzola), queijo *brie*, frutos do mar defumados ou em conserva e mel não pasteurizados.
Não há evidências de que há maior risco de contrair uma infecção alimentar em um restaurante convencional e um de *fast food*.

2. Diversas medidas podem ser tomadas para garantir a segurança alimentar de preparações consumidas nesses estabelecimentos:
   – Solicitar que a comida seja preparada na hora (evitar alimentos em restaurantes por quilo);
   – Questionar se os sucos de frutas são pasteurizados. Não ingerir suco natural em estabelecimentos. Evitar frutas e vegetais crus;
   – Solicitar temperos e condimentos em sachês individuais;
   – Evitar consumir alimentos em bares, padarias e *buffets*;
   – Solicitar higienização da mesa, bem como troca de toalhas ou protetores descartáveis (nunca diretamente na mesa), onde a refeição será consumida.

3. Alimentos cujas preparação e higienização adequadas não podem ser garantidas (exemplo: alimentos de rua) devem ser evitados. O mesmo se aplica à comida trazida por outros para encontros e piqueniques.

Fonte: Adaptado de Tomblyn *et al.*, 2009.

Alimentos orgânicos devem ser consumidos e adquiridos de forma cuidadosa, uma vez que são livres de pesticidas e podem conter maiores quantidades de microrganismos.

■ Bibliografia consultada

Arends J, Bachmann P, Baracos V, Barthelemy N, Bertz H, Bozzetti F, et al. ESPEN guidelines on nutrition in cancer patients. Clin Nutr. 2017;36(1):11-48.

Braun LE, Chen H, Frangoul H. Significant inconsistency among pediatric oncologists in the use of the neutropenic diet. Pediatr Blood Cancer. 2014;61(10):1806-10.

Carr SE, Halliday V. Investigating the use of the neutropenic diet: a survey of U.K. dietitians. J Hum Nutr Diet. 2015;28(5):510-5.

Garófolo A. Neutropenic diet and quality of food: a critical analysis. Rev Bras Hematol Hemoter. 2013;35(2):79-80.

Center for International Blood and Marrow Transplant Research (CIBMTR); National Marrow Donor Program (NMDP); European Blood and Marrow Transplant Group (EBMT); American Society of Blood and Marrow Transplantation (ASBMT); Canadian Blood and Marrow Transplant Group (CBMTG); Infectious Disease Society of America (IDSA); Society for Healthcare Epidemiology of America (SHEA); Association of Medical Microbiology and Infectious Diseases Canada (AMMI); Centers for Disease Control and Prevention (CDC). Guidelines for preventing infectious complications among hematopoietic cell transplant recipients: a global perspective. Bone Marrow Transplant. 2009;44(8):453-558.

Habschmidt MG, Bacon CA, Gregoire MB, Rasmussen HE. Medical nutrition therapy provided to adult hematopoietic stem cell transplantation patients. Nutr Clin Pract. 2012;27(5):655-60.

Lassiter M, Schneider SM. A pilot study comparing the neutropenic diet to a non-neutropenic diet in the allogeneic hematopoietic stem cell transplantation population. Clin J Oncol Nurs. 2015;19(3):273-8.

Moody K, Finlay J, Mancuso C, Charlson M. Feasibility and safety of a pilot randomized trial of infection rate: neutropenic diet versus standard food safety guidelines. J Pediatr Hematol Oncol. 2006;28(3):126-33.

Tomblyn M, Chiller T, Einsele H, Gress R, Sepkowitz K, Storek J, et al. Guidelines for preventing infectious complications among hematopoietic cell transplantation recipients: a global perspective. Biol Blood Marrow Transplant. 2009;15(10):1143-238.

Trifilio S, Helenowski I, Giel M, Gobel B, Pi J, Greenberg D, et al. Questioning the role of a neutropenic diet following hematopoetic stem cell transplantation. Biol Blood Marrow Transplant. 2012;18(9):1385-90.

Dietoterapia nos Efeitos Adversos do Tratamento Antineoplásico

Claudia Harumi Nakamura

A quimioterapia é a terapia que utiliza drogas com o objetivo de destruir ou bloquear o crescimento das células oncológicas. O uso dessa terapia pode ser classificado conforme seu objetivo (Quadro 13.1).

QUADRO 13.1
Tipos de terapias quimioterápicas e seus principais objetivos

Tipo de terapia	Objetivos
Curativa	Controle completo do tumor.
Adjuvante	Diminuir as células residuais locais ou circulantes e a incidência de metástases a distância. É realizada após a cirurgia curativa.
Neoadjuvante	Redução parcial do tumor, visando permitir uma complementação terapêutica com a cirurgia e/ou radioterapia.
Paliativa	Melhorar a qualidade da sobrevida do paciente; não tem finalidade curativa.

Fonte: Inca, 2018.

A quimioterapia não possui seletividade para agir somente nas células oncológicas, ou seja, ela age em todas as células de crescimento rápido, contudo ocorre toxicidade em todas as outras células, incluindo as saudáveis. Os efeitos terapêuticos e tóxicos dos quimioterápicos dependem do tempo de exposição e da concentração plasmática da droga. A toxicidade é variável para os diversos tecidos e depende da droga utilizada. Nem todos os quimioterápicos ocasionam efeitos indesejáveis como mielossupressão, alopecia e alterações gastrointestinais (náuseas, vômitos e diarreia). No entanto, como as células normais apresentam um tempo de recuperação previsível, ao contrário das células doentes, é possível que a quimioterapia seja aplicada repetidamente, desde que observado o intervalo de tempo necessário para a recuperação da medula óssea. Por esse motivo, a quimioterapia é aplicada em ciclos periódicos.

Os principais efeitos da terapia antineoplásica relacionados ao trato gastrointestinal (TGI) e às condições nutricionais estão descritos no Capítulo 7.

A radioterapia de região de sistema nervoso central, cabeça e pescoço e região abdominal e pélvica também deve ser relevante no contexto nutricional (*vide* Capítulo 7 para efeitos adversos).

Quando ocorre a presença de alguma toxicidade gastrointestinal, há a necessidade de padronizar a gravidade do sintoma, a fim de direcionar a conduta mais adequada; dessa forma, utiliza-se uma classificação específica (*vide* Capítulo 7).

Adaptações dietéticas e estratégias nutricionais são avaliadas de acordo com a queixa apresentada, quando os sintomas são relacionados a alterações em região oral e no TGI. Essas orientações são realizadas a fim de amenizar os sintomas, favorecer a tolerância aos alimentos e melhorar a qualidade de vida dos pacientes durante o tratamento oncológico (Quadro 13.2).

QUADRO 13.2
Estratégias nutricionais para minimizar possíveis sintomas decorrentes do tratamento

Efeitos colaterais	Dietoterapia
Anorexia	– Aumentar a densidade calórica dos líquidos – Ofertar dieta hipercalórica – Aumentar o fracionamento das refeições, reduzindo o volume – oferecer pequenos lanches de 2 em 2 horas ou, em casos mais graves, de 1 em 1 hora – Procurar oferecer alimentos que atendam ao paladar prazeroso da criança – Oferecer suplementos nutricionais – A higiene bucal deve ser estimulada concomitantemente com as orientações nutricionais – encaminhar o paciente para o odontólogo.
Disgeusia	– Oferecer alimentos com aparência e odor agradáveis (pratos coloridos e atrativos) – Oferecer alimentos como peixe, frango e ovos quando a carne apresentar sabor desagradável – Utilizar temperos naturais e condimentos alternativos para melhorar o sabor das preparações (considerar o sabor umami) – Variar alimentos e preparações – Excluir e não oferecer/forçar alimentos indesejados a fim de evitar aversões alimentares – Utilizar utensílios com aparência agradável, evitando material não metálico ou plástico que solte cheiro
Xerostomia	– Oferecer alimentos que aumentam o fluxo salivar e gomas de mascar sem açúcar – Estimular o consumo de água e outros líquidos – Preferir alimentos macios, com caldos e molhos – Oferecer frutas com maior conteúdo de água – Considerar a utilização de soluções orais refrescantes (módulos alimentares)
Náuseas	– Existe uma variabilidade individual quanto aos alimentos causadores de náuseas. Alimentos muito gordurosos, muito doces, condimentados e com odor forte frequentemente causam esse sintoma, porém devem-se evitar esses alimentos apenas quando associados ao quadro – Evitar realizar as refeições em ambientes abafados ou com odor forte de comida – Evitar alimentos muito quentes; dar preferências para alimentos gelados – Evitar alimentos favoritos durante a quimioterapia (pode causar aversão alimentar) – Evitar alimentos com menor teor de água – Descansar após a refeição para facilitar a digestão – Se as náuseas ocorrem pela manhã, consumir alimentos secos ainda na cama – Vestir roupas confortáveis – Se o sintoma é comum durante a terapia (quimioterapia e/ou radioterapia), evitar alimentos 1 a 2 horas antes – Tentar observar as condições e momentos do sintoma para poder relatá-lo adequadamente

(continua)

QUADRO 13.2
Estratégias nutricionais para minimizar possíveis sintomas decorrentes do tratamento (continuação)

Efeitos colaterais	Dietoterapia
Vômitos	– Evitar alimentos ou bebidas enquanto o sintoma não estiver controlado – Realizar o consumo de alimentos sentado e evitar deitar-se logo após as refeições – Quando o sintoma estiver controlado, oferecer pequenas quantidades de alimentos, aumentando gradativamente, de acordo com a tolerância do paciente – Preferir alimentos de fácil digestão e absorção – Diminuir o volume das refeições, aumentando o fracionamento – Pode ser necessária a terapia de reidratação oral
Constipação	– Corrigir volume, fracionamento e horários das refeições – Corrigir ingestão diária de líquidos: oferecer 1 copo de água no intervalo de cada refeição – Corrigir/aumentar ingestão de fibras, quando necessário, considerar módulo de fibras solúveis e insolúveis – Quando possível, incluir exercícios físicos leves – Incluir alimentos com potencial laxativo – Considerar probióticos e prebióticos com cautela, evitando a utilização principalmente em períodos de neutropenia
Diarreia	– Retirar alimentos com alto teor de lactose até 1 semana após a resolução do sintoma – Evitar alimentos com excesso de sacarose – Manter a ingestão normal de alimentos – Aumentar a ingestão de líquidos durante o dia, atentando-se para a condição de hidratação – Oferecer alimentos ricos em sais minerais – Manter a ingestão de frutas e sucos, a fim de repor micronutrientes – Aumentar o consumo de alimentos ricos em fibras solúveis – Considerar probióticos e prebióticos com cautela, evitando a utilização principalmente em períodos de neutropenia – Em casos de diarreia importante, considerar a suplementação de zinco
Intolerância à lactose	– Excluir alimentos com lactose – Substituir o leite por outros derivados fermentados: iogurte, queijos, leites fermentados, leite com baixo teor ou isentos de lactose – Reintroduzir gradativamente a lactose, conforme a tolerância do paciente
Mucosite oral	– Adaptar a consistência, a acidez e a temperatura da dieta; dependendo da severidade, a consistência pode variar para branda, pastosa ou líquida – Evitar excesso de sal nos alimentos – Evitar alimentos ácidos e preparações com condimentos picantes e bebidas gasosas – Evitar alimentos em alta temperatura; alimentos gelados favorecem a cicatrização e são anestésicos – Oferecer suplementos nutricionais, se necessário
Retenção de sódio e água (corticosteroides em altas doses)	– Oferecer dieta hipossódica, enviando 1 sachê (1 g de sal) no almoço e jantar – Gotas de limão na comida – Temperos e ervas naturais e aromáticos para melhorar a aceitação – Evitar alimentos industrializados e ricos em sódio

Fonte: Garófolo, 2012; Baiocchi *et al.*, 2018.

■ Bibliografia consultada

Baiocchi O, Sachs A, Magalhães LP. Aspectos nutricionais em oncologia. 1ª ed. Rio de Janeiro: Atheneu; 2018.

Garófolo A. Nutrição clínica, funcional e preventiva aplicada à oncologia: teoria e prática profissional. 1ª ed. Rio de Janeiro: Rubio; 2012.

Inca – Instituto Nacional de Câncer José Alencar Gomes da Silva. Quimioterapia. Disponível em: http://www.inca.gov.br/conteudo_view.asp?id=101. Acesso em: 5 nov. 2018.

Nurgali K, Jagoe RT, Abalo R. Editorial: Adverse Effects of Cancer Chemotherapy: Anything New to Improve Tolerance and Reduce Sequelae? Front Pharmacol. 2018;9:245.

Wedlake L, McGough C, Hackett C, Thomas K, Blake P, Harrington K, et al. Can biological markers act as non-invasive, sensitive indicators of radiation-induced effects in the gastrointestinal mucosa? Aliment Pharmacol Ther. 2008;27(10):980-7.

Capítulo 14

Estratégias e Aplicações da Gastronomia

Ana Paula de Souza Mota
Thais Cordeiro Batalha Faria
Adriana Garófolo

Como comentado nos capítulos anteriores, as neoplasias pediátricas são doenças altamente catabólicas e podem causar, entre outros, desequilíbrio entre ingestão e gasto energético.

A alimentação na oncologia pediátrica é um constante desafio, considerando os diferentes aspectos que interferem na aceitação e no consumo de alimentos dessas crianças. O câncer e o estado inflamatório decorrente dele, o tratamento antineoplásico, as infecções e complicações e a alta demanda metabólica relacionada ao crescimento e ao desenvolvimento da infância e adolescência, além dos fatores emocionais, tornam esse grupo mais vulnerável a distúrbios no comportamento alimentar.

Como o tratamento do câncer pediátrico é baseado na quimioterapia em altas doses, ele costuma ser agressivo e desencadeia vários sintomas gastrointestinais (*vide* capítulo 13). Por isso, a via oral por meio da dieta tradicional fica prejudicada na maioria dos pacientes.

Nesse caso, o reforço por meio de receitas mais saborosas e que forneçam uma melhor qualidade de nutrientes pode ser uma estratégia interessante, relacionando os princípios da bioquímica e da biodisponibilidade dos nutrientes no organismo, a confecção e a apresentação de pratos que estimulem os cinco sentidos e preservem as características organolépticas dos alimentos e atendam às necessidades nutricionais de crianças, adolescentes e jovens adultos com câncer.

Para possibilitar a escolha de técnicas de preparo adequadas, visando ofertar alimentos mais saborosos e reduzir a perda de nutrientes em todas as etapas de produção, faz-se importante aliar a gastronomia ao serviço de nutrição.

A gastronomia hospitalar tem como objetivo inovar a apresentação e os ingredientes das refeições servidas, promovendo a nutrição com prazer. É relevante reforçar a importância da intervenção e da criação de receitas que realcem os sabores e/ou minimizem os sintomas indesejados causados pelo tratamento, como náuseas, mucosites, xerostomia e alterações no paladar, causados pelo tratamento.

Esses efeitos apresentam duração variável e, geralmente, desaparecem após algumas semanas, mas colaboram para a redução na ingestão alimentar e, consequentemente, para a perda de peso durante o tratamento, considerando que a terapia é contínua.

Muitos desses sintomas podem ser minimizados, por isso existem técnicas e/ou reco-mendações que auxiliam os pacientes oncológicos a se alimentarem melhor (Quadro 14.1).

QUADRO 14.1
Estratégias gastronômicas para minimizar possíveis sintomas decorrentes do tratamento

Efeitos colaterais	Estratégicas gastronômicas
Anorexia	– Aumentar a densidade calórica das preparações com adição de mel, achocolatado, aveia, leite em pó, azeite e queijo ralado. – Ofertar alimentos líquidos como sucos, iogurte, refrescos e vitaminas. – Acrescentar alimentos hipercalóricos a dieta. **Evitar:** – Oferta de alimentos ricos em gordura; – Oferta de líquidos durante as refeições.
Alteração de paladar	– Ofertar pratos coloridos e atrativos, com odor agradável. – Sempre ter uma opção proteica em substituição à carne bovina (peixe, frango e ovos), em casos de sensação de sabor desagradável após a ingestão da carne. – Utilizar ervas frescas e/ou desidratadas (p. ex.: manjericão, tomilho, salsinha, cebolinha, orégano etc.). – Utilizar especiarias naturais (p. ex.: cravo, canela, cúrcuma, açafrão, baunilha, noz-moscada, gengibre etc.) e condimentos alternativos para melhorar o sabor das preparações. – Considerar o sabor umami – conhecido como o 5° gosto, sendo perceptível após a mastigação: carnes, queijo parmesão e tomate maduro). – Oferecer frutas cítricas (abacaxi, maracujá, limão-taiti, limão-siciliano, laranja e mexerica). – Variar sempre o cardápio do paciente. – Considerar as preferências alimentares do paciente.
Xerostomia ou boca seca	– Oferecer alimentos que estimulem o fluxo salivar (gomas de mascar, frutas cítricas, gelo, pipoca, queijos e amendoim). – Oferecer alimentos com alto teor de água (melancia, melão). – Oferecer os alimentos com molhos, em forma de purê ou sopas. **Evitar:** – Bebidas cafeinadas; – Alimentos muito secos.
Náuseas e vômitos	– Consumir preparações que contenham gengibre. **Evitar:** – Preparações com odor forte; – Preparações servidas em altas temperaturas; – Alimentos gordurosos e frituras; – Doces com alta concentração de açúcar: leite condensado, compotas, mel, melado, bananada, marmelada e goiabada; – Temperos fortes e especiarias; – Alimentos com alto conteúdo de água.
Constipação	– Aumentar a ingestão de alimentos ricos em fibras solúveis (feijão, ervilhas, alcachofra, aveia, cevada, maçã com casca, banana e frutas cítricas) e insolúveis (farinhas integrais e verduras folhosas). – Incluir alimentos laxativos no cardápio: mamão, ameixa, laranja com bagaço e mexerica. – Ofertar sucos laxativos. – Aumentar a ingestão de água e líquidos.

(continua)

QUADRO 14.1
Estratégias gastronômicas para minimizar possíveis sintomas decorrentes do tratamento (continuação)

Efeitos colaterais	Estratégicas gastronômicas
Diarreia	– Aumentar a ingestão de água e líquidos, por meio de sucos (coados e sem açúcar), chás e águas aromatizadas. – Manter a ingestão de frutas e sucos para repor vitaminas e minerais. – Aumentar o consumo de alimentos ricos em fibras solúveis (feijão, ervilhas, alcachofra, aveia, cevada, maçã com casca, banana e frutas cítricas). **Consumir:** – Tubérculos (p. ex.: batata, aipim, inhame e cará); – Frutas sem casca e sementes (p. ex.: maçã, pera); – Legumes cozidos (p. ex.: chuchu e cenoura); – Caldo de leguminosas; – Preparações com amido (p. ex.: creme de arroz, arroz, amido de milho, macarrão, farinhas, torradas, biscoito água e sal ou de maisena). **Evitar:** – Leite e derivados; – Alimentos gordurosos e ricos em açúcar; – Fibras insolúveis (farinhas integrais, frutas, hortaliças e verduras folhosas cruas em geral); – Alimentos com alto potencial laxativo (mamão, ameixa, laranja, mexerica e couve); – Frutas com alto teor de gordura (abacate e coco); – Oleaginosas (amêndoas, amendoim, castanhas); – Condimentos picantes (páprica, pimenta, mostarda e *catchup*); – Conservas em geral (picles, azeitona, palmito, aspargos, milho e ervilha); – Embutidos (salsicha, linguiça, presunto, salame e mortadela); – Leguminosas (feijão, ervilha, lentilha e grão-de-bico); – Alimentos que causam flatulência como couve-flor, brócolis, repolho e ovo.
Intolerância à lactose	– Excluir alimentos com lactose. – Evitar preparações com leite e derivados. – Substituir o leite por outros derivados fermentados: iogurte, queijos, leites fermentados, leite com baixo teor ou isento de lactose.
Feridas na região da boca e esôfago	– Adaptar a consistência, a acidez e a temperatura. – Ofertar alimentos e preparações geladas (sorvete, picolés de frutas, gelo, *smoothies*, frutas congeladas, sucos. **Evitar:** – Alimentos ácidos; – Condimentos picantes; – Bebidas gasosas; – Sal em excesso; – Alimentos em altas temperaturas; – Bebidas gasosas.
Retenção de sódio e água (corticosteroides em altas doses)	– Oferecer dieta sem sal no preparo. – Enviar 1 sache de sal (1 g) no almoço e jantar. – Acrescentar gotas de limão na comida, bem como utilizar temperos naturais e ervas aromáticas para melhorar a aceitação alimentar. **Evitar:** – Alimentos industrializados e ricos em sódio; – Temperos prontos, caldos de carne ou de galinha; – Embutidos.

Fonte: Elaboração das autoras.

Combinações da dietoterapia e da gastronomia estão sendo testadas e implantadas em Unidades de Alimentação e Nutrição hospitalares, objetivando a uma melhor aceitação, manutenção ou recuperação da saúde, e propiciando bem-estar físico e mental aos pacientes, com consequente redução de desperdícios e custos.

É importante que haja criatividade nas preparações, sempre buscando inovações, levando em conta o que é permitido ao paciente consumir. Por exemplo, além das preparações diárias, pode ser escolhido um dia da semana ou mês, conforme a disponibilidade e a estrutura do setor, para a criação de refeições temáticas ou dia livre, como o Dia da Pizza, do o Dia do *Fast Food* e até mesmo o Dia da Educação Nutricional, contribuindo, assim, para a motivação e a adesão ao tratamento proposto, principalmente em se tratando de crianças, adolescentes e jovens adultos.

■ Considerações finais

A gastronomia hospitalar, além de ser utilizada como uma aliada na recuperação do estado nutricional dos pacientes hospitalizados, trabalhando as características organolépticas dos alimentos, também deve garantir a condição higiênico-sanitária dos alimentos e utensílios utilizados, além de uma boa aparência estética à bandeja e à refeição do paciente (Figuras 14.1 a 14.3).

Para que seja possível desenvolver o serviço de gastronomia, é importante que se tenha uma estrutura física adequada para a execução das atividades; os materiais e insumos devem estar de acordo com o cardápio; os equipamentos devem ser atuais quanto à tecnologia; e os profissionais devem ser capacitados para executar as técnicas e métodos da gastronomia.

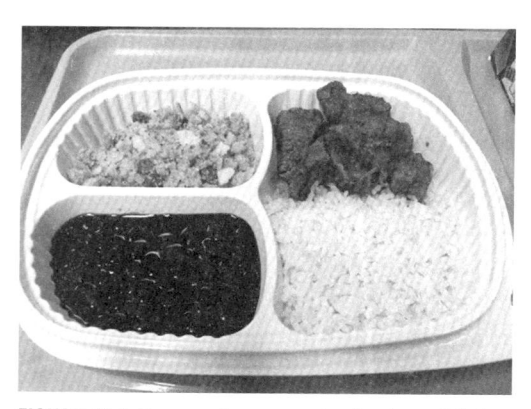
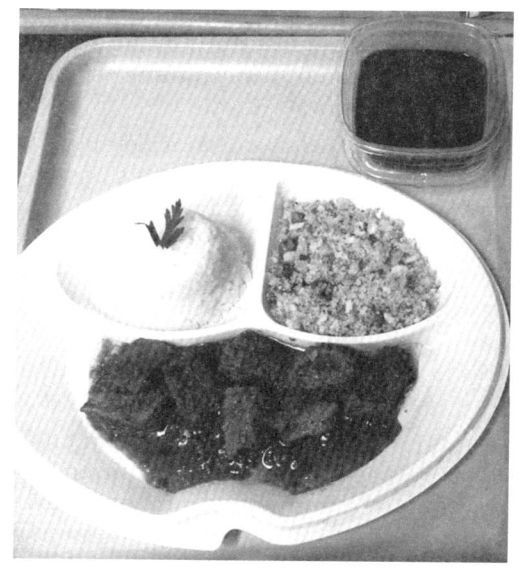

FIGURA 14.1. Formas de apresentação das refeições – Pacientes maiores de 10 anos.
Fonte: Elaboração das autoras.

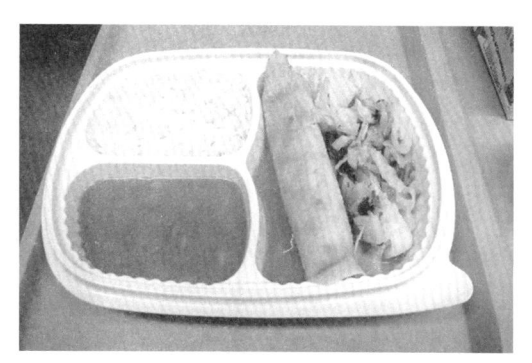 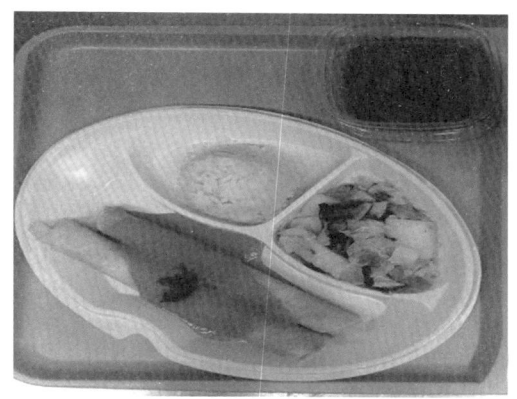

FIGURA 14.2. Formas de apresentação das refeições – Pacientes maiores de 10 anos.
Fonte: Elaboração das autoras.

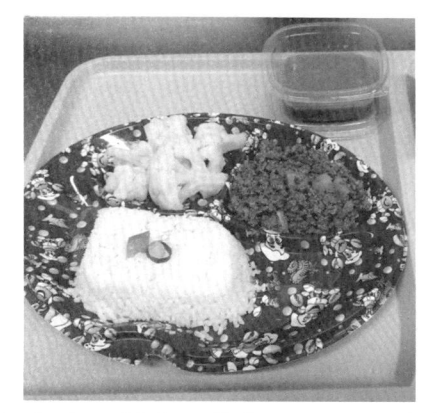

FIGURA 14.3. Forma de apresentação das refeições – Pacientes menores de 10 anos.
Fonte: Elaboração das autoras.

■ Bibliografia consultada

Else T. Association of adrenocortical carcinoma with familial cancer susceptibility syndromes. Mol Cell Endocrinol. 2012;351(1):66-70.

Garcia RWD. A dieta hospitalar na perspectiva dos sujeitos envolvidos em sua produção e em seu planejamento. Rev Nutr. 2006;19(2):129-44.

Guerra PMS. Desnutrição em crianças até 12 anos com leucemia atendidas no Grupo em Defesa de Criança com Câncer no Município de Jundiaí, SP [TCC de Especialização em Gastronomia e Segurança Alimentar]. Brasília-DF: Universidade de Brasília; 2009.

Horta MG, Souza JP, Ribeiro RC, Ramos SA. Aplicação de técnicas gastronômicas para a melhoria da qualidade sensorial de dietas hospitalares infantis. Alim Nutr Braz J Food Nutr. 2013:24(2):65-73.

Lanna CMM, Montenegro Jr RM, Paula FJA. Osteoporose induzida por glicocorticoide. Arq Bras Endocrinol Metab. 2003;47(1):9-18.

Paiva DCS, Nascimento JC, Cabral BEM, Félix ACF, Lopes MS, Levate DXA. A gastronomia como alívio dos sintomas do tratamento do câncer. Rev Científica Faminas. 2016;9(2).

Pinto CC, Alves EA. A gastronomia no contexto da hotelaria hospitalar: um estudo de caso na cidade do Rio de Janeiro, RJ, Brasil. RAHIS. 2017;14(2).

Sousa AA, Gloria MS, Cardoso TS. Aceitação de dietas em ambiente hospitalar. Rev Nutr. 2011;24(2).

Capítulo 15

Aspectos no Planejamento da Alimentação por Via Oral

Adriana Garófolo

Existem dados substanciais que mostram que restrições ou abusos ambientais determinam riscos importantes para diversas doenças e alterações metabólicas. Há evidências emergentes que demonstram que um excessivo peso ao nascer, por exemplo, refletindo um ambiente pré-natal mais abundante, está associado ao aumento do risco de câncer, em particular câncer de mama e leucemia infantojuvenil.

Sabe-se que o aumento na suscetibilidade às doenças, entre elas as neoplasias malignas, tem origem nas alterações do desenvolvimento, induzidas no feto em crescimento por aspectos do ambiente intrauterino.

Atualmente há um número significativo de evidências demonstrando que algumas respostas genéticas podem ser modificadas ao longo de um período por fatores ambientais. Dentre os fatores ambientais, destaca-se o potencial da nutrição. A alimentação tem um papel bem-definido na modulação de respostas orgânicas, podendo controlar o comportamento de determinadas doenças, condições e toxicidades.

O estudo desses mecanismos moleculares, por meio dos quais o ambiente controla a atividade genética é conhecido como epigenética. Assim, epigenética ou herança epigenética são variações não genéticas adquiridas durante a vida de um organismo, que podem ser passadas para os descendentes, ou seja, qualquer atividade reguladora de genes que não envolve mudanças na sequência do DNA (código genético) e que pode persistir por uma ou mais gerações.

Sabe-se que os compostos bioativos podem desempenhar papel metabólico, alterando a forma que um gene se expressa, ou seja, o fenótipo, acarretando diferentes resultados para a saúde do indivíduo. Vários componentes alimentares bioativos são potencialmente capazes de modular, principalmente, a metilação do DNA, e isso também pode influenciar a suscetibilidade ao câncer, bem como outras a doenças e respostas.

Os principais nutrientes envolvidos nessa interação incluem algumas vitaminas como retinol (vitamina A), cianocobalamina (vitamina B12), piridoxina (vitamina B6) e folato, além de alguns aminoácidos como a metionina e a colina.

Outros componentes alimentares bioativos também demonstram influenciar a metilação do DNA, incluindo zinco, selênio e genisteína.

Existem evidências de que o consumo de uma dieta saudável pelo período de um ano, com base na dieta do Mediterrâneo, por exemplo, pode reduzir os níveis de metilação em genes específicos ligados a algumas doenças crônicas.

No contexto do tratamento, também há preocupação com a qualidade da alimentação. Os tratamentos contra o câncer com quimio e radioterapia, além de serem promotores de mutações, são altamente geradores de radicais livres e depletam vários nutrientes e compostos importantes para as defesas do organismo e a redução dos efeitos negativos deles nos tecidos sadios.

Alguns exemplos de relações importantes são:

1. Deficiência de zinco com inibição da resposta inflamatória;
2. Zinco com a reparação de lesões nas enterites/mucosites e feridas em geral;
3. Deficiência de selênio e vitamina E, predispondo ao maior risco de toxicidade e doença cardíaca.

Considerando esses dados, a qualidade da dieta exerce um papel relevante, tanto no contexto preventivo do câncer como no contexto terapêutico, durante e após o tratamento.

Preparações dietéticas saudáveis, ou seja, ricas em alimentos funcionais (nutrientes e compostos bioativos) e com baixos níveis de compostos tóxicos, oxidantes e pró-inflamatórios como corantes, conservantes, açúcares e gorduras saturadas, são indicadas.

Apesar disso, o quanto o hábito alimentar pode ser responsável por modificar essas respostas em pacientes oncológicos pediátricos ainda precisa ser estudado para ser mais bem definido.

Há evidências da influência de agentes fitoquímicos dietéticos no tratamento quimioterápico, que são extremamente necessários no processo de terapia para aumentar a chance de cura dos pacientes. Diferentes compostos naturais podem melhorar a eficiência do tratamento. Por outro lado, há evidências controversas sobre se a suplementação de doses excessivas de alguns nutrientes pode interferir nas respostas dos tratamentos e, também, promover o câncer.

Alguns efeitos benéficos descritos são:

1. Redução da resistência a agentes quimioterapêuticos;
2. Redução e alívio dos efeitos adversos da quimioterapia e da radioterapia;
3. Redução do risco de síndrome de lise tumoral;
4. Desintoxicação do organismo quanto aos medicamentos;
5. Prevenção do excesso de formação de radicais livres.

Ao mesmo tempo, é importante estar ciente de que alguns agentes fitoquímicos, principalmente se oferecidos em doses excessivas, por meio de suplementação artificial, podem ter efeitos tóxicos indesejáveis e influenciar negativamente os resultados do tratamento.

Portanto, salvo em condições de necessidade de terapia nutricional especializada, a dieta com alimentos naturais deve ser o objetivo primário do aconselhamento nutricional para todos os indivíduos durante e após o tratamento oncológico.

Levando-se em consideração que crianças podem ter mais dificuldade de aceitação dietética do que adultos, a elaboração de preparações especiais e receitas atrativas que incluam alimentos ricos em nutrientes e compostos bioativos é uma das facetas da terapia nutricional em pacientes pediátricos com câncer.

■ Bibliografia consultada

Alves FR, Garófolo A, Maia PS, Nobrega FJ, Petrili AS. Suplemento artesanal oral: uma proposta para recuperação nutricional de crianças e adolescentes com câncer. Rev Nutr. 2010;23(5):731-44.

Burdge GC, Lillycrop KA, Jackson AA. Nutrition in early life, and risk of cancer and metabolic disease: alternative endings in an epigenetic tale? Br J Nutr. 2009;101(5):619-30.

Huang T, Zheng Y, Qi Q, Xu M, Ley SH, Li Y, et al. DNA Methylation Variants at HIF3A Locus, B-Vitamin Intake, and Long-term Weight Change: Gene-Diet Interactions in Two U.S. Cohorts. Diabetes. 2015;64(9):3146-54.

Ullah MF, Ahmad A, eds. Critical Dietary Factors in Cancer Chemoprevention. Switzerland: Springer; 2016

Sak K. Chemotherapy and dietary phytochemical agents. Chemother Res Pract. 2012;2012:282570.

Parte IV

Avaliação das Necessidades Nutricionais

Anamnese Nutricional em Oncologia Pediátrica

Adriana Garófolo
Priscila dos Santos Maia-Lemos

O acompanhamento nutricional deve se iniciar preferencialmente no momento do diagnóstico clínico. A quantificação alimentar deve ser realizada em todas as consultas do nutricionista para a adequação dos macronutrientes e micronutrientes que estão sendo prescritos e ingeridos.

O planejamento nutricional é individualizado e deve considerar a condição clínica de cada paciente. Desse modo, o nutricionista realizará o monitoramento diariamente.

■ Anamnese e inquérito alimentar ambulatorial e hospitalar

A anamnese é um inquérito aplicado para conhecer a história do paciente; dessa forma, deve conter dados pessoais prévios ao diagnóstico.

É muito importante manter e implementar rotinas diárias de atendimento nutricional, em que possam ser utilizadas ferramentas para mensurar o consumo alimentar, como os inquéritos ou recordatórios alimentares, desde o primeiro atendimento nutricional.

Devido à heterogeneidade dos casos, o conhecimento do diagnóstico clínico e a programação do tratamento devem ser considerados durante a anamnese.

Os efeitos adversos mais comuns que estão relacionados ao trato gastrointestinal e, portanto, a alterações do estado nutricional podem ser classificados por meio de critérios preestabelecidos e devem ser incluídos nas fichas de anamnese (*vide* Capítulo 7), identificando-se os sintomas durante a entrevista para poder adequar as condutas nutricionais.

Para saber o hábito alimentar, podem-se usar alguns instrumentos, que dependerão do objetivo da terapia nutricional. Todos os métodos têm suas vantagens e limitações.

Pacientes durante o acompanhamento em unidade de internação

Nesse caso, é interessante utilizar algum instrumento com acompanhamento diário. Assim, dois métodos de inquéritos podem ser aplicados:

1. Recordatório de 24 horas: quando a coleta de dados é realizada sempre no dia seguinte ao consumo, referente às últimas 24 horas. Esse inquérito deve ser coletado por meio da entrevista com o paciente e seu acompanhante;

2. Registro alimentar "hospitalar": os alimentos ingeridos são registrados concomitantemente ao consumo, pelo acompanhante e/ou paciente, em todas as refeições, durante um dia inteiro. Após esse registro, o nutricionista faz a checagem com o paciente e acompanhante, revendo todos os pontos, com o intuito de realizar as devidas correções quanto a horários/refeições, tipo de alimento e quantidades em medidas caseiras.

Pacientes em acompanhamento ambulatorial

Nesse caso, a escolha do método pode depender do objetivo a ser traçado e da fase de tratamento do paciente:

1. Recordatório alimentar de 24 horas: essa avaliação é realizada considerando uma alimentação nas últimas 24 horas. Em pacientes oncológicos que estão em tratamento, a alimentação varia muito a cada dia, devido aos sintomas causados pelos medicamentos, tornando esse método pouco aplicável. Uma situação em que ele pode ser aplicável é quando o paciente retorna à consulta nutricional após alta hospitalar recente (24 a 48 horas);

2. Recordatório ou diário alimentar habitual: por coletar informações referentes ao hábito mais frequente num determinado período de tempo, pode ser mais fidedigno para demonstrar as reais mudanças no consumo alimentar num determinado período de tempo. Porém, em pacientes que realizam tratamentos intensivos, deve ser repetido com maior frequência – semanalmente ou quinzenalmente, dependendo de cada situação;

3. Questionário de frequência alimentar: em pacientes com câncer, pode ter aplicabilidade limitada, sendo útil apenas para identificar mudanças qualitativas, principalmente em pacientes que já se encontram em fases de tratamento menos intensivas ou em fase de controle, ou seja, que já finalizaram a terapia antineoplásica. Pode ser útil para avaliar a seletividade alimentar por consequência de aversões alimentares ou devida a medicamentos específicos. Ele identifica a frequência de consumo em um período determinado de tempo (por exemplo, uma semana, um mês, um semestre);

4. Registro alimentar: devido à sua difícil aplicação na prática, pois precisa ser realizado por dias consecutivos (três a sete dias), não é muito utilizado. Porém, pode ser útil para avaliar mais precisamente o consumo alimentar de pacientes em quimioterapia ou radioterapia que retornam ao hospital dias seguidos, quando eles são de risco e necessitam de maior cuidado.

Cálculos dos inquéritos alimentares

Ambulatorial

Os cálculos somente são realizados nos inquéritos quantitativos, normalmente com o intuito de realizar a orientação de acordo com as recomendações para idade e sexo.

Hospitalização

Alguns critérios devem ser seguidos para facilitar a realização de cálculos de consumo alimentar por meio de inquéritos em pacientes hospitalizados:

Primeira etapa (pré-implantação):

1. Padronização de receitas, cardápios e porcionamento das dietas de acordo com a faixa etária, pelo Serviço de Nutrição e Dietética (SND);
2. Pesagem das refeições pelo SND para padronização das porções;
3. Cálculo das porções e refeições para energia, macro e micronutrientes;
4. Inserção das porções calculadas como preparações no programa de cálculo de dietas;
5. Verificação, adequação e padronização das tabelas de alimentos para os cálculos no programa de cálculo de dietas;
6. Padronização de mapas de dietas para a adequada sinalização dos alimentos a serem produzidos e servidos;
7. Escolha e padronização do método de inquérito alimentar.

Segunda etapa (acompanhamento):

1. Cardápios do dia anterior devem estar com o nutricionista no momento da coleta e dos cálculos do consumo alimentar;
2. As alterações realizadas em mapa de dieta devem constar das informações do nutricionista para a coleta e cálculos.

Para os cálculos, algumas tabelas de composição de alimentos são recomendadas, como a tabela de alimentos da USDA (*United States Department of Agriculture*), a *British Nutrition Foundation* e a TACO (Tabela Brasileira de Composição de Alimentos), principalmente. Outras fontes confiáveis podem ser utilizadas desde que critérios sejam estabelecidos para as escolhas dos nutrientes a serem considerados.

■ Bibliografia consultada

Abusabha R, Woelfel ML. Qualitative vs quantitative methods: two opposites that make a perfect match. J Am Diet Assoc. 2003;103(5):566-9.

Burke LE, Warziski M, Starrett T, Choo J, Music E, Sereika S, et al. Self-monitoring dietary intake: current and future practices. J Renal Nutr. 2005;15(3):281-90.

British Nutrition Foundation (2015) Nutrition requirements. https://www.nutrition.org.uk/attachments/article/261/Nutrition%20Requirements_Revised%20Nov%202015.pdf (accessed April 2016).

Hufford MR, Schiffman S. Assessment methods for patient-reported outcomes. Dis Manag Health Outcomes. 2003;11(2):77-86.

Jonnalagadda SS, Mitchell DC, Smiciklas-Wright H, Meaker KB, Van Heel N, Karmally W, et al. Accuracy of energy intake data estimated by a multiple-pass, 24-hour dietary recall technique. J Am Diet Assoc. 2000;100(3):303-8; quiz 309-11.

Kubena KS. Accuracy in dietary assessment: on the road to good science. J Am Diet Assoc. 2000;100(7):775-6.

Schaefer EJ, Augustin JL, Schaefer MM, Rasmussen H, Ordovas JM, Dallal GE, et al. Lack of efficacy of a food-frequency questionnaire in assessing dietary macronutrient intakes in subjects consuming diets of known composition. Am J Clin Nutr. 2007;1(3):746-51.

Capítulo 17

Recomendações e Cálculo das Necessidades Nutricionais

Cristiane Ferreira Marçon
Nayara Dorascenzi Magri Teles
Thayna Leones
Claudia Harumi Nakamura

O metabolismo energético é composto por reações químicas complexas e integradas, que visam à produção de energia para o funcionamento adequado de todos os processos biológicos.

Durante o tratamento do câncer, são observadas diversas alterações metabólicas que podem estar associadas com o risco nutricional e a caquexia nesses pacientes. Tais alterações, como glicogenólise e gliconeogênese, oxidação de ácidos graxos e *turnover* proteico, ocorrem devido ao aumento da demanda de substratos energéticos para suprir o crescimento do tumor.

Um dos possíveis fatores para a perda de peso na caquexia no câncer é o aumento dessa demanda energética. Apesar das controvérsias existentes a respeito da determinação do gasto energético total em pacientes oncológicos, um estado de hipermetabolismo ou catabolismo persistente é comum em estados avançados da doença.

A demanda energética corporal total contempla o gasto energético em repouso e em atividade física (gasto voluntário) e o gasto energético envolvido no processo de digestão, absorção, transporte e incorporação dos nutrientes pelo organismo. Na criança e no adolescente, há ainda a demanda energética relacionada ao processo de crescimento e desenvolvimento.

Na caquexia do câncer, o gasto energético voluntário pode estar diminuído secundariamente às manifestações clínicas e emocionais, tais como apatia, fadiga e depressão. No entanto, o desequilíbrio entre ingestão e demanda de energia pode ser um componente importante no mecanismo da perda de peso.

Nesses pacientes, o método mais indicado para a mensuração do gasto energético é a calorimetria indireta. Trata-se de um método não invasivo que determina as necessidades de energia por meio da taxa de utilização dos substratos energéticos. Assim, a taxa metabólica basal é determinada a partir do consumo de oxigênio e da produção de gás carbônico, obtidos pela análise do ar inspirado e expirado pelos pulmões. Quando há indisponibilidade do equipamento, faz-se necessário o uso de equações preditivas.

Não existem recomendações específicas de necessidades energéticas, proteicas e de micronutrientes para crianças e adolescentes com câncer. A oferta energética baseia-se nas recomendações para pacientes sadios, visando manter a taxa de desenvolvimento pôndero-estatural o mais próximo do esperado, de acordo com o gênero e a idade. Entretanto, como as recomendações não são específicas para o grupo, erros de sub ou superestimação ocorrem com frequência. Assim, como o principal determinante para a estimativa do gasto energético é a condição clínica do paciente, esse aspecto é de grande importância no momento do cálculo das necessidades.

Em crianças e adolescentes com estresse metabólico, há menor demanda energética voltada para crescimento e atividade física e aumento dessa demanda desviada à resposta ao estresse. Nessas condições, sugere-se a determinação do gasto energético pelo acréscimo de fator clínico, que pode variar de 1,2 a 1,3 vez a necessidade basal estipulada.

Das equações mais estudadas para a estimativa de gasto energético basal dos pacientes oncológicos pediátricos, a que apresenta menor variação em comparação com a calorimetria indireta é a proposta por Schofield (1985), sendo recomendada pela Organização Mundial de Saúde no ano de 2001 como a estimativa de gasto energético basal de referência para crianças e adolescentes (Quadro 17.1).

QUADRO 17.1
Gasto energético basal (kcal/dia)

	Meninas	Meninos
0 a 3 anos	0,244 ×peso kg−0,13×239	0,24 ×peso kg−0,127×239
3 a 10 anos	0,085 ×peso kg+2,033×239	0,095 ×peso kg+2,11×239
10 a 18 anos	0,056 ×peso kg+2,898×239	0,074 ×peso kg+2,754×239
18 a 30 anos	0,062 ×peso kg+2,036×239	0,063 ×peso kg+2,896×239

Pacientes estáveis, sem quadros inflamatórios agudos e com doença de base controlada podem encontrar-se em anabolismo e aptos à recuperação nutricional. Nesses pacientes, as recomendações de gasto energético podem ser semelhantes às de pacientes sadios (Quadros 17.2 e 17.3), e ofertas energéticas aumentadas podem ser necessárias nos pacientes desnutridos para o processo de recuperação nutricional. O aumento da oferta energética necessária para a recuperação nutricional é variável, podendo ir de 10% a 200% de acréscimo, a depender da doença de base do paciente e do grau de desnutrição. Deve-se ajustar a oferta energética do paciente conforme a evolução nutricional, considerando-se como ideal o ganho mínimo de 5 g/kg de peso/dia.

Em pacientes crônicos, neuropatas, acamados ou que, por outras razões, apresentem comprometimento importante de sua mobilidade, desconsidera-se o fator atividade física, tendo como meta calórica estimada o gasto energético basal. Porém, ainda assim, alguns pacientes podem evoluir com ganho excessivo de peso. Nesses casos, individualmente, deve-se adequar a meta calórica de modo a estabilizar o ganho pôndero-estatural adequado à faixa etária do paciente.

Para pacientes em uso de terapia nutricional parenteral, o cálculo das necessidades energéticas difere, uma vez que a administração de nutrientes por via endovenosa não necessita dos processos envolvidos na digestão e absorção de nutrientes no trato gastrointestinal (Quadro 17.4).

Com relação aos micronutrientes, também não existem recomendações específicas para oncologia pediátrica; por esse motivo, recomenda-se a utilização das *Dietary Reference Intakes* (2006) para ofertas via oral e enteral e as recomendações da ASPEN (2002) para ofertas via parenteral.

QUADRO 17.2
Necessidades energéticas totais (regra de bolso) para crianças até
1 ano, segundo a *World Health Organization* (2004)

Idade (meses)	Necessidades totais (kcal/kg/dia)
0-1	110
1-2	102
2-3	95
3-4	83
4-5	82
5-6	81
6-7	79
7-8	79
8-9	79
9-10	80
10-11	80
11-12	80

QUADRO 17.3
Necessidades energéticas totais (regra de bolso) para crianças de 1 a 18 anos, segundo a *World Health Organization* (2004)

Idade (anos)	Necessidades energéticas totais (kcal/kg/dia)		Indivíduos com baixo nível de atividade física (kcal/kg/dia)	
	Meninos	Meninas	Meninos	Meninas
1-2	82,4	80,1	-	-
2-3	83,6	80,6	-	-
3-4	79,7	76,5	-	-
4-5	76,8	73,9	-	-
5-6	74,5	71,5	-	-
6-7	72,5	69,3	62	59
7-8	70,5	66,7	60	57
8-9	68,5	63,8	59	54
9-10	66,6	60,8	56	52
10-11	64,6	57,8	55	49
11-12	62,4	54,8	53	47
12-13	60,2	52,0	51	44
13-14	57,9	49,3	49	42
14-15	55,6	47,0	48	40
15-16	53,4	45,3	45	39
16-17	51,6	44,4	44	38
17-18	50,3	44,1	43	37

QUADRO 17.4
Fórmula de bolso para o paciente oncológico pediátrico (ASPEN, 2002)

Idade (anos)	kcal/kg de peso
De 0 a 1	De 90 a 120
De 1 a 7	De 75 a 90
De 7 a 12	De 60 a 75
De 12 a 18	De 30 a 60
De 18 a 25	De 25 a 30

Quanto a recomendações específicas para pacientes críticos e pacientes em transplante de células-tronco hematopoiéticas, ver capítulos 26 e 27, respectivamente.

Ofertas proteicas específicas para pacientes oncológicos pediátricos também não foram testadas em estudos. Portanto, baseando-se nas principais recomendações da literatura, as referências da ASPEN (2002, 2006) são adequadas, devido sua distribuição mais específica, considerando a faixas etárias pediátricas (Quadro 17.5).

QUADRO 17.5
Recomendação de oferta proteica para o paciente oncológico pediátrico (ASPEN, 2002; ESPEN, 2006)

Idade (anos)	Oferta proteica diária
0 a 2	2,5 a 3,0 g/kg peso atual
2 a 11	2,0 g/kg peso atual
12 a 18	1,5 a 2,0 g/kg peso atual
> 18	1,2 a 2,0 g/kg peso atual

■ Bibliografia consultada

ASPEN Board of Directors and the Clinical Guidelines Task Force. Guidelines for the use of parenteral and enteral nutrition in adult and pediatric patients. JPEN 2002, Vol 26, Issue 1S, pp. 1SA - 138SA.

ESPEN/ESPGHAN. Guidelines on paediatric parenteral nutrition. Journal of Pediatric Gastroenterology and Nutrition 2005;41:S1-S87.

National Academies Press, 2006. Otten JJ, Hellwig JP, Meyers LD, eds. Dietary Reference Intakes: The essential guide to nutrient requirements. Washington, DC: National Academies Press; 2006.

Oliveira FIC, Leite HP, Sarni ROS, Palma D. Manual de Terapia Nutricional Pediátrica. Barueri, SP: Manole; 2014. 338p.

Schofield W. Predicting basal metabolic rate, new standards and review of previous work. Hum Nutr Clin Nutr. 1985;39 Suppl 1:5-41.

World Health Organization; Food and Agriculture Organization of the United Nations; United Nations Universit. Human energy requirements. FAO Food and Nutrition Technical Report Series 1. Rome: World Health Organization; 2004.

Parte V

Abordagem Clínico-Nutricional dos Principais Tumores Infantojuvenis

Capítulo 18

Introdução: Aspectos Importantes na Decisão da Abordagem Nutricional

Karen Jaloretto T. Guedes
Adriana Garófolo

Com as taxas de cura do câncer infantojuvenil maiores a cada ano, o tratamento do câncer passa a ter um caráter cada vez mais curativo e intensivo. Esforços que contribuam para a eficácia da terapêutica e o aumento da sobrevida devem ser realizados, considerando que o tratamento é responsável por toxicidades importantes, com diversos sintomas e comorbidades. Além disso, após o término dele, em longo prazo, sequelas são comumente observadas. Assim, a proposta das terapias de suporte, como a terapia nutricional, é oferecer apoio ao paciente sob tratamento antineoplásico, procurando minimizar seus efeitos adversos e aumentar sua taxa de sucesso e cura.

A terapia nutricional adequada ao paciente está atrelada ao conhecimento completo das variáveis que compõem o tratamento, como o diagnóstico clínico, o tratamento empregado, de acordo com os protocolos atuais propostos para o tratamento dos diversos diagnósticos oncológicos, os principais sintomas gastrointestinais esperados, assim como outras complicações causadas pelo tratamento. Esses fatores podem ser parcialmente previstos, o que auxilia na decisão da terapia nutricional mais acertada, oferecendo maiores possibilidades de sucesso no tratamento oncológico e maiores taxas de cura.

Os principais diagnósticos oncológicos e suas características, com considerações relacionadas à terapia nutricional, são abordados nos capítulos a seguir.

■ Bibliografia recomendada

Braga PE, Latorre MRDO, Curado MP. Câncer na infância: análise comparativa da incidência, mortalidade e sobrevida em Goiânia (Brasil) e outros países. Cad Saúde Pública. 2002;18(1):33-44.

Bowman LC, Williams R, Sanders M, Smith K, Baker D, Gajjar A. Algorithm for nutritional support: experience of the metabolic and infusion support service of St. Jude Children's Research Hospital. Int J Cancer. 1998;11:76-80.

Elhasid R, Laor A, Lischinsky S, Postovsky S, Weyl BA. Nutritional status of children with solid tumors. Cancer. 1999;86(1):119-25.

Garófolo A, Caran EM, Silva NS, Lopez FA. Prevalência de desnutrição em crianças com tumores sólidos. Braz J Nutr. 2005;18(2):193-200.

Garófolo A. Diretrizes para terapia nutricional em crianças com câncer em situação crítica. Rev Nutr. 2005;18(4):513-27.

Linabery AM, Ross JA. Trends in childhood cancer incidence in the U.S. (1992-2004). Cancer. 2008;112(2):416-32.

Rickard KA, Grosfeld JL, Coates TD, Weetman R. Advances in nutrition care of children with neoplastic diseases: a review of treatment, research, and application. Cont Education. 1986;86:106-76.

Smith DE, Stevens MCG, Booth IW. Malnutrition at diagnosis of malignancy in childhood: common but mostly missed. Eur J Ped. 1991;150(5):318-22.

Capítulo 19

Tumores Ósseos

Adriana Garófolo
Karen Jaloretto T. Guedes

■ Osteossarcoma (Figura 19.1)

A maior incidência desse diagnóstico é observada principalmente em adolescentes e adultos jovens (10 a 25 anos). Os principais locais acometidos são as extremidades dos ossos longos, sendo os locais primários mais comuns: fêmur, tíbia e úmero. A taxa de sobrevida é maior em pacientes com doença localizada, em relação àqueles que apresentam metástase pulmonar ao diagnóstico, recaídas ou menor resposta terapêutica às terapias realizadas.

Tratamento: Poliquimioterapias neoadjuvante e adjuvante, associadas à cirurgia definitiva com conservação do membro, amputação ou desarticulação.

Considerações nutricionais:

1. Diagnóstico oncológico de alto risco nutricional. O crescimento do tumor é lento, portanto o diagnóstico clínico é mais tardio. Em muitos casos, esses pacientes podem apresentar, previamente ao início do tratamento, perda ponderal grave.
2. Pacientes com metástases normalmente já se apresentam desnutridos antes do tratamento ou possuem algum grau de depleção nutricional importante no decorrer dele.
3. Devido à realização de quimioterapias tóxicas (cisplatina, doxorrubicina e metotrexato em altas doses) e ao curto intervalo de tempo entre elas, complicações e hospitalizações são frequentes.
4. Quadro de mucosite associado a odinofagia e dificuldade importante na alimentação são comuns nesses pacientes, devido ao tratamento quimioterápico intenso.
5. Deve-se considerar o uso de gastrostomia endoscópica percutânea durante o tratamento mais intensivo. Para melhor efetividade, esse procedimento deve ocorrer precocemente, ao se iniciar a terapia antineoplásica, devido ao alto risco nutricional.
6. No momento do diagnóstico do estado nutricional, deve-se considerar que esse tipo de tumor é sólido e pode superestimar o peso do paciente.
7. Após o controle local, se o paciente for submetido à amputação ou à desarticulação do membro, é necessário corrigir o peso para avaliar o estado nutricional.

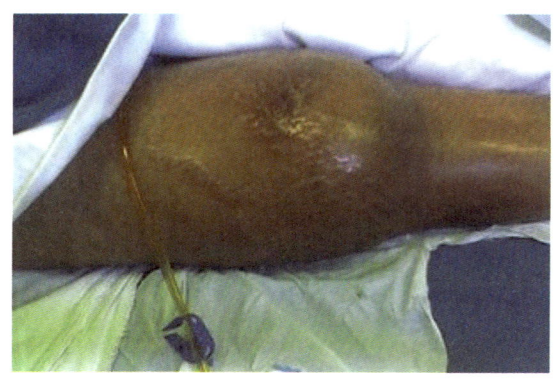

FIGURA 19.1. Paciente com osteossarcoma de fêmur direito.
Fonte: Elaboração das autoras.

Sarcoma de Ewing

Tipo de neoplasia de alto grau, que representa 2% dos tumores infantis. Ocorre frequentemente em crianças, adolescentes e adultos jovens (pico de incidência aos 15 anos). Os principais locais acometidos são ossos chatos (bacia, costelas e vértebras), mas também pode ocorrer em tecidos moles. Assim como em pacientes portadores de osteossarcoma, a sobrevida a longo prazo é maior nos pacientes que não apresentam metástases.

> **Tratamento:** Poliquimioterapia citostática, combinada com cirurgia e radioterapia para o controle local.

Bibliografia recomendada

Bastos TMM, Serafini OA, Barrios CHE, Velasco PA. Osteossarcoma: tratamento e fatores prognósticos. Rev Bras Ortop. 1999;34(1):59-62.

Bowman LC, Williams R, Sanders M, Smith K, Baker D, Gajjar A. Algorithm for nutritional support: experience of the metabolic and infusion support service of St. Jude Children's Research Hospital. Int J Cancer Suppl. 1998;11:76-80.

Braga PE, Latorre MRDO, Curado MP. Câncer na infância: análise comparativa da incidência, mortalidade e sobrevida em Goiânia (Brasil) e outros países. Cad Saúde Pública. 2002;18(1):33-44.

Elhasid R, Laor A, Lischinsky S, Postovsky S, Weyl BA. Nutritional status of children with solid tumors. Cancer. 1999;86(1):119-25.

Garófolo A, Caran EM, Silva NS, Lopez FA. Prevalência de desnutrição em crianças com tumores sólidos. Braz J Nutr. 2005;18(2):193-200.

Garófolo A. Estado nutricional de crianças e adolescentes com câncer [dissertação]. São Paulo: Universidade Federal de São Paulo; 2000.

Garófolo A, Lopez FA, Petrilli AS. Acompanhamento do estado nutricional de pacientes com osteossarcoma. Acta Oncol Bras. 2002;22(1):233-7.

Garófolo A, Lopez FA, Petrilli AS. High prevalence of malnutrition in solid non-hematological cancer patients by using skinfold and circumference measures. São Paulo Med J. 2005;123(6):277-81.

Garófolo A, Maia PS, Petrilli AS, Ancona-Lopez F. Resultados da implantação de um algoritmo para terapia nutricional enteral em crianças e adolescentes com câncer. Rev Nutr. 2010;23(5):715-30.

Pederson AM, Kok K, Peterson G, Michaelsen KF, Schimiegelow K. Percutaneous endoscopic gastrostomy in children with cancer. Acta Paediatr. 1999;88(8):849-52.

Capítulo 20

Tumores Hematológicos

Adriana Garófolo
Karen Jaloretto T. Guedes

■ Leucemias e linfomas (Figura 20.1)

Os linfomas se originam no sistema linfoide, e as leucemias são doenças que têm origem na medula óssea. Nas últimas décadas, a sobrevida desses pacientes progrediu de maneira significativa.

> **Tratamento:** Quimioterapia, radioterapia, corticoterapia e, em alguns casos, transplante de células-tronco hematopoiéticas.

De modo geral, esses tipos de tumores não estão associados à desnutrição, exceto nas seguintes situações:

1. Desenvolvimento de toxicidade gastrointestinal moderada a grave (mucosites, enterites e/ou diarreia), principalmente relacionada com a administração de quimioterápicos em altas doses, como o metotrexato;
2. Nas leucemias: o alto risco nutricional está presente nos subtipos das leucemias mieloides agudas (LMA) e recidivadas, bem como nos pacientes no início do diagnóstico com infiltrações leucêmicas;
3. Em linfomas não Hodgkin (LNH), o risco nutricional é maior em pacientes com prognóstico mais reservado, com comprometimento do trato gastrointestinal ou recidivados, além daqueles que apresentam extensas massas abdominais;
4. Adolescentes apresentam tendência maior à desnutrição, devido à alta demanda nutricional relacionada à idade e também, em alguns casos, devido ao impacto emocional da doença nessa etapa da vida;
5. Em alguns casos de leucemia, pode ocorrer infiltração da doença em gengiva, e esse fator pode interferir negativamente na aceitação alimentar, aumentando o risco nutricional.

Considerações nutricionais:

1. Pacientes portadores de linfomas e leucemias linfoides utilizam corticoide como parte integrante do tratamento, portanto frequentemente apresentam retenção de líqui-

do, evoluindo com edema e anasarca. Desse modo, deve-se considerar a realização de dieta hipossódica quando necessário (do D8 até o D31 da indução, com manutenção da restrição até melhora do edema). O alcance da meta hídrica e os hábitos alimentares saudáveis devem ser encorajados.

2. Pacientes portadores de leucemias linfoides utilizam na indução do tratamento o quimioterápico L-asparaginase. Sua utilização concomitante com glicocorticoides em altas doses pode ocasionar episódios de hiperglicemia, portanto controle glicêmico, associado a dietas específicas (pobres em sacarose e carboidratos simples), deve ser considerado.

3. A utilização de corticoides em altas doses pode estar relacionada com alterações na composição corporal, como redução da massa muscular magra e aumento do tecido adiposo. Esses pacientes comumente, após o término do tratamento, podem evoluir com excesso de peso na idade adulta e são mais suscetíveis a complicações metabólicas. Dessa forma, um aconselhamento dietético deve ser realizado durante todo o tratamento e após o término dele.

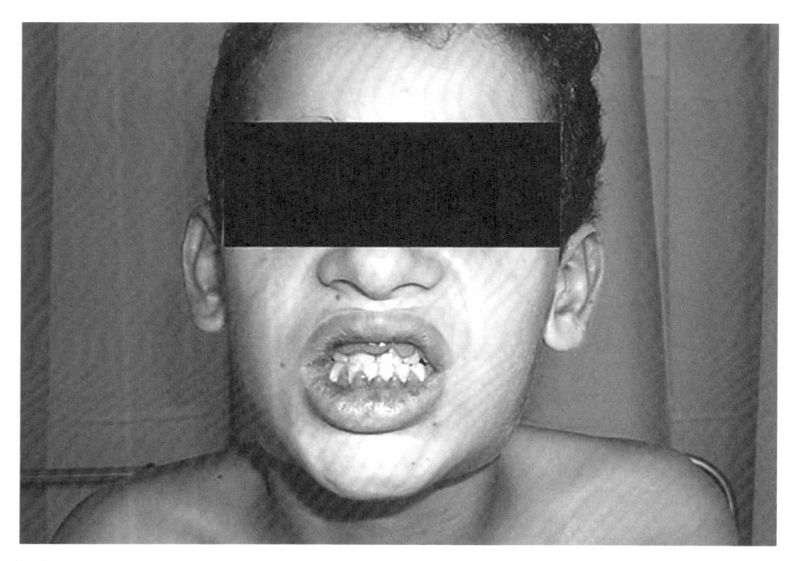

FIGURA 20.1. Paciente portador de LLA com infiltração da doença em gengiva.
Fonte: Elaboração das autoras.

■ Bibliografia consultada

Bauer J, Jürgens H, Frühwald MC. Important aspects of nutrition in children with cancer. Adv Nutr. 2011;2(2):67-77.

Bowman LC, Williams R, Sanders M, Smith K, Baker D, Gajjar A. Algorithm for nutritional support: experience of the metabolic and infusion support service of St. Jude Children's Research Hospital. Int J Cancer Suppl. 1998;11:76-80.

Children's Oncology Group Cancer Control – Nutrition Sub-Committee. Algorithm for nutrition intervention and categories of nutritional status in the pediatric oncology patient-references and resources. In: Children's Oncology Group (COG) Symposium, Washington (DC), USA; 2004.

Garófolo A. Estado nutricional de crianças e adolescentes com câncer. [dissertação]. São Paulo: Universidade Federal de São Paulo; 2000.

Garófolo A, Lopez FA, Petrilli AS. High prevalence of malnutrition in solid non-hematological cancer patients by using skinfold and circumference measures. São Paulo Med J. 2005;123(6):277-81.

Garófolo A, Petrilli AS. Terapia nutricional em oncologia. In: Ancona L, Sigulem DM, Taddei JAAC. Fundamentos da terapia nutricional em pediatria. São Paulo: Sarvier; 2002. p. 214-34.

Jain V, Dubey AP, Gupta SK. Nutritional parameters in children with malignancy. Ind Pediatr. 2003;40(10):976-83.

Lange BJ, Gerbing RB, Feusner J, Skolnik J, Sacks N, Smith FO, et al. Mortality in overweight and underweight children with acute myeloid leukemia. JAMA. 2005;293(2):203-11.

Capítulo 21

Tumores do Sistema Nervoso Central

Karen Jaloretto T. Guedes
Adriana Garófolo

Os tumores do sistema nervoso central ocupam o terceiro lugar entre os tumores infantis em países em desenvolvimento e o segundo lugar em países desenvolvidos, com predomínio de meduloblastoma, ependimoma, astrocitoma pilocítico e tumores do plexo coroide. As taxas de sobrevida ultrapassam 70% para todos os diagnósticos nas últimas décadas, a depender da idade e do ritmo de resposta ao tratamento para cada paciente.

Tratamento: Cada subtipo poderá exigir uma abordagem terapêutica diferente, com distintas repercussões nutricionais. Normalmente os pacientes são submetidos à cirurgia, quimioterapia (QT) e radioterapia (RxT).

Sabe-se que pacientes submetidos à QT concomitante à RxT cerebral apresentam maior risco nutricional, pois os sintomas relacionados ao tratamento são potencializados. Os principais efeitos colaterais incluem xerostomia, disgeusia e sintomas gastrointestinais como náuseas e vômitos.

Uma adversidade comum e que pode evoluir para deficiências nutricionais é a disfagia. Muitos pacientes evoluem com essa complicação devido à localização do tumor (principalmente tumores de fossa posterior) ou após ressecções tumorais. Essa complicação pode ser transitória, a depender de cada caso. O profissional fonoaudiólogo norteia a decisão da via de alimentação mais segura e adequada, com adaptação na consistência da dieta e/ou utilização de sondas ou gastrostomias, quando necessário.

■ Meduloblastoma (Figura 21.1)

É um tipo de tumor, com origem no cerebelo, que pode ocasionar maior risco nutricional devido à própria doença. Sua maior incidência é observada em crianças de 4 e 10 anos.

Comentários nutricionais:

1. O tratamento desse tipo de tumor é intenso e prolongado e será realizado conforme a classificação histológica – baixo risco ou alto risco. Na prática clínica, é observado que, após a cirurgia e o início de QT concomitante com RxT, os pacientes evoluem com depleção importante do estado nutricional, com perda de peso grave e redução

da reserva adiposa e massa muscular magra, evoluindo com inapetência importante, entre outras complicações.

2. Após a fase mais intensa de tratamento (QT + RxT), o paciente permanece aproximadamente um mês de pausa, para, assim, iniciar as QT de manutenção, que envolvem drogas altamente emetizantes (cisplatina), mielotóxicas (ciclofosfamida) e que causam constipação, íleo e dor abdominal (vincristina). Dessa forma, a terapia nutricional durante todo o tratamento é imprescindível. O número de ciclos a serem realizados depende da resposta ao tratamento, bem como da classificação histológica e da presença de metástases.

3. O contato nutricional inicial é de suma importância. Desse modo, a identificação de riscos nutricionais prévios ao tratamento, assim como a perda de peso e possíveis sintomas gastrointestinais (náuseas e vômitos, comumente observados no momento da investigação diagnóstica, devidos a hipertensão craniana, ao qual já podem estar relacionados com reduções na ingesta alimentar), devem ser investigados, para a realização da terapia nutricional mais adequada.

4. Comumente, é improvável que esse grupo de pacientes atingirá suas necessidades nutricionais somente pela via oral. Devido aos sintomas ocasionados pelo tratamento, a inapetência alimentar é observada do início da RxT concomitante com a QT até o término dos ciclos de QT de manutenção. A utilização de suplementos orais deve ser encorajada, porém sintomas como xerostomia e disgeusia geralmente são observados, dificultando a adesão à terapia nutricional oral.

5. A via alternativa de alimentação através de sondas nasoenterais e gastrostomia deve ser iniciada assim que possível. Tendo em vista o período prolongado de tratamento, a via mais indicada é a gastrostomia percutânea.

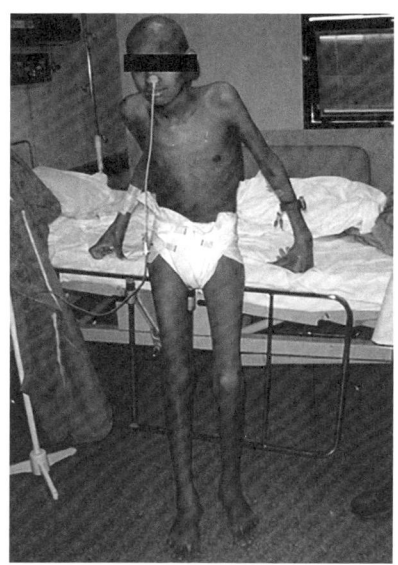

FIGURA 21.1. Paciente com tumor de fossa posterior – meduloblastoma com disfagia neurogênica: distúrbio de deglutição e desnutrição após ressecção parcial de tumor.
Fonte: Elaboração das autoras.

■ Craniofaringiomas (Figuras 21.2 e 21.3)

Englobam 1,2% a 4% dos os tumores cerebrais. Ocorrem comumente em crianças, as quais apresentam comprometimento do desenvolvimento pôndero-estatural. Em adolescentes e adultos jovens, as manifestações são mais variadas, podendo incluir disfunção sexual ou menstrual. A doença pode ser responsável por ocasionar anormalidades endócrinas, como déficit de crescimento e desenvolvimento (com atraso puberal) e acromegalias.

Considerações nutricionais:

1. Após a cirurgia de ressecção tumoral, parte desses pacientes desenvolve hipopituitarismo, alterações da densidade mineral óssea, obesidade, déficit estatural e *diabetes insipidus.*

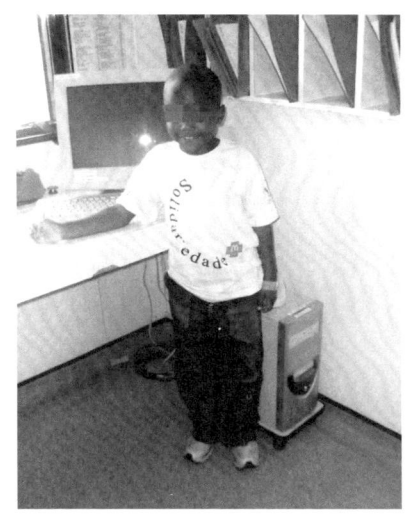

FIGURA 21.2. Adolescente de 12 anos com diagnóstico de craniofaringioma e retardo de crescimento e desenvolvimento associado ao tumor.
Fonte: Elaboração das autoras.

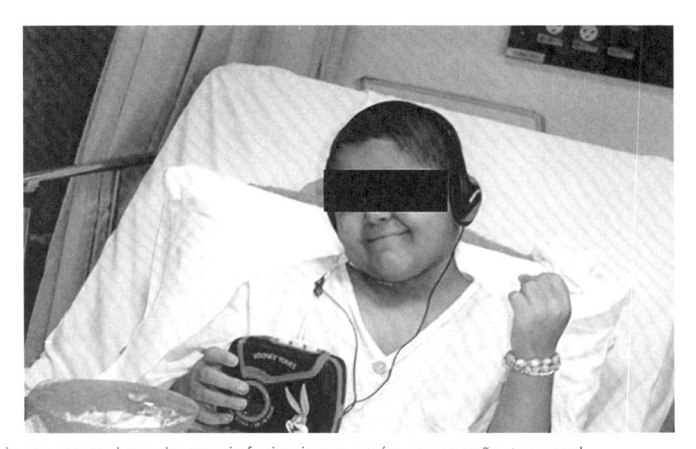

FIGURAS 21.3. Paciente portadora de craniofaringioma após ressecção tumoral.
Fonte: Elaboração das autoras.

2. A obesidade ocorre em cerca de 52% dos pacientes após a finalização do tratamento.

3. A amaurose pode estar presente nesse diagnóstico, fato que pode interferir na aceitação e escolhas alimentares.

4. O aconselhamento nutricional é de suma importância e deve ser realizado com ênfase na alimentação saudável, de modo individualizado.

■ Síndrome diencefálica (Figuras 21.4 e 21.5)

Portadores de tumores cerebrais que acometem a região hipotalâmica anterior ou do quiasma óptico (geralmente gliomas de baixo grau) possuem alto risco nutricional, visto que podem evoluir com a síndrome diencefálica (ou síndrome de Russell). Essa é considerada rara e ocorre principalmente em lactentes, promovendo principalmente alterações hormonais, hidroeletrolíticas e no balanço energético, sendo responsáveis por distúrbios nutricionais

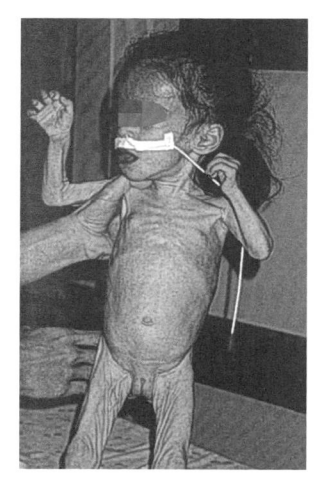

FIGURA 21.4. Paciente com síndrome diencefálica (síndrome de Russel).
Fonte: Elaboração das autoras.

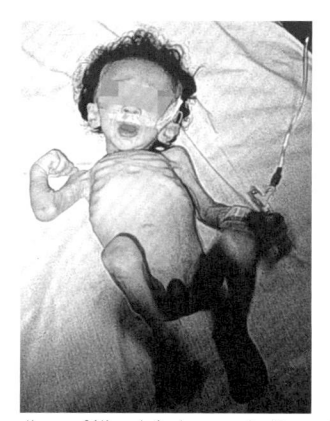

FIGURA 21.5. Pacientes com síndrome diencefálica (síndrome de Russel).
Fonte: Elaboração das autoras.

significantes. Suas características estão relacionadas a alterações hormonais e metabólicas, responsáveis pela maior mobilização de gordura subcutânea e emagrecimento, déficit no ganho pôndero-estatural, com retardo no crescimento, além de aumento no gasto energético total e redução do apetite (ocasionados pelo hipermetabolismo). A caquexia é frequentemente observada em crianças portadoras dessa síndrome.

Considerações nutricionais:

1. A terapia nutricional deve levar em consideração as possíveis toxicidades gastrointestinais decorrentes do tratamento, que podem contribuir ainda mais para a desnutrição.

2. A cirurgia de ressecção tumoral pode ser parte integrante do tratamento e é um procedimento agressivo, principalmente em casos em que o paciente se apresenta desnutrido. Dessa forma, a recuperação nutricional deve ser realizada o quanto antes.

3. Devido ao período prolongado de tratamento, a terapia nutricional por meio de sondas ou gastrostomias é mais eficaz nesses casos, garantindo recuperação do estado nutricional adequado.

4. É necessária atenção aos riscos de realimentação devido à seriedade do quadro de inanição e desnutrição dessas crianças. A prevenção dessa complicação se baseia na correção de distúrbios hidroeletrolíticos e suplementação de micronutrientes (principalmente vitaminas do complexo B), antes do início da terapia nutricional, que deve ser realizada de forma gradativa e de acordo com a tolerância do paciente.

■ Bibliografia consultada

Crook MA, Hally V, Panteli JV. The Importance of the refeeding syndrome. Nutrition. 2001;17(7-8):632-7.

Garófolo A, Caran EM, Silva NS, Lopez FA. Prevalência de desnutrição em crianças com tumores sólidos. Braz J Nutr. 2005;18(2):193-200.

Garófolo A, Lopez FA, Petrilli AS. High prevalence of malnutrition in solid non-hematological cancer patients by using skinfold and circumference measures. São Paulo Med J. 2005;123(6):277-81.

Garófolo A, Silva NS, Cavalheiro S. Perfil nutricional de crianças portadoras de tumores cerebrais com síndrome diencefálica ou síndrome de Russell recebendo dieta enteral. Rev Bras Cancerol. 2018;64(3):357-63.

Groupman AL, Packer RJ, Nicholson HS, Vezina LG, Jakacki R, Geyer R, et al. Treatment of diencephalic syndrome with chemotherapy: growth, tumor response, and long term control. Cancer. 1998;83(1):166-72.

Harz KJ, Muller HL, Waldeck E, Pudel V, Roth C. Obesity in patients with craniopharyngioma: assessment of food intake and movement counts indicating physical activity. J Clin Endocrinol Metab. 2003;88(11):5227-31.

Jain V, Dubey AP, Gupta SK. Nutritional parameters in children with malignancy. Ind Pediatr. 2003;40(10):976-83.

Merchant TE, Conklin HM, Wu S, Lustig RH, Xiong X. Late effects of conformal radiation therapy for pediatric patients with low-grade glioma: prospective evaluation of cognitive, endocrine, and hearing deficits. J Clin Oncol. 2009;27(22):3691-7.

Nejat F, El Khashab M, Rutka JT. Initial management of childhood brain tumors: neurosurgical considerations. J Child Neurol. 2008;23(10):1136-48.

Pederson AM, Kok K, Peterson G, Michaelsen KF, Schimiegelow K. Percutaneous endoscopic gastrostomy in children with cancer. Acta Paediatr. 1999;88(8):849-52.

Capítulo 22

Tumores Abdominais

Adriana Garófolo
Karen Jaloretto T. Guedes

Os tumores abdominais mais frequentes em pediatria são linfoma não Hodgkin, neuroblastomas e tumor de Wilms. Crianças com extensas massas abdominais expressam maior risco nutricional, principalmente se a metástase é presente. Saciedade precoce, sintomas gastrointestinais como náuseas, vômitos e constipação, além de desconforto abdominal, podem estar presentes, e são relacionados à compressão do trato gastrointestinal pelo tumor. Cada um desses diagnósticos possui características próprias, o que diferencia o risco nutricional.

Tratamento: Cirurgia, quimioterapia, radioterapia e, em alguns casos, transplante de células-tronco hematopoiéticas.

■ Neuroblastomas e tumores de Wilms

Possuem crescimento mais lento, o que implica diagnósticos mais tardios e resposta mais lenta ao tratamento.

Outro aspecto de risco nutricional nesses pacientes é o método de tratamento. A radioterapia em região pélvica e/ou abdominal em crianças com tumores mais avançados, além da quimioterapia em si, são fatores agravantes da situação nutricional. Os principais sintomas apresentados nessa população são diarreia, intolerância à lactose, má absorção intestinal, náuseas e vômitos. A constipação intestinal, causada pelo uso de vincristina, pode estar presente, sendo necessário o aconselhamento nutricional específico.

Diagnósticos em estádios III e IV estão relacionados a maior risco de desnutrição, quando comparados a estádios I e II e aos linfomas de região abdominal, por serem doenças mais agressivas. Dessa forma, a história clínica da criança é imprescindível para um acompanhamento nutricional adequado, garantindo opções de terapia nutricional individualizadas.

Comentários nutricionais:

1. Neuroblastomas (Figuras 22.1 e 22.2) e tumores de Wilms (Figura 22.3) são tumores sólidos, dessa forma, a avaliação nutricional deve ser realizada com cautela. O peso é um dado necessário para o acompanhamento da evolução do paciente, porém muitas vezes ele pode estar superestimado pelo diagnóstico. Medidas antropométricas de

dobra cutânea do tríceps, subescapular e circunferência braquial são mais sensíveis para realizar o diagnóstico nutricional. A medida da circunferência abdominal também pode ser utilizada para avaliar a resposta ao tratamento.

2. No tratamento de tumor de Wilms, a quimioterapia neoadjuvante é realizada e, dessa forma, a terapia nutricional pré-operatória pode ser realizada para pacientes desnutridos. Informações relacionadas ao peso, pré e pós-cirúrgico, são de suma importância, visto que, após a ressecção tumoral, a perda de peso pode estar presente.

3. No momento da realização de radioterapia em região abdominal e/ou pélvica, devem-se considerar os possíveis sintomas gastrointestinais que os pacientes possam vir a apresentar, sendo o mais frequente a diarreia. Comumente, dietas antifermentativas, restritas em fibras, gorduras e lactose são encorajadas por diversos profissionais, porém não há evidência científica na literatura de que essas restrições alimentares previnem possíveis sintomas gastrointestinais. Sendo assim, a terapia nutricional deve ser realizada de forma especializada e individual, considerando o estado nutricional, o tratamento e os sintomas apresentados, com restrições somente se necessário.

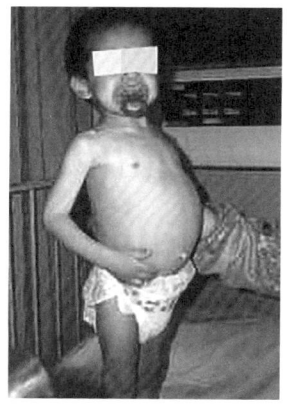

FIGURA 22.1. Paciente com neuroblastoma III.
Fonte: Elaboração das autoras.

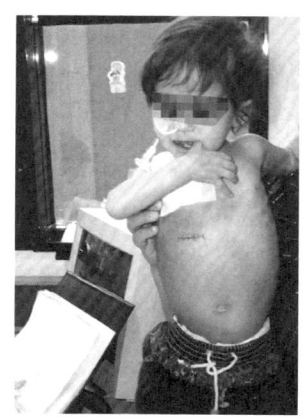

FIGURAS 22.2. Paciente com neuroblastoma III.
Fonte: Elaboração das autoras.

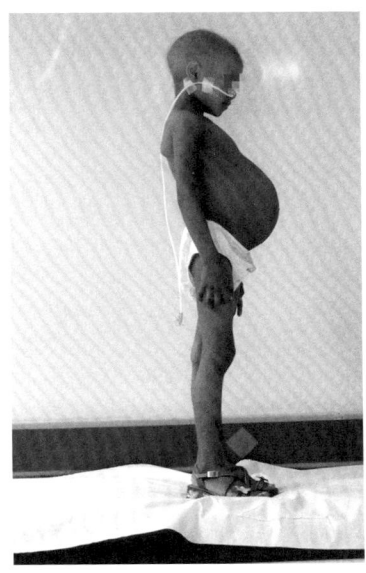

FIGURA 22.3. Paciente com tumor de Wilms IV.
Fonte: Elaboração das autoras.

■ Bibliografia consultada

Bauer J, Jürgens H, Frühwald MC. Important aspects of nutrition in children with cancer. Adv Nutr. 2011;2(2):67-77.

Bowman LC, Williams R, Sanders M, Smith K, Baker D, Gajjar A. Algorithm for nutritional support: experience of the metabolic and infusion support service of St. Jude Children's Research Hospital. Int J Cancer Suppl. 1998;11:76-80.

Elhasid R, Laor A, Lischinsky S, Postovsky S, Weyl BA. Nutritional status of children with solid tumors. Cancer. 1999;86(1):119-25.

Garófolo A, Caran EM, Silva NS, Lopez FA. Prevalência de desnutrição em crianças com tumores sólidos. Braz J Nutr. 2005;18(2):193-200.

Garófolo A. Diretrizes para terapia nutricional em crianças com câncer em situação crítica. Rev Nutr. 2005;18(4):513-27.

Garófolo A, Lopez FA, Petrilli AS. High prevalence of malnutrition in solid non-hematological cancer patients by using skinfold and circumference measures. São Paulo Med J. 2005;123(6):277-81.

Jain V, Dubey AP, Gupta SK. Nutritional parameters in children with malignancy. Ind Pediatr. 2003;40(10):976-83.

Rickard KA, Grosfeld JL, Coates TD, Weetman R, Baehner RL. Advances in nutrition care of children with neoplastic diseases: a review of treatment, research, and application. J Am Diet Assoc. 1986;86(12):1666-76.

Smith DE, Stevens MCG, Booth IW. Malnutrition at diagnosis of malignancy in childhood: common but mostly missed. Eur J Pediatr. 1991;150(5):318-22.

Tumores de Cabeça e Pescoço e Trato Gastrointestinal

Karen Jaloretto T. Guedes
Adriana Garófolo

Vários tumores podem acometer regiões de risco como cabeça e pescoço e trato gastrointestinal. Entre os mais comuns nessa população pediátrica, estão os linfomas (já comentados), o rabdomiossarcoma e, mais raramente, hepatoblastomas e alguns carcinomas.

O rabdomiossarcoma é uma neoplasia maligna de partes moles, e os locais mais acometidos são o aparelho geniturinário e extremidades e cabeça e pescoço. Nas últimas décadas, houve melhora na taxa de sobrevida de 40% para 70%.

Tratamento: Quimioterapia, cirurgia e radioterapia.

Com relação ao estado nutricional, esse tumor maligno implica alto risco de desnutrição, principalmente quando em região de cabeça e pescoço, e região abdominal/pélvica ou torácica.

Comentários nutricionais:

1. Para pacientes que recebem radiação em região de cabeça e pescoço, a utilização de módulos de glutamina para prevenir ou auxiliar no tratamento de mucosites deve ser considerada.

2. O acompanhamento fonoaudiológico concomitante com o acompanhamento nutricional é de suma importância, visto que, pela localização do tumor e suas complicações, ajustes na consistência da dieta podem ser necessários.

3. Em alguns casos, há necessidade de sondas ou gastrostomias, devido a alterações na mastigação ou deglutição ocasionadas pelo tumor e/ou devido aos sintomas ocasionados pela terapia antineoplásica.

■ Bibliografia consultada

Jain V, Dubey AP, Gupta SK. Nutritional parameters in children with malignancy. Indian Pediatr. 2003;40(10):976-83.

Karakas Z, Agaoglu L, Biner B, Devecioglu O, Anak S, Yalman N, et al. Results of a rhabdomyisarcoma treatment in a developing country. Acta Med Okayama. 2000;54(4):173-7.

Ognjanovic S, Linabery AM, Charbonneau B, Ross JA. Trends in childhood rhabdomyosarcoma incidence and survival in the United States, 1975-2005. Cancer. 2009;115(18):4218-26.

Rickard KA, Grosfeld JL, Coates TD, Weetman R, Baehner RL. Advances in nutrition care of children with neoplastic diseases: a review of treatment, research, and application. J Am Diet Assoc. 1986;86(12):1666-76.

Smith DE, Stevens MCG, Booth IW. Malnutrition at diagnosis of malignancy in childhood: common but mostly missed. Eur J Ped. 1991;150(5):318-22.

Parte VI

Situações Especiais

Capítulo 24

Tiflite/Enterocolite Neutropênica

24.1. • Tiflite – Considerações Clínicas

Bruna Cézar Diniz
Claudia Harumi Nakamura
Cristiane Ferreira Marçon

A tiflite ou enterocolite neutropênica caracteriza-se por um processo inflamatório que ocorre na mucosa intestinal do paciente imunossuprimido, predominantemente no ceco, podendo estender-se ao íleo e ao cólon transverso e ascendente. Sua fisiopatogenia não é totalmente elucidada na literatura, mas envolve a estase fecal na região do ceco, com proliferação bacteriana exacerbada, a qual não é inibida devido à imunossupressão do paciente. A proliferação bacteriana desencadeia comprometimento na irrigação do órgão, progredindo à isquemia e necrose transmural e favorecendo maior translocação microbiana. Estudos sugerem que a combinação entre o uso de agentes quimioterápicos, que provocam lesões na mucosa, e o comprometimento do sistema imunológico predispõem a essa condição. O mecanismo postulado é que o tratamento quimioterápico leva à destruição da arquitetura normal da mucosa, seguida por invasão bacteriana ou fúngica do intestino. Essa condição é facilitada pela imunossupressão, especialmente a neutropenia, que tem como desfecho, a tiflite. Considerada uma emergência oncológica, nos casos mais graves, a inflamação pode evoluir para necrose e perfuração intestinal, com necessidade de abordagem cirúrgica, além de sepse.

Entretanto, a intervenção cirúrgica é reservada para os casos de perfuração ou instabilidade hemodinâmica intestinal, secundária à hemorragia do tubo digestivo, com controle prévio de pancitopenia ou coagulopatia, pela administração de hemoderivados.

A incidência de tiflite na oncologia pediátrica varia entre 1,4% e 6,1%, podendo alcançar até 12% dos pacientes, aproximadamente, durante o tratamento quimioterápico. A incidência global é variável, ficando entre 0,8% e 26%. Essa variação é explicada pela discrepância na seleção dos pacientes envolvidos nos estudos, que abrangem pacientes submetidos à quimioterapia, imunossuprimidos por HIV e transplantados. Em oncologia, essa variação pode estar associada, além das diferenças nos diagnósticos e tratamentos, nos diferentes pontos de cortes quanto ao valor do espessamento da alça intestinal para o diagnóstico.

Os agentes quimioterápicos que estão mais associados ao risco de desenvolver essa complicação, principalmente quando utilizados em altas doses, são metotrexato, 5-fluorouracila, irinotecano, citarabina e tiotepa. Outros medicamentos antineoplásicos que também têm sido implicados são citosina arabinoside, gencitabina, vincristina, doxorrubicina, ciclofosfamida e daunorrubicina.

As manifestações clínicas mais comuns da tiflite incluem febre, náuseas e vômitos, redução dos ruídos hidroaéreos, diarreia (sanguinolenta ou não) e desconforto e/ou dor abdominal, podendo esta última ser difusa ou não, a depender do local acometido pela inflamação. Os sintomas podem surgir de nove a quinze dias do início da quimioterapia.

Para confirmação diagnóstica, é necessária a realização de exame de imagem radiográfico, sendo a tomografia computadorizada (TC) o método de primeira escolha. Não há uma concordância clara na literatura sobre o valor de corte do espessamento intestinal, com a maioria dos autores considerando entre 0,3 e 0,5 cm no paciente oncológico para confirmação do diagnóstico de tiflite. Esse valor pode variar bastante entre os pacientes, podendo chegar a até 1,5 cm, e valores superiores a 1,0 cm relacionam-se com maior gravidade e pior prognóstico. São necessários exames de imagem frequentes para monitorar o progresso do tratamento e detectar possíveis perfurações ou outras condições que exijam intervenção cirúrgica. A TC é a modalidade diagnóstica de escolha.

O tratamento clínico conservador da tiflite é constituído por antibioticoterapia de amplo espectro, devido à baixa imunocompetência do paciente oncológico, descompressão abdominal e repouso absoluto do trato gastrointestinal. Pela impossibilidade de uso do trato gastrointestinal, é comum a necessidade de suporte nutricional por meio da nutrição parenteral.

■ Bibliografia consultada

Eulálio Filho WMN, Gonnçalves Neto T, Vieira SC. Tiflite em paciente com câncer de mama em uso de quimioterapia com Docetaxel: relato de caso. Rev Bras Mastologia. 2016;26(2):79-82.

Fike FB, Mortellaro V, Juang D, St Peter SD, Andrews WS, Snyder CL. Neutropenic colitis in children. J Surg Res. 2011;170(1):73-6.

Handa A, Taiki, Makidono NA, Okabe T, Morita Y, Fujita K, et al. Pediatric oncologic emergencies: Clinical and imaging review for pediatricians. Pediatr Int. 2019;61(2):122-39.

Machado NO. Neutropenic enterocolitis: a continuing medical and surgical challenge. N Am J Med Sci. 2010;2(7):293-300.

Moran H, Yaniv I, Ashkenazi S, Schwartz M, Fisher S, Levy I. Risk factors for typhlitis in pediatric patients with cancer. J Pediatr Hematol Oncol. 2009;31(9):630-4.

Mullassery D, Bader A, Battersby AJ, Mohammad Z, Jones EL, Parmar C, et al. Diagnosis, incidence, and outcomes of suspected typhlitis in oncology patients – experience in a tertiary pediatric surgical center in the United Kingdom. J Pediatr Surg. 2009;44(2)381-5.

Nesher L, Rolston KVI. Neutropenic enterocolitis, a growing concern in the era of widespread use of aggressive chemotherapy. Clin Infect Dis. 2013;56(5):711-7.

Ortega-Chavarría MJ, Jiménez-Arrieta DC, Hinojos-Armendáriz AD, Díaz-Greene E, Rodríguez-Weber F. Colitis neutropénica. Med Int Méx. 2018;34(3):412-17.

Portugal R, Nucci M. Typhlitis (neutropenic enterocolitis) in patients with acute leukemia: a review. Exp Rev Hematol. 2017;10(2):169-74.

Rodrigues FG, Dasilva G, Wexner SD. Neutropenic enterocolitis. World J Gastroenterol. 2017;23(1):42-7.

24.2. • Tiflite – Considerações e Desafios Nutricionais na Prática Clínica

Adriana Garófolo
Karen Jaloretto T. Guedes

A tiflite é uma condição que exige repouso intestinal absoluto. Não há dados na literatura sobre a terapia nutricional nessas circunstâncias, porém alguns autores indicam a nutrição parenteral (NP), devido à necessidade de jejum, que pode ser por período prolongado.

A indicação da NP visa oferecer condições favoráveis para o tratamento da tiflite, com os seguintes objetivos: (1) favorecimento às respostas imunológicas e modulação da resposta inflamatória, (2) adequação da oferta energético-proteica para facilitar a síntese de proteínas de fase aguda, (3) favorecimento da resposta à terapia medicamentosa e (4) prevenção do déficit nutricional e da sarcopenia na criança e adolescente com câncer. Sua indicação deve considerar a perspectiva de jejum superior a três a cinco dias, variando conforme o estado nutricional, faixa etária e quadro clínico do paciente. Entretanto, não existe literatura específica que determine o início da terapia nutricional parenteral no diagnóstico da tiflite. Assim, consideram-se vários fatores para essa decisão: (1) estado nutricional e faixa etária, (2) intervalo de dias desde o último ciclo de quimioterapia, (3) evolução hematológica, (4) gravidade do espessamento intestinal e (5) previsão de dias de jejum.

Em teoria, pacientes previamente eutróficos, sem perspectiva de alimentação efetiva entre cinco e sete dias, podem se beneficiar da NP, enquanto pacientes desnutridos graves, que têm menor reserva proteica, energética e de micronutrientes, toleram menor tempo de jejum, não sendo indicado prolongar o início da NP para além de 48 horas após o início do jejum. Essa indicação pode ser mais rigorosa em crianças menores, cujas reservas corporais são depletadas mais rapidamente. As principais recomendações nutricionais da prescrição da NP estão descritas na Figura 24.2.1.

FIGURA 24.2.1
Recomendações nutricionais da prescrição de NP total em pacientes oncológicos pediátricos com enterocolite neutropênica

- Considerar oferta do dipeptídeo L-alanil-glutamina de 0,3 a 0,5 g/kg.

- Relação calorias não proteicas por grama de nitrogênio de 80 a 120:1.

- Lipídios e glicose – avaliar tolerância individual. Em pacientes com hipertrigliceridemia, considerar uso de emulsão lipídica padrão-ouro (SMOF).

- Em casos de diarreia importante e mucosite do TGI: considerar sulfato de zinco para repor perdas.

* O soro metabólico de manutenção pode nortear a primeira prescrição da NP total (em relação a volume, oferta de eletrólitos, bem como a velocidade de infusão de glicose). É recomendada a verificação de exames laboratoriais do paciente antes de se realizar a prescrição de NP total (*vide* capítulo 35).

Fonte: Elaboração das autoras.

■ Desafios clínicos e nutricionais

A população de pacientes oncológicos pediátricos é muito heterogênea e alguns desafios na prática clínica são comumente observados. A seguir, descrevemos as principais dificuldades e desafios encontrados, que impactam no aspecto nutricional.

Dificuldade de previsão mais acertada de tempo de jejum

Exames físico, hematológico e de imagem são essenciais para a determinação do diagnóstico da tiflite. Os critérios utilizados para o diagnóstico da tiflite incluem neutropenia grave, espessamento da parede intestinal e febre. Critérios secundários são dor, cólica e distensão abdominal, diarreia e sangramento no trato gastrointestinal (TGI) baixo, após descartar outras enfermidades do TGI. Entretanto, muitas vezes não há uma definição clara do quadro, e isso não permite um diagnóstico exato rapidamente. Como a confirmação diagnóstica é necessária antes da indicação da NP, normalmente há um tempo de jejum que precede essa discussão, que pode se prolongar a depender da realização desses exames.

Os pacientes diagnosticados com tiflite devem permanecer em jejum gastrointestinal até a resolução do quadro (melhora do espessamento intestinal e recuperação neutrofílica). A perspectiva do tempo de jejum é um dos critérios para a indicação da NP. Porém, mesmo após o diagnóstico, é difícil prever o tempo que levará para a resolução do quadro clínico. Esse fator é um dos principais desafios nutricionais e expõe os pacientes a maior risco nutricional, pois em diversas ocasiões a recuperação prevista excede a recuperação real e o paciente é submetido a um jejum prolongado, sem NP.

Uma previsão de tempo de jejum pode ser utilizada com base no delta do último ciclo de quimioterapia (intervalo entre o primeiro dia da quimioterapia do último ciclo até o dia atual), no tipo de protocolo quimioterápico realizado, no espessamento intestinal por exame de imagem e no hemograma no momento do diagnóstico da tiflite. Entretanto, o que se observa, em geral, é a recuperação de um dos critérios dentro do período previsto, com recuperação tardia dos demais. Alguns pacientes apresentam melhora rápida do espessamento, mas manutenção da neutropenia ou recuperação neutrofílica mais lenta. Esse fato acaba estendendo o tempo de repouso intestinal e o jejum do TGI se prolonga, com detrimento do estado nutricional, caso não haja um suporte nutricional endovenoso adequado.

Necessidade de procedimentos para a realização da NP

O acesso venoso é outro aspecto importante. A implantação de cateter para a administração da NP pode ser necessária quando o paciente não possui acesso prévio ou quando ele não apresenta via exclusiva para a administração de NP. No entanto, caso o paciente esteja gravemente plaquetopênico (inferior a 50.000 células/mm³), o procedimento torna-se de maior risco e deve ser discutido cuidadosamente entre as equipes. Outro ponto importante é que é comum que pacientes oncológicos não apresentem rede venosa periférica adequada, sendo, por isso, mais indicada a infusão de NP por acesso central.

Quando a NP é indicada e o paciente não possui acesso venoso apropriado (ou exclusivo) para o início da terapia, nem valores oportunos de plaquetas para realização do implante dele, essa é uma condição que posterga o início da terapia, tornando-se fator de risco para a piora nutricional e clínica.

Assim, os maiores desafios do tratamento nutricional durante a tiflite são (1) dificuldade de previsão mais acertada de tempo de jejum e (2) necessidade de procedimentos para a realização da NP, quando há a indicação.

Estratégias nutricionais alternativas

Nessas situações, em que há indicação de NP por via central, mas pelas circunstâncias citadas, relacionadas ao próprio tratamento oncológico, ela não é possível, novas estratégias podem ser consideradas. A via periférica para nutrição não costuma ser a via de escolha, pois aumenta o risco de flebite. Como pacientes oncológicos pediátricos já possuem acesso venoso periférico mais comprometido, uma nutrição periférica plena pode apresentar alta osmolaridade e aumentar o risco.

Entretanto, a via periférica pode ser uma alternativa para um período curto de tempo, se alguns fatores forem controlados. Habitualmente, uma solução de glicose e eletrólitos é administrada pela via periférica nessas circunstâncias. Além desses componentes, uma formulação com aminoácidos, garantindo a oferta proteica, pode ser conveniente e de baixo risco para flebite, se bem conduzida. Além de outros fatores, a oferta de eletrólitos, especialmente de sódio, e a oferta de glicose e aminoácidos devem ser controladas na utilização da via periférica, pois alteram de forma importante a osmolaridade da solução.

Realimentação gastrointestinal

A realimentação do TGI geralmente ocorre após a recuperação neutrofílica (neutrófilos acima de 500 mm³), ausência de dor abdominal, melhora do espessamento da parede intestinal e melhora clínica pelo exame físico. Entretanto, não há dados na literatura sobre o tipo de terapia nutricional ou alimentação a seguir nessa circunstância. Por isso, após a recuperação do quadro de enterocolite, a realimentação deve ser realizada de forma compatível com o quadro clínico, tolerância individual e estado nutricional do paciente. Essas considerações nortearão a terapia nutricional mais apropriada. O objetivo dela é garantir aporte nutricional, melhorando a resposta ao tratamento clínico proposto e tirando o paciente do risco. Além disso, a recuperação do déficit nutricional e a nutrição do TGI também fazem parte do objetivo, principalmente nos pacientes que mantiveram um período de jejum intestinal longo. A depender do estado nutricional prévio do paciente, terapia nutricional enteral com suplementos ou alimentação por sonda serão indicadas.

Sempre que indicada a via oral, a dieta líquida é a primeira consistência testada e, nos casos mais graves, será necessário testar com cautela a tolerância dos alimentos potencialmente alergênicos. A progressão da dieta é realizada conforme a tolerância gastrointestinal, atingindo dieta plena em torno do terceiro a quinto dia da reintrodução alimentar.

Na realimentação, além do estado nutricional, deve-se considerar o tempo de permanência do paciente em jejum, a agressão na mucosa intestinal e o acometimento das vilosidades intestinais, fatores que podem comprometer a digestão e a absorção de substratos e nutrientes. Sendo assim, uma dieta prescrita em fases, que considera a tolerância do paciente e o tempo total de jejum, bem como a reintrodução gradativa de alimentos potencialmente alergênicos, deve ser planejada (Figura 24.2.2).

Caso a reintrodução da dieta seja via sonda nasogástrica/nasoenteral, inicia-se dieta polimérica em baixo volume, com progressão conforme a tolerância gastrointestinal do

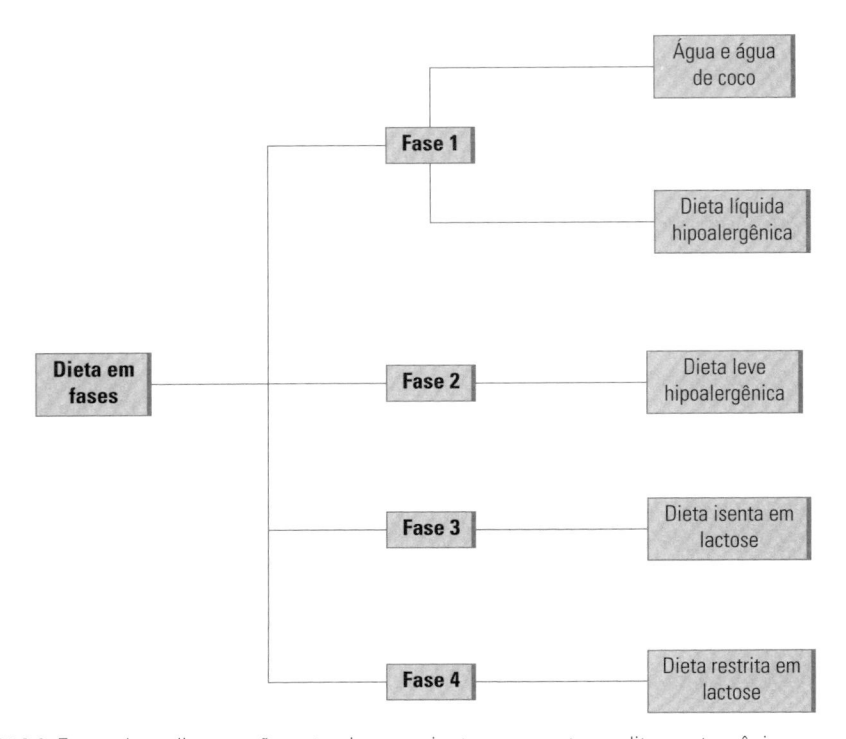

FIGURA 24.2.2. Fases da realimentação enteral em pacientes com enterocolite neutropênica.
* Dieta hipoalergênica: isenta de leite e derivados, proteína intacta, fibras, corantes, conservantes.
Fonte: Elaboração das autoras.

paciente, atingindo a meta de energia em torno do terceiro ao quinto dia da reintrodução da dieta. Caso o paciente apresente sinais de má absorção intestinal, sugere-se o uso de fórmulas oligoméricas. Idealmente, a NP deve ser mantida até que a aceitação alimentar ou a tolerância do volume da dieta enteral seja superior a 70% das necessidades nutricionais estimadas para pacientes eutróficos e 100% para os desnutridos. Em pacientes desnutridos, a introdução da alimentação enteral deve ser feita o mais precoce possível, visando reduzir as possíveis complicações.

■ Considerações finais

Pacientes submetidos a protocolos intensivos de tratamento que envolvam drogas relacionadas a essa complicação devem ser monitorados, principalmente quando há história prévia de complicação do TGI.

No Grupo de Apoio ao Adolescente e à Criança com Câncer (GRAACC), de acordo com um levantamento do Serviço de Controle de Infecção Hospitalar (SCIH), as infecções da corrente sanguínea, associadas ao dano da barreira mucosa, foram 50% em 2017 e 55% em 2018. Considerando que a perda da barreira intestinal e a translocação bacteriana são o principal fator causador da enterocolite neutropênica, fica evidente a importância de novas estratégias gastrintestinais para melhorar essa situação. O uso de antibioticoterapia, somado ao uso de antineoplásicos, leva ao maior risco de disbiose intestinal, com complicações locais e infecções sistêmicas. O controle ou o tratamento dessa condição, melhorando o microbioma intestinal, pode auxiliar na manutenção/recuperação da integridade intestinal e, teoricamente, reduzir o risco de translocação microbiana e infecções da corrente sanguínea.

Estudos nutricionais na área de tiflite são escassos, fazendo-se necessário maior número de pesquisas com esse grupo de pacientes oncológicos.

■ Bibliografia consultada

Fike FB, Mortellaro V, Juang D, St Peter SD, Andrews WS, Snyder CL. Neutropenic colitis in children. J Surg Res. 2011;170(1):73-6.

Garófolo A. Diretrizes para terapia nutricional em crianças com câncer em situação crítica. Rev Nutr, 2005;18(4):513-27.

Lopes AF, Maia-Lemos PS. Terapia nutricional parenteral em crianças e adolescentes em tratamento oncológico diagnosticados com colite neutropênica. Rev Bras Nutr Clin. 2014;29(3):193-7.

McCarville MB, Adelman CS, Li C, Xiong X, Furman WL, Razzouk BI, et al. Typhlitis in childhood cancer. Cancer. 2005;104(2):380-7.

Moran H, Yaniv I, Ashkenazi S, Schwartz M, Fisher S, Levy I. Risk factors for typhlitis in pediatric patients with cancer. J Pediatr Hematol Oncol. 2009;31(9):630-4.

Mullassery D, Bader A, Battersby AJ, Mohammad Z, Jones EL, Parmar C, et al. Diagnosis, incidence, and outcomes of suspected typhlitis in oncology patients – experience in a tertiary pediatric surgical center in the United Kingdom. J Pediatr Surg. 2009;44(2)381-5.

Nesher L, Rolston KVI. Neutropenic enterocolitis, a growing concern in the era of widespread use of aggressive chemotherapy. Clin Infect Dis. 2013;56(5):711-7.

Portugal R, Nucci M. Typhlitis (neutropenic enterocolitis) in patients with acute leukemia: a review. Exp Rev Hematol. 2017;10(2):169-74.

Sundell N, Boström H, Edenholm M, Abrahamsson J. Management of neutropenic enterocolitis in children with cancer. Acta Paediatr. 2012;101(3):308-12.

Worthington P, Balint J, Bechtold M, Bingham A, Chan LN, Durfee S, et al. When is parenteral nutrition appropriate? J Parenter Enteral Nutr. 2017;41(3):324-77.

Capítulo 25

Recuperação Nutricional na Desnutrição/Magreza

Aline Ramalho dos Santos
Karen Jaloretto T. Guedes
Adriana Garófolo

As manifestações clínicas do câncer estão relacionadas ao tipo, estadiamento e local do tumor. Dentre os sinais e sintomas mais comuns, estão anemia, perda de peso, fadiga e anorexia.

As neoplasias são doenças catabólicas que consomem as reservas nutricionais do indivíduo, provocando alterações metabólicas, que levam ao déficit nutricional, o que coloca o paciente em um estado nutricional de risco importante.

A desnutrição é destacada como um distúrbio importante do tratamento antineoplásico e está associada ao tipo e estágio do tumor, sua localização e à intensidade da terapia implantada. Esta última comumente causa efeitos tóxicos ao organismo. Por outro lado, o déficit de nutrientes está diretamente associado com a piora da resposta ao tratamento, não favorecendo o prognóstico do paciente.

A prevalência da desnutrição nessa população ocorre entre 10% e 50% dos casos, independentemente do tipo de câncer. Essa variação é consequência da heterogeneidade do grupo e depende do momento e do método utilizado para avaliação, do tipo histológico e estágio do tumor e de condições socioeconômicas.

Crianças e adolescentes são mais vulneráveis ao desenvolvimento da desnutrição, pois há um aumento das necessidades de nutrientes para o crescimento e desenvolvimento adequados, ao mesmo tempo em que ocorre uma alta demanda de substratos pela própria doença e tratamento.

Mesmo quando não presente ao diagnóstico, a desnutrição pode ocorrer durante o tratamento oncológico por diversos fatores, sendo sua causa de origem multifatorial e estando relacionada a fatores associados a doenças mais agressivas, tratamentos intensivos, baixa ingestão alimentar e condições de pobreza. Os Quadros 25.1 a 25.3 mostram os principais fatores de risco nutricional associados ao diagnóstico, tratamento e outras condições, respectivamente.

Os pacientes desnutridos apresentam menor resposta às intervenções terapêuticas relacionadas ao tratamento, aumento da morbimortalidade, relacionada com maior número de infecções, maior probabilidade de recidivas e diminuição na taxa de sobrevida.

QUADRO 25.1
Risco nutricional de acordo com o diagnóstico de câncer

Risco moderado de desnutrição	Risco alto de desnutrição	Alto risco para sobrepeso e obesidade, déficit de estatura, perda óssea e alterações metabólicas

– Tumores sólidos não metastáticos
– Tumores do sistema nervoso central (SNC)
– Leucemias agudas sem complicações
– Doenças avançadas em remissão durante o tratamento de manutenção
	– Tumores sólidos em estágio avançado:
	  ✓ Tumor de Wilms III e IV
	  ✓ Neuroblastomas III e IV
	  ✓ Rabdomiossarcomas de cabeça/pescoço e pélvico
	– Tumores ósseos:
	  ✓ Sarcoma de Ewing
	  ✓ Osteossarcoma
	– Alguns tumores do SNC (meduloblastoma e tumores diencefálicos)
	– Linfoma não Hodgkin (LNH) de região de cabeça e pescoço e trato gastrointestinal (TGI)
	– Recaídas de leucemias e LNH
	– Carcinomas de cabeça/pescoço e TGI
	– Tumores com massas abdominais extensas
		– Leucemia linfoide aguda
		– Craniofaringioma
		– Outros tumores do SNC da região hipotálamo-hipofisária
		– Pós-transplante de células-tronco hematopoiéticas

Fonte: Adaptada de Garófolo, 2005; Bauer *et al.*, 2011; Lemos *et al.*, 2014.

QUADRO 25.2
Risco nutricional de acordo com o tratamento oncológico.

Risco alto de desnutrição e deficiência nutricional	Risco moderado de desnutrição e deficiência nutricional	Alto risco para sobrepeso e obesidade, déficit de estatura, perda óssea e alterações metabólicas

– Altas doses de quimioterápicos com:
  ✓ Metotrexato
  ✓ Fluorouracila
  ✓ Melfalano
  ✓ Doxorrubicina
  ✓ Dactinomicina
  ✓ Cisplatina
– Tratamentos que envolvam:
  ✓ Poliquimioterapia em altas doses
– Quimioterapia combinada com radioterapia
– Cirurgias de cabeça e pescoço, TGI, abdominal e cerebral
– Radioterapia pélvica, abdominal e de cabeça e pescoço
– Transplante de células hematopoiéticas
	– Altas doses de quimioterapia com:
	  ✓ Bleomicina
	  ✓ Ciclofosfamida
	  ✓ Etoposídeo
	  ✓ Citarabina
	  ✓ Irinotecano
	  ✓ Outros derivados de platina
		– Tratamento de câncer com altas doses e tempo prolongado com corticosteroides ou outros medicamentos que aumentam o depósito de gordura corporal
		– Radioterapia corporal total, abdominal e de crânio
		– Ciclosporina
		– Outros
		– Cirurgia cerebral em tumores da região hipotálamo-hipofisária

Fonte: Elaboração das autoras.

QUADRO 25.3
Risco nutricional de acordo com outras condições.

Fatores de alto risco para desnutrição	Condições associadas ao risco
Faixa etária	Lactentes (menores de 2 anos) e adolescentes (10 anos ou mais) – aumento das necessidades nutricionais – fases de desenvolvimento com crescimento acelerado
Condições socioeconômicas da família	Baixa renda e número alto de filhos
Escolaridade dos pais	Baixa – influência na compreensão e execução das orientações
Amamentação em crianças	Lactentes e pré-escolares que não recebem ou receberam amamentação
Condições emocionais e psiquiátricas	Distúrbios de ordem emocional ou psiquiátrica
Condições clínicas	Toxicidades orgânicas, infecções, dor, entre outras

Fonte: Elaboração das autoras.

Dentre os tratamentos do câncer infantil, estão a quimioterapia, a radioterapia e a cirurgia, além do transplante de medula óssea como terapia adjuvante. Entre crianças e adolescentes, o próprio tratamento, em particular na associação de quimioterapia e radioterapia, é um fator importante para o risco nutricional. Quimioterapia em altas doses e radioterapia em região de cabeça e abdome/pelve induzem a uma série de sintomas como anorexia, náuseas e vômitos intensos, diarreia, constipação, disfagia, má absorção de nutrientes e mucosites, entre outros.

Cerca de 46% das crianças e adolescentes com câncer vivenciaram desnutrição em algum momento do tratamento, que esteve associada ao diagnóstico e ao tratamento realizado. Portanto, uma perda de peso associada à doença ocorre com frequência nessa população, e ela pode ser potencializada ou desencadeada durante a terapia antineoplásica. A perda de peso é considerada preocupante quando os valores apresentados são de 2% a 5% em crianças.

A desnutrição está associada com diminuição da funcionalidade, baixo *status* imunológico, interrupções de tratamento, maiores severidades na toxicidade induzida pelo tratamento, prejuízo da condição do paciente, redução da qualidade de vida, aumento da mortalidade e tempo de internação, além de custos hospitalares.

Existe uma correlação entre a desnutrição e redução da resposta terapêutica do tratamento, aumentando o risco de morbimortalidade. Crianças ou adolescentes desnutridos ao diagnóstico apresentam resultados piores do que as eutróficas. Os pacientes têm uma dose planejada de quimioterapia e/ou radioterapia em um determinado período, conforme o protocolo estipulado para seu tratamento. Pacientes que recebem doses menores que 65% apresentam taxas de sobrevida reduzidas. Além disso, a quimioterapia é calculada com base no peso corporal (superfície corporal total), e perdas ponderais consecutivas podem desencadear atrasos, interrupções e interferências no tratamento. Quando há diminuição do peso, doses de medicações devem ser reajustadas a fim de prevenir toxicidades graves. Outro aspecto importante é que a distribuição das drogas utilizadas para os tecidos ocorre ligada com proteínas plasmáticas, portanto pacientes desnutridos têm um risco elevado para intoxicação, já que se espera que nessa população as quantidades de proteínas estejam reduzidas. O Quadro 25.4 demonstra a quantidade (em porcentagem) de ligações de medicamentos quimioterápicos a proteínas plasmáticas.

QUADRO 25.4
Quantidade (%) de ligações de medicamentos quimioterápicos a proteínas plasmáticas

Quimioterápico	Quantidade (%) de ligações com proteínas plasmáticas para sua distribuição
Metotrexato	50%
Irinotecano	30%-40%
Cisplatina	90%
Carboplatina	29%

Fonte: Adaptado de Bonadonna *et al.*, 1995.

A presença de metástases ou recidivas e toxicidade das terapias multimodais pode potencializar o risco para desnutrição e caquexia nesses pacientes. Conforme o quadro de desnutrição se agrava, torna a terapia nutricional mais desafiadora, com redução nas taxas de sucesso da recuperação nutricional. Portanto, o principal objetivo da intervenção nutricional é promover a prevenção da desnutrição, que é comum em pacientes oncológicos pediátricos, evitando-se os quadros mais graves, como caquexia e sarcopenia.

É importante dar atenção a pequenas perdas ponderais ou déficits de crescimento estatural logo ao diagnóstico, pois eles estão mais suscetíveis ao agravamento do quadro. Assim, pacientes que apresentam classificações dos indicadores antropométricos de Z-escore nos valores de -1 a -2 (considerados adequados para a população normal pela Organização Mundial da Saúde) também devem ser classificados como em risco nutricional, já que possíveis flutuações de peso, causadas tanto pela doença como pelo tratamento, podem contribuir para a depleção do estado nutricional e o desenvolvimento de desnutrição. A terapia nutricional oral, com a utilização de suplementos, além da adoção de dietas hipercalóricas e hiperproteicas, nessas situações descritas, deve ser considerada como primeira opção.

No Quadro 25.5, podem-se observar as principais indicações para a utilização de terapia nutricional oral em oncologia pediátrica.

QUADRO 25.5
Principais indicações para a utilização de terapia nutricional oral em oncologia pediátrica

Indicações de terapia nutricional – Crianças e adolescentes com câncer:

* Ingestão alimentar < 70% das necessidades por 3-5 dias, independentemente de outros indicadores

* Pacientes de alto risco nutricional, baseado no tipo de tumor e terapêutica

* Transplante de medula óssea, independentemente do diagnóstico e do estado nutricional anterior

Fonte: Garófolo, 2005.

■ Tratamento da desnutrição

Os objetivos da terapia nutricional nesse contexto consistem em oferecer energia, líquidos e nutrientes em quantidades adequadas para manter as funções vitais e a homeostase, minimizando os efeitos adversos causados pelo tratamento, favorecendo um balanço nitrogenado positivo e, assim, garantir o crescimento e desenvolvimento adequados com qualidade de vida.

Ao diagnosticar o estado de desnutrição, a terapia nutricional deve ser iniciada imediatamente, inicialmente por meio de suplementos orais hipercalóricos, porém, se for identificada baixa aceitação das estratégias por essa via, a passagem de sonda é indicada, devendo ser mantida até a recuperação do estado nutricional, considerando que a integridade da mucosa intestinal é essencial para a absorção adequada dos nutrientes.

A necessidade energética pode ser estimada por fórmulas preditivas (*Dietary Reference Intakes*, 2005), e, nos pacientes desnutridos, a recomendação proteica para a faixa etária pode ter um acréscimo de 15% a 50% (Quadro 25.6).

QUADRO 25.6
Recomendações proteicas de acordo com a faixa etária

Neonatos até 2 anos	2,5 a 3,0 g/kg/dia
Crianças (2 a 11 anos)	2 g/kg/dia
Adolescentes (acima de 11 anos)	1,5 a 2 g/kg/dia

Fonte: American Society for Parenteral and Enteral Nutrition, 2002.

Para os pacientes desnutridos graves, é necessária cautela, devido ao risco aumentado de hiperalimentação. Assim, recomenda-se iniciar a terapia nutricional com oferta energética de 50% da meta nutricional, com aumento gradativo conforme a tolerância e a evolução clínica. É necessária atenção aos sinais de desidratação, mantendo uma oferta hídrica adequada por via oral ou enteral.

A administração de micronutrientes por meio de multivitamínicos e minerais pode ser realizada, visando prevenir ou corrigir carências nutricionais.

As crianças com desnutrição grave podem desenvolver deficiências nutricionais importantes, podendo evoluir com distúrbios eletrolíticos, que devem ser corrigidos. A correção dos distúrbios pode ser feita por meio de reidratação oral ou via nasogástrica, reidratação intravenosa e alimentação (preparados alimentares). Independentemente do método utilizado para a recuperação da criança com desnutrição grave, a oferta nutricional deve ser equivalente a duas vezes as recomendações diárias de uma criança eutrófica.

No seguimento ambulatorial, a recuperação pôndero-estatural, a modificação na composição corporal e o desenvolvimento neuropsicomotor devem ser pontuados.

Quando não houver a possibilidade do uso do trato gastrointestinal ou se este necessitar de repouso, a terapia nutricional parenteral é indicada.

A Figura 25.1A e B mostra um paciente com desnutrição e após sua recuperação nutricional.

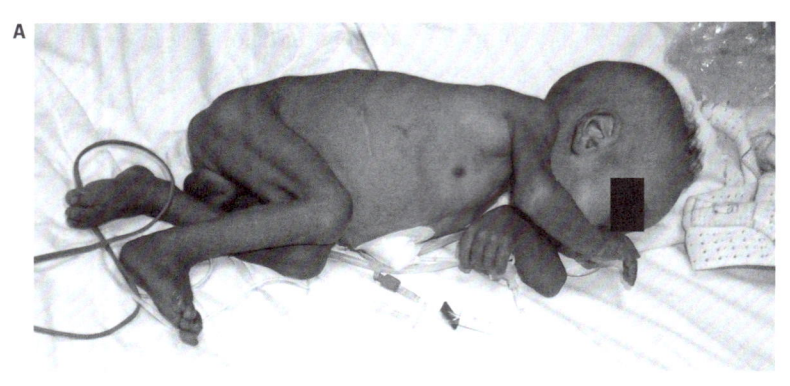
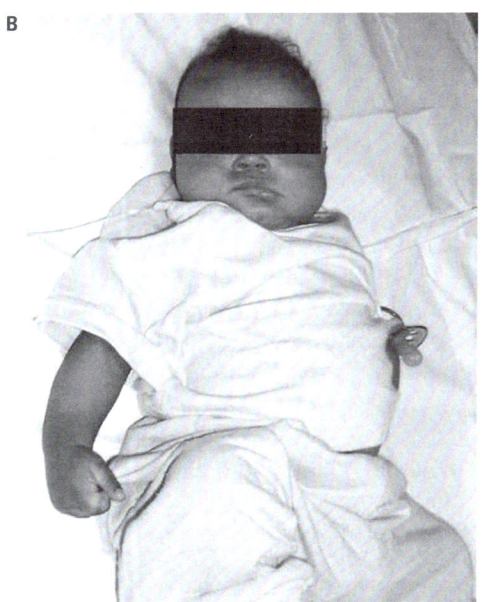

FIGURA 25.5. Paciente com sarcoma renal de células claras. **A.** Fase inicial da terapia nutricional enteral no início do tratamento oncológico.**B.** Após recuperação nutricional e término de tratamento oncológico.
Fonte: Elaboração das autoras.

■ Dificuldades na terapia nutricional

As principais dificuldades para o sucesso da terapia nutricional nesse processo consistem em: intensidade e duração dos efeitos adversos que acometem o trato gastrointestinal, podendo prejudicar a ingestão alimentar e elevar o risco de deslocamento ou saque acidental da sonda nasoenteral; surgimento de aversões alimentares, muitas vezes a alguns suplementos nutricionais específicos; resistência dos familiares e do paciente às indicações de passagem da via alternativa de alimentação; condições socioeconômicas; comparecimento sistemático e constante à unidade hospitalar para atendimentos ou procedimentos ambulatoriais, entre outros.

■ Considerações finais

O entendimento da importância da terapia nutricional pelos familiares e pelo paciente é um dos principais pontos a serem trabalhados pelo nutricionista, haja vista a necessidade de aceitação dela, bem como a adesão e o seguimento das condutas nutricionais. Deve-se sempre orientar e explicar aos acompanhantes sobre os benefícios da suplementação oral e do uso de vias alternativas de alimentação, como gastrostomia e passagem de sonda nasoenteral. Além disso, devem ser dadas informações sobre os prejuízos da desnutrição no decorrer do tratamento, como a necessidade de reajustes (redução) de doses de quimioterapia devido à diminuição do peso e maior risco de intoxicação. Estabelecer uma comunicação clara desde o início, associada a um atendimento humanizado, objetivando à criação de vínculo com o paciente e seus familiares, é fundamental para o sucesso da terapia nutricional.

Outro aspecto, é construir um planejamento terapêutico em conjunto com a equipe multiprofissional para garantir o sucesso do tratamento e a recuperação nutricional efetiva, pois, em muitos casos, permanecem sequelas na área cognitiva, emocional e motora.

Portanto, a recuperação deve ter um caráter holístico, considerando, além de aspectos físicos, os emocionais, religiosos, econômicos, socioculturais e outros.

■ Bibliografia consultada

American Society for Parenteral and Enteral Nutrition (ASPEN) Board of Directors. Clinical Guidelines for the Use of Parenteral and Enteral Nutrition in Adult and Pediatric Patients, 2009. JPEN J Parenter Enteral Nutr. 2009;33(3):255-9.

Bauer J, Jurgens H, Fruhwald MC. Important aspects of nutrition in children with cancer. Adv Nutr. 2011;2(2):67-77.

American Society for Parenteral and Enteral Nutrition. Board of Directors and the Clinical Guidelines Task Force. Guidelines for the use of parenteral and enteral nutrition in adult and pediatric patients. JPEN J Parenter Enteral Nutr. 2002;26(Suppl):1SA-138SA.

Blackburn GL, Bistrian BR, Maini BS, Schlamm HT, Smith MF. Nutritional and metabolic assessment of the hospitalized patient. JPEN J Parenter Enteral Nutr. 1977;1(1):11-22.

Bonadonna G, Valagussa P, Moliterni A, Zambetti M, Brambilla C. Adjuvant cyclophosphamide, methotrexate, and fluorouracil in node-positive breast cancer: the results of 20 years of follow-up. N Engl J Med. 1995;332(14):901-6.

Garófolo A. Diretrizes para terapia nutricional em crianças com câncer em situação crítica. Rev Nutr. 2005;18(4):513-27.

Lemos Pdos S, de Oliveira FL, Caran EM. Nutritional status of children and adolescents at diagnosis of hematological and solid malignancies. Rev Bras Hematol Hemoter. 2014;36(6):420-3.

Ministério da Saúde. Instituto Nacional de Câncer José Alencar Gomes da Silva (Inca). Consenso Nacional de Nutrição Oncológica: paciente oncológico pediátrico. Rio de Janeiro: Inca; 2014.

World Health Organization. Child growth standards: methods and development. Geneva: WHO; 2006.

World Health Organization. The WHO Child Growth Standards Geneva: WHO; 2007.

Capítulo 26

Abordagem Nutricional na Sarcopenia

Adriana Garófolo
Aline Ramalho dos Santos

Diante das complicações resultantes da sarcopenia, torna-se essencial estabelecer estratégias visando à resolução do quadro. Para isso, é fundamental uma abordagem multidisciplinar. A tríade da reabilitação nutricional na sarcopenia deve considerar a associação de uma alimentação saudável, a adequação na oferta de energia e proteica, além de exercícios físicos, conforme demonstrado na Figura 26.1. Todavia, apesar de a intervenção nutricional ser um dos pilares para o tratamento da sarcopenia, poucos estudos estão disponíveis na população pediátrica.

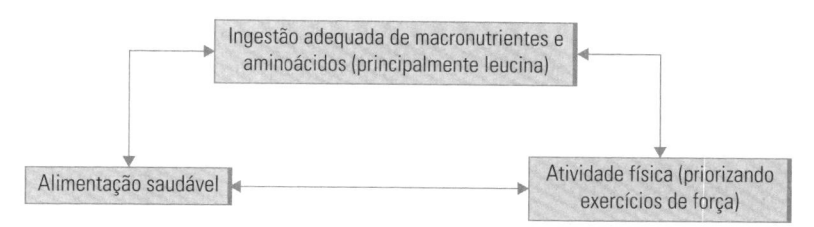

FIGURA 26.1. Tríade para recuperação nutricional na sarcopenia.
Fonte: Elaboração das autoras.

Para iniciar a terapia nutricional, é fundamental identificar os déficits dietéticos e de composição corporal, por meio de um diagnóstico nutricional atual e da história prévia do paciente pediátrico oncológico, assim como as vias disponíveis para alimentação, as necessidades energéticas e proteicas para a faixa etária e as condições clínicas e socioeconômicas.

O principal objetivo da terapia nutricional é assegurar o fornecimento adequado de macronutrientes e micronutrientes, principalmente a qualidade proteica, visando contribuir no processo de recuperação da massa muscular, força muscular e capacidade funcional.

Os mecanismos de proteção da sarcopenia por meio de uma alimentação saudável e equilibrada podem ser evidenciados na Figura 26.2, demonstrando que, além da importância do balanceamento dos macronutrientes, o consumo de frutas e legumes pode minimizar a acidose decorrente do catabolismo dos aminoácidos, por meio da formação de sais de ácidos orgânicos fracos, e também atenuar o estresse oxidativo nos tecidos, reduzindo a nitrosilação de proteínas. A base exógena dos vegetais pode reduzir o potencial de acidez e aumentar a concentração de bicarbonato plasmático, indicando que uma dieta rica em frutas e vegetais teria um menor potencial de carga ácida renal.

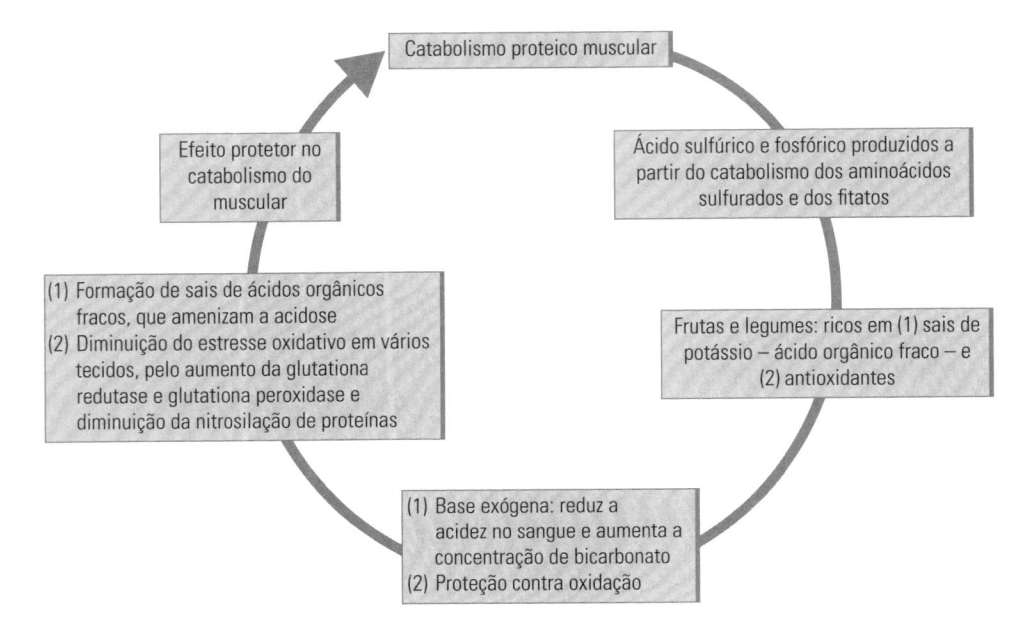

FIGURA 26.2. Mecanismos de proteção da sarcopenia por meio da dieta saudável.
Fonte: Elaboração das autoras.

As intervenções nutricionais (Figura 26.3), diante do diagnóstico da sarcopenia, priorizam adequar a ingestão de proteínas conforme a recomendação para a idade, haja vista a ausência de evidências significativas que demonstrem que uma elevada ingestão proteica (acima da recomendação para a faixa etária) seja capaz de superar a resistência anabólica e melhorar o quadro de sarcopenia. Nesse contexto, a ingestão de aminoácidos de cadeia ramificada, principalmente leucina, deve ser monitorada, devido ao mecanismo associado ao aumento da síntese proteica. Associar a ingestão de suplementos orais hiperproteicos à realização de exercícios físicos de resistência pode apresentar benefício na composição corporal, com retenção de massa muscular e aumento de força muscular e capacidade funcional, pois a inatividade é um fator de risco para a perda muscular. Outra estratégia é estimular o consumo de frutas e vegetais, visando à oferta de antioxidantes, carotenoides e vitamina D, assim como de fontes alimentares com ômega 3, pela sua ação anti-inflamatória e, portanto, com potencial anticatabólico. Outras evidências apontam para os benefícios da terapia combinada de β-hidroxi-β-metilbutirato, arginina e glutamina, sendo capaz de aumentar a massa corporal magra em pacientes com tumores sólidos avançados.

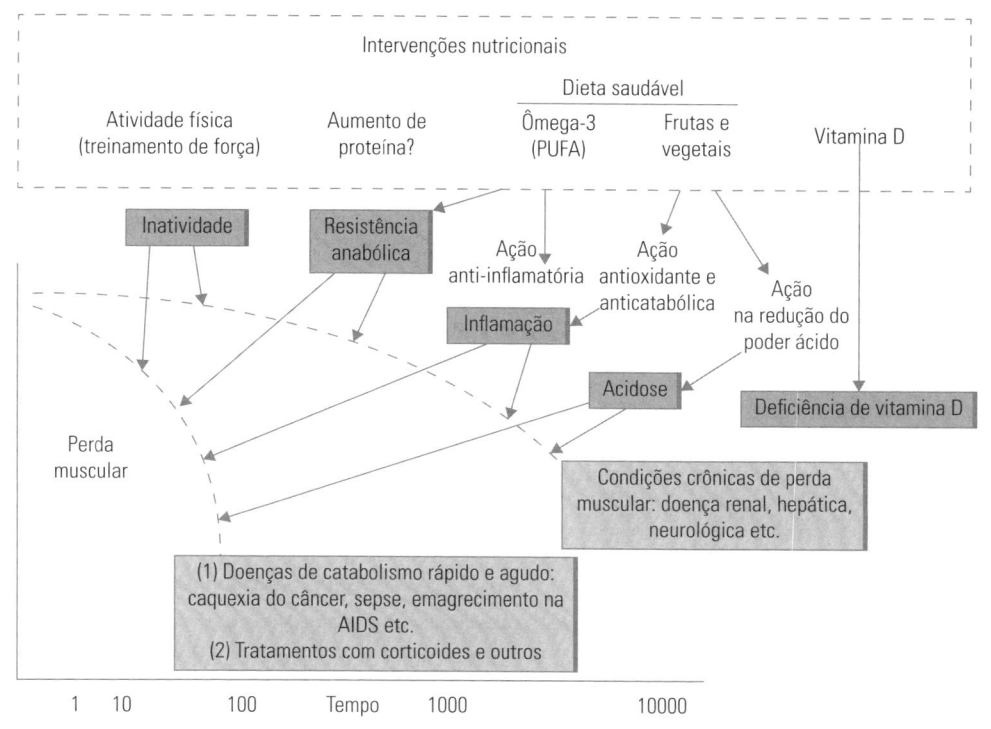

FIGURA 26.3. Intervenções nutricionais em fatores fisiológicos que influenciam a sarcopenia.
Fonte: Elaboração das autoras.

Especial atenção deve ser dada às ações da vitamina D, que exerce papel fundamental no desenvolvimento e crescimento das fibras musculares, de tal forma que a sua deficiência pode impactar negativamente na força muscular e no desempenho físico. Todavia, em crianças com câncer, muitos fatores podem contribuir para a sua deficiência, como uso de corticoterapia, baixa exposição solar, baixa ingestão e absorção, presença de obesidade e cor de pele negra (Figura 26.4).

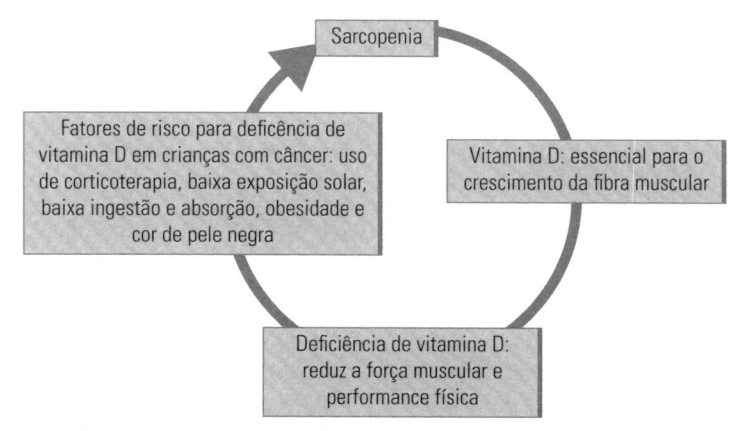

FIGURA 26.4. Relações da vitamina D com a sarcopenia e preservação da força muscular em crianças com câncer.
Fonte: Elaboração das autoras.

As recomendações proteicas seguem as diretrizes da Aspen (2002), objetivando ao limite superior recomendado para a faixa etária, estando sujeitas a alterações conforme a condição clínica (neonatos até 2 anos de idade: 2,5 a 3 g/kg/dia; crianças de 2 a 11 anos: 2 g/kg/dia; adolescentes acima de 11 anos: 1,5 a 2 g/kg/dia).

Algumas estratégias nutricionais utilizadas para aumentar o aporte proteico e de aminoácidos, assim como para alcançar as intervenções nutricionais sugeridas neste capítulo, encontram-se descritas no Quadro 26.1, e tais medidas devem ser realizadas somente mediante orientação de nutricionista, adequando a oferta à necessidade estimada.

QUADRO 26.1
Estratégias dietéticas para a recuperação do paciente sarcopênico

1. Incluir suplementos orais normocalóricos e hiperproteicos.

2. Distribuir o consumo de fontes proteicas de alto valor biológico ao longo do dia, em cada refeição.

3. Incluir derivados lácteos e ovos nas preparações habituais.

4. Incluir módulos de proteína de alto valor biológico, leite em pó ou composto de aminoácidos essenciais nas bebidas de preferência.

5. Administrar polivitamínico em doses de acordo com a faixa etária, especialmente nos quadros de magreza.

6. Corrigir déficits de vitamina D, de forma medicamentosa, e aumentar a ingestão de fontes alimentares, como salmão, atum, sardinha e arenque ou suplementos específicos. A exposição solar geralmente é reduzida e pode estar contraindicada nesses casos.

7. Preparar pratos coloridos e divertidos por meio da inclusão de frutas e hortaliças nas preparações, estimulando o consumo de antioxidantes (carotenoides e outros), vitaminas e minerais.

8. Incluir alimentos fontes de ômega 3 nas preparações, podendo utilizar ervas aromáticas e preferir preparações assadas para minimizar o aroma característico dos peixes (cavala, arenque, sardinha e salmão são as principais fontes). Óleos vegetais como canola e linhaça e gema de ovo também são fontes.

Fonte: Elaboração das autoras.

■ Considerações finais

Atualmente a influência da sarcopenia no prognóstico de pacientes com câncer é clara: interfere em várias funções, como as do sistema imune; reduz a síntese de proteínas com papel em vias metabólicas importantes; tem influência nas respostas antioxidantes, entre outras. Considerando que seu tratamento é um desafio, sendo a terapia nutricional convencional de pouco impacto, principalmente durante a terapia antineoplásica, estratégias adicionais devem ser implementadas. Por outro lado, quando possível, a prevenção do estado sarcopênico é o melhor caminho. Porém, independentemente do diagnóstico nutricional antropométrico, a sarcopenia pode estar presente, devendo ser diagnosticada e tratada precocemente, aumentando as chances de resultados melhores.

■ Bibliografia consultada

ASPEN Board of Directors and the Clinical Guidelines Task Force. Guidelines for the use of parenteral and enteral nutrition in adult and pediatric patients. JPEN J Parenter Enteral Nutr. 2002;26(1 Suppl):1SA-138SA.

Cruz-Jentoft AJ, Landi F, Schneider SM, Zuniga C, Arai H, Boirie Y, et al. Prevalence of and interventions for sarcopenia in ageing adults: a systematic review. Report of the International Sarcopenia Initiative (EWGSOP and IWGS). Age Ageing. 2014;43(6):748-59.

Millward DJ. Nutrition and sarcopenia: evidence for an interaction. Proc Nutr Soc. 2012;71(4):566-75.

Rondanelli M, Faliva M, Monteferrario F, Peroni G, Repaci E, Allieri F, et al. Novel insights on nutrient management of sarcopenia in elderly. Biomed Res Int. 2015;2015:524948.

Yanai H. Nutrition for sarcopenia. J Clin Med Res. 2015;7(12):926-31.

Capítulo 27

Criança com Câncer em Situação Crítica

Nayara Dorascenzi Magri Teles
Adriana Garófolo

Os efeitos adversos do tratamento antineoplásico, bem como a própria doença oncológica, podem ocasionar complicações clínicas nas quais o suporte da terapia intensiva se faz imediatamente necessário. Entre as principais situações de risco, destacam-se as infecções. Pacientes com câncer apresentam risco elevado de desenvolver infecções graves e sepses e alguns fatores contribuem para esse risco, como descrito no Quadro 27.1.

QUADRO 27.1
Fatores que contribuem com o risco de infecção em pacientes com câncer

1	Leucopenia – fator mais importante: número de granulócitos/neutrófilos*
2	Disfunção imune celular e humoral
3	Quebra da barreira da pele
4	Desnutrição

* Quanto mais profunda e grave a granulocitopenia, maior a probabilidade de infecção.
Fonte: Elaboração das autoras.

Até 38% das crianças com câncer necessitam de cuidados intensivos em unidades de terapia intensiva (UTI) após três anos de diagnóstico. Essas admissões são, em grande parte, por disfunção orgânica e infecção.

Atualmente, a taxa de mortalidade de crianças com câncer em UTI chega a quase 7%, comparada à taxa de 2,4% de crianças não oncológicas. Alguns fatores influenciam de forma importante o maior risco para internação nessas UTIs. O diagnóstico do câncer hematológico predispõe ao maior risco de infecções e aumento de mortalidade, quando comparado a pacientes com diagnóstico de tumores malignos não hematológicos.

As leucemias mieloides agudas apresentam associação forte e independente com a mortalidade, mesmo considerando outros fatores de risco. Outras condições de risco são hemoculturas positivas para fungos, pacientes com transplante de células-tronco hematopoiéticas (TCTH), uso de múltiplos medicamentos inotrópicos e um escore de PRISM (*Pediatric Risk of Mortality*) de maior gravidade.

Como esses pacientes são imunossuprimidos, todas as respostas imunológicas normalmente não serão observadas dentro de um padrão de normalidade, podendo algumas respostas se apresentar mais lentas. O Quadro 27.2 ilustra essa situação.

QUADRO 27.2
Influência da granulocitopenia na resposta inflamatória

1	Redução das reações inflamatórias
2	Mascaramento e retardo dos sinais e sintomas clássicos de infecção
3	Dificuldade no diagnóstico do quadro infeccioso
4	Na maioria das vezes, apenas febre aparece como sinal de infecção

Fonte: Elaboração das autoras.

Não obstante, crianças com câncer são mais vulneráveis à desnutrição, pois podem necessitar de maior oferta nutricional, devido à doença e ao próprio tratamento, além de necessitarem de substrato para o adequado crescimento e desenvolvimento. As causas relacionadas às suas internações em UTIs podem ser um pouco peculiares em relação à população pediátrica geral.

Entretanto, crianças com câncer em situações críticas não foram estudadas do ponto de vista metabólico-nutricional. Assim, algumas recomendações baseiam-se nos dados gerais de crianças em condições críticas e adultos críticos com câncer.

Pacientes internados em UTI devem ser acompanhados diariamente com auxílio de avaliação nutricional individualizada e realizada precocemente, visando ao planejamento adequado da terapia nutricional (TN), a qual deve ser adaptada às diferentes fases metabólicas da doença crítica.

■ Alterações metabólicas

A resposta metabólica ao estresse é parte de mecanismos adaptativos do organismo para sobreviver à fase aguda. A energia produzida é direcionada para os tecidos vitais e a síntese proteica, para a recuperação celular nos locais afetados pela doença.

O paradigma da síndrome da inflamação persistente (inflamação persistente, imunossupressão e catabolismo) pode ser observado em algumas dessas situações de pacientes pediátricos oncológicos. Crianças com alguns tipos de cânceres (doenças hematológicas graves, TCTH etc.) podem apresentar grande insulto inflamatório, de tal forma que ocorram, simultaneamente, SIRS (*systemic inflammatory response syndrome*) e CARS (*compensatory anti-inflammatory response syndrome*), com uma trajetória fulminante da morte com falência múltipla de órgãos. Para melhorar as chances de reverter o quadro, são necessários o reconhecimento imediato do choque e a rápida implementação de intervenções eficazes.

Os sobreviventes podem progredir por duas vias: (1) os doentes regressam rapidamente à homeostase imune e conseguem uma recuperação rápida; (2) pacientes se mantêm na UTI com CCI – desenvolvimento de inflamação crônica, supressão da imunidade adaptativa e catabolismo proteico em curso com desperdício caquético e sofrimento por infecções hospitalares recorrentes.

Uma sequência de fatores de resposta metabólica e neuroendócrina pode ocorrer. Para auxiliar no melhor manejo nutricional desses pacientes, o Quadro 27.3 ilustra essas respostas.

QUADRO 27.3
Resposta metabólica e neuroendócrina na criança em situação crítica

Fase	Mecanismos	Terapia nutricional
Fase aguda	A autofagia dessa fase pode ser inibida pela terapia nutricional precoce, reduzindo a função mitocondrial e a tolerância ao estresse oxidativo, o que explicaria os efeitos adversos da NE total inicial, com maior risco de falência e mortalidade de múltiplos órgãos.	A restrição de nutrientes nessa fase está associada com um melhor resultado em pacientes criticamente doentes, pois diminui os níveis de T3, tiroxina e TSH, bem como a relação T3/reverso T3. A administração de nutrição plena durante a fase aguda não demonstra diminuir o catabolismo ou a atrofia muscular.
Fase de estabilização	Caracterizada pela estabilização ou o início da retirada do suporte aos órgãos vitais, ainda sem resolução da resposta gerada pelo estresse. Essa fase pode durar dias ou semanas, principalmente em pacientes imunossuprimidos. Também caracterizada por atenuação da PCR e normalização da T36. Nessa fase a administração de medicamentos (glicocorticoides e bloqueadores neuromusculares), os efeitos metabólicos (hiperglicemia) e a imobilização prolongada deterioram o estado nutricional e aumentam a fraqueza muscular e sua gravidade.	O objetivo da fase de estabilização é reduzir a perda de massa magra e garantir mobilidade e recondicionamento do paciente.
Fase de recuperação	Normalização das alterações neuroendócrinas, imunes e metabólicas e mínimo ou nenhum apoio aos órgãos vitais. Pode durar semanas ou meses.	O objetivo da fase de recuperação é restaurar a massa magra e garantir a mobilidade e o recondicionamento do paciente, com o objetivo de retornar ao tratamento oncológico e, se possível, atingir o percentil de crescimento.

Fonte: Adaptado de Joosten *et al.*, 2016; Gómez *et al.*, 2017; Coss-Bu *et al.*, 2107.

Pacientes internados em UTI estão em constante risco nutricional. Essa resposta metabólica favorece o aumento do catabolismo e a utilização dos estoques corpóreos, resultando em perda de peso, balanço nitrogenado negativo, acidose láctica, hiperglicemia e, consequentemente, desnutrição.

O suporte intensivo a crianças oncológicas torna-se cada vez mais especializado. Entre as principais indicações de admissão na UTI, encontram-se o monitoramento clínico ao diagnóstico (especialmente em casos em que houver risco de síndrome de lise tumoral), quadros infecciosos como sepse e choque séptico, insuficiência renal e insuficiência respiratória agudas e distúrbios hidreletrolíticos e de coagulação.

■ Avaliação nutricional

Existem diversos métodos para a realização da avaliação nutricional, contudo os mais efetivos geralmente são os mais sofisticados, de maior custo e não aplicados na beira do leito. A avaliação envolve indicadores subjetivos e objetivos, como descrito nas partes III e VII deste guia, os quais devem ser escolhidos de acordo com as metas estabelecidas e as intervenções terapêuticas planejadas.

A avaliação nutricional nessa população é complexa, pois há mudanças de peso que podem ocorrer devido a alterações hemodinâmicas, desequilíbrio hidroeletrolítico, modificações da composição corporal – presença de edema/ascite ou de massa tumoral –, além de fatores como a imobilidade, que dificulta a realização da antropometria.

■ Recomendações nutricionais específicas

Crianças gravemente doentes na fase aguda apresentam menor necessidade de energia e de nutrientes em comparação a crianças saudáveis ou com doença crônica, com exceção de pacientes grandes queimados, pois fatores como a sedação, o uso de agentes analgésicos e a ventilação mecânica diminuem a taxa metabólica basal (TMB). Assim, o cálculo da necessidade energética deve considerar apenas a TMB durante a fase aguda, uma vez que a energia necessária para a atividade é mínima.

A literatura ainda é escassa para fundamentar recomendações específicas para oncologia pediátrica, entretanto sabe-se que os requisitos de energia em crianças criticamente doentes devem ser individualizados, porque mudam constantemente à medida que a condição evolui.

Recomenda-se a calorimetria indireta para estimar as necessidades energéticas na admissão na UTI. No entanto, se a calorimetria indireta não estiver disponível, o cálculo da energia inicial pode basear-se nas fórmulas de Schofield e da Organização Mundial de Saúde para estimativa das necessidades, conforme descrito no Quadro 27.4.

QUADRO 27.4
Equações para a estimativa de energia e proteínas para pacientes oncológicos pediátricos criticamente doentes

SCHOFIELD		
Idade (anos)	Masculino	Feminino
0 a 3	$(0,240 \times peso\ kg - 0,127) \times 239$	$(0,244 \times peso\ kg - 0,130) \times 239$
3 a 10	$(0,095 \times peso\ kg + 2,110) \times 239$	$(0,085 \times peso\ kg + 2,033) \times 239$
10 a 18	$(0,240 \times peso\ kg + 2,754) \times 239$	$(0,056 \times peso\ kg + 2,898) \times 239$
ORGANIZAÇÃO MUNDIAL DA SAÚDE		
0 a 3	$(60,7 \times peso\ kg) - 54$	$(61 \times peso\ kg) - 51$
3 a 10	$(22,7 \times peso\ kg) + 495$	$(22,5 \times peso\ kg) + 499$
10 a 18	$(17,5 \times peso\ kg) + 651$	$(12,2 \times peso\ kg) + 746$

Fonte: Adaptado de Schofield, 1985; WHO, 1985.

Entretanto, há evidências claras de que as equações superestimam a necessidade de energia e, portanto, há grande risco de superalimentação nesses pacientes, especialmente pela via endovenosa. Dessa forma, na ausência de métodos mensuráveis, as equações devem ser utilizadas com critério. Evidências apontam para necessidade de se programar a TN de acordo com a fase metabólica. A proposta para necessidade de energia, de acordo com a fase de estresse metabólico encontra-se no Quadro 27.5.

QUADRO 27.5
Sugestão da contribuição de energia e macronutrientes durante as diferentes fases do estresse para crianças com câncer

Terapia nutricional	Fase aguda	Fase de estabilização	Fase de recuperação
Terapia nutricional	Estreita relação entre autofagia* e terapia nutricional. A autofagia da fase aguda é inibida pela introdução da terapia nutricional precoce, reduzindo função mitocondrial e tolerância ao estresse oxidativo, o que explica os efeitos adversos da nutrição precoce, como um maior risco de falência múltipla de órgãos e mortalidade.	Caracterizada por uma diminuição na resposta inflamatória. Há maior administração de medicamentos e uma imobilização prolongada que deterioram o estado nutricional e aumentam a perda muscular, piorando a capacidade funcional.	Recuperar massa magra e garantir a mobilidade e o recondicionamento do paciente, com o objetivo de atingir o percentil de crescimento.
Energia (kcal/dia)	NP: <TMB NE: Iniciar o mais breve possível, alcançar a TMB e progredir de acordo com a tolerância.	TMB até $1,2 \times$ GEB	$1,5$ a $2 \times$ TMB
Proteína (g/kg de peso/dia)	1-2	2-3	3 a 4, se necessário para o crescimento.
Lipídios (g/kg de peso/dia)	1-2	2-3	3-4
Carboidratos (mg/kg/min)	0,5-2	2-5	5-12
Relação kcal não proteica/grama de nitrogênio	80-120	120-150	>150

* Autofagia: processo lisossômico capaz de eliminar organelas danificadas, proteínas desdobradas, microrganismos e estoques excessivos de gordura e carboidratos. É um sistema de controle de qualidade que desempenha um papel na imunidade, inflamação e infecção e é regulado por fatores estimulantes (fome, estresse oxidativo, glucagon e glutamina) e fatores inibidores (alimentação, secreção de insulina, hiperglicemia e nutrientes excessivos).

Adaptado de: Joosten *et al.*, 2016; Gómez *et al.*, 2017; Coss-Bu *et al.*, 2107.

O objetivo da TN difere, portanto, dependendo dessas fases: aguda, estabilização e recuperação.

Para crianças criticamente doentes, o déficit de proteínas é mais pronunciado do que a insuficiência energética, demonstrando-se que o catabolismo proteico pode atingir o pico entre uma e duas semanas após o insulto inicial. A distribuição de energia para a prescrição nutricional comumente utilizada (50% a 60% de energia de carboidratos, 25% a 35% de proteína e 10% a 25% de lipídios) deve ser ajustada de acordo com as necessidades nutricionais de cada criança. Na doença crítica, a proporção recomendada de calorias para nitrogênio foi sugerida em torno de 90/130-150 kcal/g de nitrogênio (1 g de proteína = 6,25 g de nitrogênio), dependendo da fase do estresse metabólico. As necessidades proteicas estão relacionadas à idade, sendo maior em crianças criticamente doentes. De modo geral, sugere-se a determinação da necessidade proteica conforme descrito no Quadro 27.5. Contudo, podem ser necessárias adaptações em algumas situações específicas, como na presença de doença renal.

■ Terapia nutricional

A TN é parte da estratégia terapêutica desde a admissão de qualquer criança criticamente doente, uma vez que a desnutrição agrava o comprometimento imunológico, reduz a tolerância ao tratamento e retarda a recuperação clínica.

Os resultados obtidos por meio do monitoramento nutricional fornecem indicadores para a avaliação dos objetivos do plano de cuidados nutricionais, o qual deve ser integrado à assistência médica e cirúrgica.

Em pacientes críticos, a TN objetiva auxiliar na redução dos efeitos consequentes à enfermidade aguda e minimizar a perda de massa magra. Com relação aos pacientes oncológicos, aliado aos benefícios acima citados, também se observam a recuperação dos danos aos tecidos sadios, a redução de efeitos adversos e a normalização dos distúrbios metabólicos secundários ao tratamento antineoplásico.

A hiperalimentação ou a hipoalimentação podem gerar consequências negativas, causando comorbidades e repercussões que podem prolongar a permanência da UTI pediátrica. Dessa forma, o acompanhamento da TN é imprescindível. As Figuras 27.1 e 27.2 apresentam algoritmos para auxiliar na decisão da TN nessa condição.

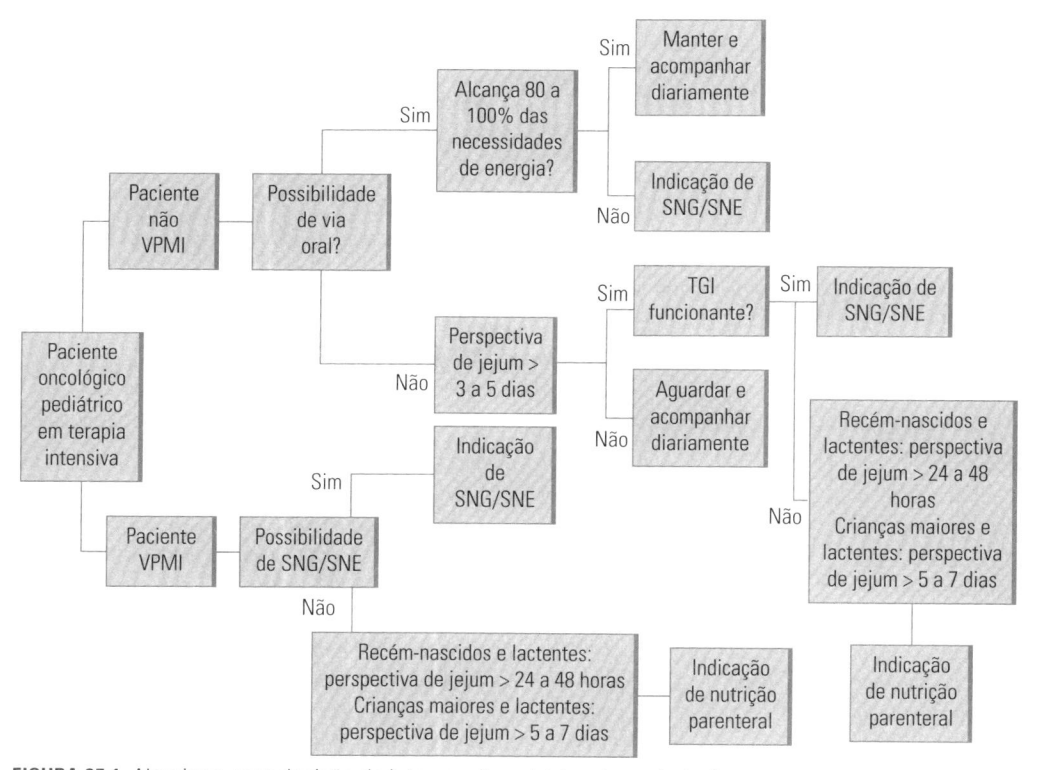

FIGURA 27.1. Algoritmo para decisão da intervenção nutricional na admissão.
Fonte: Elaboração das autoras.

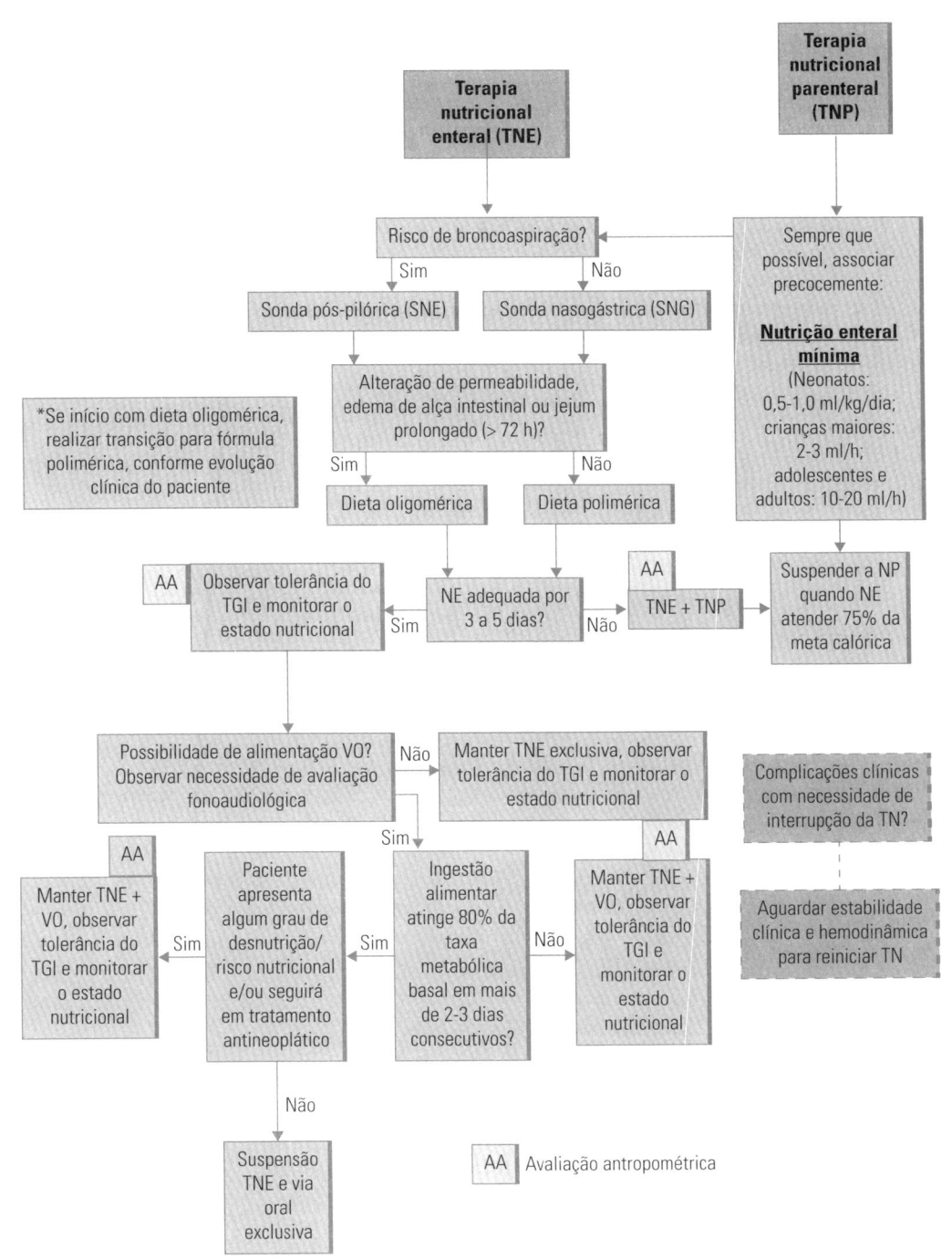

FIGURA 27.2. Algoritmo para decisões após a indicação de terapia nutricional.
Fonte: Elaboração das autoras.

■ Distúrbios hidreletrolíticos

Os distúrbios eletrolíticos são frequentemente encontrados nessa população, devendo ser monitorados e corrigidos adequadamente. Uma vez que a estabilização tenha sido alcançada, o suporte nutricional deve ser iniciado.

■ Terapia nutricional enteral

A nutrição enteral (NE) favorece o trofismo da mucosa intestinal, estimula mecanismos neuroendócrinos, diminui a possibilidade de translocação bacteriana, apresenta menor risco de complicações, não requer técnicas complicadas de assepsia e é econômica. É consenso que a NE deve ser a primeira via de escolha para a TN, devendo ser iniciada precocemente (24 a 48 horas) após a estabilização clínica e hemodinâmica do paciente, especialmente se o paciente apresentar risco nutricional ou algum grau de desnutrição.

Os efeitos adversos gastrointestinais decorrentes do tratamento antineoplásico e o próprio quadro clínico do paciente crítico muitas vezes dificultam o início e/ou a progressão da NE. Nesses casos, é comum a utilização de dietas oligoméricas ou com menor osmolaridade. Nos casos em que a progressão da dieta for limitada, sugere-se a manutenção da NE mínima (neonatos: 0,5 a 1,0 mL/kg/dia até 10 a 20 mL/kg/dia; crianças maiores: 2 a 3 mL/hora, adolescentes e adultos: 10 a 20 mL/hora associada à terapia nutricional parenteral), especialmente em pacientes neutropênicos, para minimizar a translocação bacteriana e o risco de sepse.

■ Terapia nutricional parenteral

Em UTI pediátricas oncológicas, é comum a admissão de pacientes cuja utilização do trato gastrointestinal não é recomendada, tais como quadros de íleo paralítico (muitas vezes relacionado à utilização de quimioterápicos inibidores do fuso mitótico, especialmente a vincristina), obstrução intestinal, enterocolite neutropênica, toxicidade gastrointestinal de graus III ou IV (mucosite, vômitos incoercíveis e/ou diarreia de difícil controle) ou que apresentem doença do enxerto contra o hospedeiro (DECH) intestinal grave após terem sido submetidos a TCTH. Nesses casos, a nutrição parenteral (NP) é a melhor alternativa para a TN. A utilização da NP combinada à NE pode ser considerada para atender às necessidades nutricionais quando a meta nutricional não for possível de ser atingida apenas com a NE.

Estudos recentes com pacientes críticos pediátricos sugerem que, naqueles que definitivamente não podem receber NE, a NP deve ser iniciada após 7 a 10 dias de jejum. Além disso, deve-se considerar que, ao iniciar a TN parenteral, todas as estratégias devem ser otimizadas para reduzir as complicações associadas a ela.

■ Considerações finais

O tratamento do câncer envolve muitos procedimentos que ocasionam o comprometimento do estado nutricional, que cursa com alterações na composição corporal e comprometimento da resposta imunológica, aumentando a morbimortalidade e os custos de assistência hospitalar. A correção da depleção do estado nutricional de pacientes oncológicos pediátricos que iniciam tratamento antineoplásico pode reduzir as taxas de complicações. Porém, essa situação é importante, principalmente, para garantir melhores condições nos casos de internações por complicações. Pacientes em terapia intensiva que ingressam com maiores reservas corporais apresentam melhores desfechos.

Assim, a interação entre equipes é fundamental para que se estabeleçam metas de atuação, proporcionando alto padrão de atendimento e garantindo a efetividade da TN de forma a reduzir prejuízos e aumentar benefícios.

■ Bibliografia consultada

American Society for Parenteral and Enteral Nutrition (ASPEN). Board of Directors and the Clinical Guidelines Task Force. Aspen Clinical Guidelines: Nutrition support of the critically ill child. JPEN J Parenter Enteral Nutr. 2009;33(3):260-76.

American Society for Parenteral and Enteral Nutrition. Board of Directors and the Clinical Guidelines Task Force. Guidelines for the use of parenteral and enteral nutrition in adult and pediatric patients. JPEN J Parenter Enteral Nutr. 2002;26(Suppl):1SA-138SA.

Coss-Bu JA, Hamilton-Reeves J, Patel JJ, Morris CR, Hurt RT. Protein Requirements of the Critically Ill Pediatric Patient. Nutr Clin Pract. 2017;32(1 Suppl):128S-41S.

Costa CA, Tonial CT, Garcia PC. Association between nutritional status and outcomes in critically ill pediatric patients: a systematic review. J Pediatr. 2016;92(3).

Gómez IJA, González CB, Palacio PAM, Santis ETM, Bayona JDT, Contreras JP, et al. Nutritional Support of the Critically Ill Pediatric Patient: Foundations and Controversies. Trauma and Intensive Medicine. 2017;8:1-7.

Joosten KF, Kerklaan D, Verbruggen SC. Nutritional support and the role of the stress response in critically ill children. Curr Opin Clin Nutr Metab Care. 2016;190):226-33.

Schofield WN. Predicting basal metabolic rate, new standards and review of previous work. Hum Nutr Clin Nutr .1985;39 Suppl 1:5-41.

Society of Critical Care Medicine and American Society for Parenteral and Enteral Nutrition. Guidelines for the provision and assessment of nutrition support therapy in the adult critically Ill patient. JPEN J Parenter Enteral Nutr. 2016;40(2):159-211.

World Health Organization/Food and Agricultural Organization/United Nations University. Energy and protein requirements. Report of a joint FAO/WHO/UNU expert consultation World Health Organization technical report series 724. Geneva: WHO; 1985.

Transplante de Células-Tronco Hematopoiéticas

28.1 • Abordagem Clínico-Nutricional

Claudia Harumi Nakamura
Adriana Garófolo
Marina Salvati Crepaldi

O transplante de células-tronco hematopoiéticas (TCTH) é um método terapêutico utilizado no tratamento de muitas doenças malignas e congênitas por meio do uso de quimioterapia e/ou radioterapia.

As indicações dos pacientes oncológicos pediátricos para a realização desse tratamento variam conforme o diagnóstico oncológico, a refratariedade, a recidiva e a remissão da doença oncológica.

O TCTH é composto pela fase de mobilização (preparo), condicionamento (administração de quimioterapia e/ou radioterapia), infusão das células-tronco hematopoiéticas e recuperação hematológica (confirmação da enxertia).

Quando o doador é o próprio paciente, o TCTH é chamado de autólogo; quando o doador é o irmão, alogênico aparentado, gemelar (singênico); quando esse doador é mãe ou pai com 50% de compatibilidade, haploidêntico; e quando é desconhecido (selecionado por banco de coleta), alogênico não aparentado.

Devido à administração de quimioterapia e radioterapia, é comum a presença de efeitos adversos relacionados a:

1. Trato gastrointestinal (TGI) e outros sistemas;
2. Infecções: devido a imunossupressão e alterações na permeabilidade da mucosa gastrointestinal, há maior risco de infecções;
3. Metabolismo: alterações metabólicas relacionadas à inflamação, como hiperglicemia, hipergliceridemia, aumento de proteínas de fase aguda, hipoalbuminemia e alterações hidroeletrolíticas.

Dependendo do grau de toxicidade, os efeitos e sintomas podem permanecer por semanas, meses ou anos, com implicações negativas no estado nutricional devido a prejuízos no consumo alimentar e na absorção de nutrientes. Muitos pacientes podem apresentar comprometimento nutricional prévio ao TCTH.

A presença de qualquer alteração nutricional é considerada um risco para o aumento da morbimortalidade, com maior chance de reinternações e aumento nos custos hospitalares. A desnutrição eleva as taxas de infecção, aumenta o tempo de internação, reduz a tolerância ao tratamento e aumenta as toxicidades relacionadas com ele, reduzindo a sobrevida e a qualidade de vida. De acordo com as diretrizes para a terapia nutricional durante o TCTH, todos os pacientes submetidos a esse procedimento com regimes de condicionamento mieloablativo são de risco nutricional. Por esse motivo, na indicação de TCTH, o paciente deve ser acompanhado desde a fase pré-transplante.

■ Abordagem pré-TCTH

A fase pré-TCTH é o momento de identificação precoce do estado nutricional do paciente para a correção de deficiências nutricionais e o preparo nutricional para o TCTH. É importante conhecer os hábitos alimentares e a história nutricional global, como consumo alimentar, necessidade de terapia nutricional e perdas ponderais.

■ Objetivos da terapia nutricional

1. Corrigir ou manter o estado nutricional adequado.
2. Orientar e planejar a dietoterapia adequada.
3. Orientar as restrições alimentares para a fase.
4. Conscientizar e orientar sobre a terapia nutricional.

■ Avaliação nutricional

A presença de risco nutricional no pré-TCTH é um fator prognóstico negativo para a evolução clínica desses pacientes. A avaliação antropométrica no pré-TCTH deve ser completa (*vide* Capítulo 10). A história da evolução de peso deve ser investigada como parte da avaliação nutricional, incluindo a história de pelo menos seis meses pré-TCTH, como o peso antes da doença, detectando as flutuações na evolução do peso do paciente, que podem ter ocorrido com o tratamento prévio.

No período anterior ao TCTH, avaliação da composição corporal e *performance* funcional (*vide* Capítulo 10) e metabólica (*vide* Capítulo 11) devem ser realizadas para auxiliar na conduta nutricional durante a fase do transplante e na orientação de alta.

Necessidades nutricionais

A oferta de energia e dos demais nutrientes nessa fase são calculados seguindo as estimativas gerais da oncologia pediátrica.

Conduta nutricional

A intervenção nutricional nessa fase deverá ser avaliada e indicada associando os dados nutricionais e clínicos conforme indicações gerais da oncologia pediátrica (veja a parte VIII), que inclui: orientação dietética, indicação de terapia nutricional prévia, quando necessário, e conscientização das modificações e restrições nutricionais e também da possibilidade de terapia nutricional durante o TCTH.

■ Abordagem durante o TCTH

Durante a internação para a realização do TCTH, é necessário realizar visitas nutricionais diariamente, a fim de avaliar a tolerância gastrointestinal à dieta (sintomas relacionados ao TGI e aceitação alimentar), a necessidade e indicação de terapia nutricional e a evolução clínica e do estado nutricional. Nessa fase são comuns alterações importantes do TGI e baixa ingestão alimentar.

■ Objetivos da terapia nutricional

1. Minimizar o catabolismo proteico.
2. Adequar a dieta conforme a tolerância do TGI.
3. Modular a resposta inflamatória, adequando a terapia nutricional a ela.
4. Estimular a integridade do TGI.
5. Minimizar o risco de infecções e intoxicações alimentares.

■ Avaliação antropométrica

Durante a fase de transplante, ocorre alteração importante de peso e de composição corporal associada a edema. Recomenda-se que a mensuração de peso seja realizada diariamente para detectar essas alterações, sem validade, entretanto, como indicador do estado nutricional.

A circunferência da panturrilha pode ser realizada semanalmente e utilizada como indicador indireto do acompanhamento da massa muscular do paciente. As demais medidas antropométricas, quando utilizadas, devem ser interpretadas com cautela.

■ Necessidades nutricionais

Sabe-se que com o estresse agudo há alteração considerável das necessidades energéticas do indivíduo, induzindo a uma resposta catabólica, e que a aplicação de um fator de correção de estresse para os pacientes graves pode aumentar o risco de hiperalimentação. Desde o ano de 1991, Taveroff *et al.* já sugeriam em seu trabalho redução no gasto energético desses pacientes. Os mesmos autores afirmavam que durante esse tratamento ocorre uma mudança na função da membrana celular que poderia limitar a utilização de nutrientes e a utilização de terapia nutricional durante o TCTH. Vários estudos observaram redução no gasto energético basal durante os dias que seguem o condicionamento do TCTH pela mensuração de calorimetria indireta. Em 2012, Bechard *et al.* compararam o gasto energético de repouso por calorimetria indireta *versus* o estimando pela equação de Schofield (1985 – Quadro 28.1.1), observando redução dele nos pacientes do estudo, que se comportava de forma diferente, de acordo com a fase do transplante. Essas alterações do gasto ocorrem, principalmente, logo após o início do condicionamento, com seu aumento coincidindo com a recuperação da medula óssea ("pega").

QUADRO 28.1.1
Equação proposta por Schofield (1985)

Meninos:			
Idade (anos)	Equação		
< 3	$(0,240 \times$ peso kg $- 0,127) \times 239$		
3 a 10	$(0,095 \times$ peso kg $+ 2,110) \times 239$		
10 a 18	$(0,074 \times$ peso kg $+ 2,754) \times 239$		
18 a 30	$(0,063 \times$ peso kg $+ 2,896) \times 239$		
Meninas:			
Idade (anos)	Equação		
< 3	$(0,244 \times$ peso kg $- 0,130) \times 239$		
3 a 10	$(0,085 \times$ peso kg $+ 2,033) \times 239$		
10 a 18	$(0,056 \times$ peso kg $+ 2,898) \times 239$		
18 a 30	$(0,062 \times$ peso kg $+ 2,036) \times 239$		

Portanto, para o cálculo da oferta de energia, considera-se o gasto energético basal. Crianças submetidas ao TCTH apresentam alterações no gasto energético de repouso ao longo das fases do tratamento. Seguimos a proposta baseada nos estudos de Duggan *et al.* (2003) e Bechard *et al.* (2012), por meio de cálculos que consideram as mudanças ao longo do período do transplante (Figura 28.1.1). Assim, quando não há disponibilidade para a mensuração do gasto energético com calorimetria indireta, recomenda-se a estimativa pela equação de Schofield adaptando às fases do TCTH (Quadro 28.1.2).

FIGURA 28.1.1. Comportamento do gasto energético basal durante os dias de TCTH. Fonte: Bechard *et al.*, 2012.

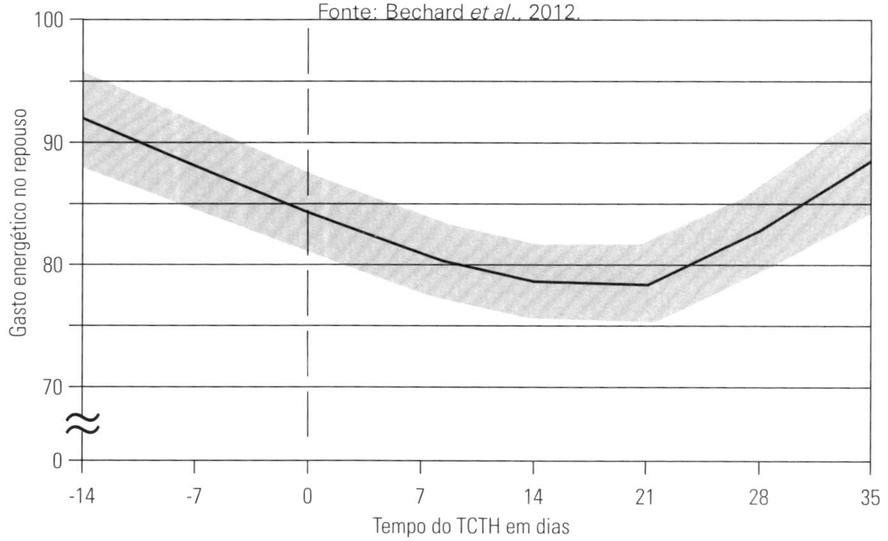

QUADRO 28.1.2
Porcentagem da necessidade de energia estimada do GEB em relação aos dias do TMO

Dia do TMO	D-14 ao D-6	D-7 ao D-1	D 0 ao D+6	D+7 ao D+13	D+14 ao D+20	D+21 ao D+27	D+28 ao D+35
% GEB	90	85	85	80	75	80	85

Fonte: Bechard *et al.*, 2012.

Nessa fase, recomenda-se que todos os cálculos de estimativa de energia sejam realizados com o peso seco (peso pré-transplante, ou o menor peso mensurado durante esse procedimento), a fim de evitar a hiperalimentação.

Com relação à oferta proteica, não há recomendações específicas para os pacientes oncológicos pediátricos em TCTH. Desse modo, as recomendações são baseadas em crianças consideradas críticas. É preconizado utilizar oferta proteica, mantendo a relação de calorias não proteicas em 100 a 150 kcal para 1 g de nitrogênio, visando minimizar os efeitos do catabolismo proteico (Quadro 28.1.3).

QUADRO 28.1.3
Recomendação proteica

Idade (anos)	Oferta proteica diária
0 a 2	2,5 a 3,0 g/kg peso atual
2 a 11	2,0 g/kg peso atual
12 a 18	1,5 a 2,0 g/kg peso atual
> 18	1,2 a 2,0 g/kg peso atual

Fonte: ASPEN, 2002; ESPEN, 2006.

▣ Terapia nutricional

Nesse momento, a terapia metabólico-nutricional tem um papel fundamental, visando melhorar a resposta do organismo durante o tratamento, minimizando a intensidade das toxicidades e sintomas e prevenindo depleções graves do estado nutricional.

Dessa forma, a necessidade basal de energia é recomendada, calculada de acordo com idade, sexo e período do tratamento.

A terapia nutricional pode ser por via oral, enteral ou parenteral, a depender das condições clínicas e nutricionais do paciente.

Critérios para indicação de terapia nutricional:

1. Consumo alimentar inferior a 100% do gasto energético basal (GEB) por mais de três dias consecutivos;
2. Não atender às recomendações proteicas para a idade, por mais de três dias consecutivos;
3. Alterações do TGI (vômitos, diarreia e má absorção).

■ Abordagem pós-alta

Após a internação, o paciente deve continuar o seguimento em consultório, visando garantir a adequação da oferta e do estado nutricional. Essa fase compreende uma terapia nutricional anabólica, com o objetivo de oferecer condições para restabelecimento das perdas adquiridas durante a fase do TCTH. Os mesmos instrumentos e métodos de avaliação são utilizados, como antropometria, composição corporal, anamnese (sintomas do TGI, uso de medicamentos, presença de alterações funcionais, exame de capacidade funcional e *performance*) e inquérito alimentar, para identificar risco nutricional e rever condutas.

Além disso, o seguimento por meio de exames bioquímicos e metabólicos pode ajudar a identificar algumas deficiências e alterações por uso de medicamentos. As principais alterações estão descritas no Quadro 28.1.4.

Objetivos da terapia nutricional:

1. Adequar/recuperar o estado nutricional;
2. Minimizar o risco de infecções e intoxicações alimentares;
3. Promover trofismo da flora intestinal;
4. Recuperar a mucosa gastrointestinal.

QUADRO 28.1.4
Principais distúrbios nutricionais após o TCTH

Distúrbios nutricionais	Principais causas
Anorexia	Restrições alimentares; medicamentos em geral
Deficiência de vitamina D	Medicamentos corticosteroides
Osteoporose	Medicamentos corticosteroides
Diabetes	Medicamentos corticosteroides e imunossupressores
Hiperlipidemia	Medicamentos corticosteroides e imunossupressores
Desnutrição	Má alimentação, complicações do TGI, tratamento durante o TCTH
Deficiências nutricionais	Má alimentação, complicações do TGI, tratamento durante o TCTH

Fonte: Elaboração das autoras.

■ Protocolo de avaliação nutricional e acompanhamento

Avaliação semanal:

1. Comprometimento do estado nutricional e necessidade de terapia nutricional;
2. Em uso de imunossupressores e corticoides nos casos de doença do enxerto contra o hospedeiro, ou que seguem em tratamento quimioterápico ou radioterápico, semanalmente;
3. Pacientes com complicações pós-TCTH como as complicações do TGI ou em recuperação por complicações do TGI.

A avaliação deve ser planejada individualmente, dependendo das condições clínicas e nutricionais. O intervalo de seguimento é determinado por esses fatores também, e a alta do paciente deve ocorrer quando as complicações do TCTH foram resolvidas.

Necessidades nutricionais

Após a recuperação medular e a recuperação do estresse agudo, recomenda-se a terapia nutricional anabólica, com estimativas recomendadas para pacientes estáveis.

Terapia nutricional

Após o TCTH, o paciente poderá necessitar de terapia nutricional, caso ele não atinja suas necessidades e demonstre não ter condições de realizar a recuperação ou manutenção nutricional por meio da dieta, nessa fase anabólica (veja a parte VIII Terapia Nutricional).

Em muitos casos, as suplementações, principalmente para atingir a oferta de vitaminas e oligoelementos, são necessárias.

Considerações finais

A terapia de condicionamento para o TCTH é intensa e causa muitos distúrbios clínicos, metabólicos e nutricionais. A terapia nutricional antes, durante e após o procedimento é essencial para garantir um maior sucesso do tratamento e melhorar as chances de cura e a qualidade de vida.

Bibliografia consultada

Arends J, Bachmann P, Baracos V, Barthelemy N, Bertz H, Bozzetti F, et al. ESPEN guidelines on nutrition in cancer patients. Clin Nutr. 2017;36(1):11-48.

ASPEN Board of Directors and the Clinical Guidelines Task Force. Guidelines for the use of parenteral and enteral nutrition in adult and pediatric patients. J Parenter Enteral Nutr. 2002;26(1 Suppl):1-138.

August DA, Huhmann MB; American Society for Parenteral and Enteral Nutrition (A.S.P.E.N.) Board of Directors. ASPEN clinical guidelines: nutrition support therapy during adult anticancer treatment and in hematopoietic cell transplantation. JPEN J Parenter Enteral Nutr. 2009;33(5):472-500.

ESPEN/ESPGHAN. Guidelines on paediatric parenteral nutrition. Journal of Pediatric Gastroenterology and Nutrition 2005;41:S1-S87.

Duggan C, Bechard L, Donovan K, Vangel M, O'Leary A, Holmes C, et al. Changes in resting energy expenditure among children undergoing allogeneic stem cell transplantation. Am J Clin Nutr. 2003;78(1):104-9.

Garófolo A, Modesto PC, Gordan LN, Petrilli AS, Seber A. Perfil de lipoproteínas, triglicérides e glicose plasmáticos de pacientes com câncer durante o transplante de medula óssea. Rev Nutr. 2006;19(2).

Bechard LJ, Feldman HA, Duggan C. Attenuation of resting energy expenditure following hematopoietic stem cell transplantation in children. Bone Marrow Transplant. 2012;47(10):1301-6.

Ringwald-Smith KA, Heslop HE, Krance RA, Mackert PW, Hancock ML, Stricklin LM, et al. Energy expenditure in children undergoing hematopoietic stem cell transplantation. Bone Marrow Transplant. 2002;30(2):125-30.

Schofield W. Predicting basal metabolic rate, new standards and review of previous work. Hum Nutr Clin Nutr. 1985;39 Suppl 1:5-41.

Seber A, Bonfim CMS, Daudt LE, Gouveia RV, Ginani VC, Mauad M, et al. Indicações de transplante de células-tronco hematopoéticas em pediatria: consenso apresentado no I Encontro de Diretrizes Brasileiras em Transplante de Células-Tronco Hematopoéticas – Sociedade Brasileira de Transplante de Medula Óssea, Rio de Janeiro, 2009. Rev Bras Hematol Hemoter. 2010;32(3):225-39.

Taveroff A, McArdle AH, Rybka WB . Reducing parenteral energy and protein intake improves metabolic homestasis after bone marrow transplantation Am J Clin Nutr 1991;54:1087-92.

Wedrychowicz A, Spodaryk M, Krasowska-Kwiecie A, Godzik J. Total parenteral nutrition in children and adolescents treated with high-dose chemotherapy followed by autologous haematopoietic transplants. Br J Nutr. 2010;103(6):899-906.

28.2 • Doença do Enxerto contra o Hospedeiro em TCTH

Aline Ramalho dos Santos
Adriana Garófolo
Claudia Harumi Nakamura

O transplante de células-tronco hematopoiéticas é uma das modalidades terapêuticas que pode ser utilizada no tratamento do câncer. Nesse caso, o sistema imunológico do doador é capaz de reconhecer as células tumorais residuais como "estranhas" e iniciar um processo conhecido como "enxerto *versus* tumor", sendo um fator determinante para a erradicação da doença maligna e maior sobrevida livre de recaída. Todavia, nesse processo, células dos diferentes tecidos do receptor podem ser afetadas, gerando distúrbios multissistêmicos, de-nominados doença do enxerto contra o hospedeiro (DECH), na forma aguda ou crônica, provocando uma intensa liberação de citocinas pró-inflamatórias, tais como interleucina-2 e interferon-gama.

Essa complicação é uma das causas mais frequentes de mortalidade pós-transplante, e os pacientes com doadores não aparentados têm um risco aproximado de até 80% de de-senvolver DECH. A probabilidade de sua ocorrência aumenta quando há diferenças no HLA (*human leukocyte antigen*) entre doador e receptor, idade elevada do receptor, fonte de células progenitoras, uso de irradiação corporal total (TBI), dose de células CD34+ (*cluster of differen-tiation*) do enxerto, utilização inadequada ou prolongada de esquemas de imunossupressores profiláticos e deficiência de vitamina D no período pré-transplante. Os principais locais onde pode ocorrer a doença são a pele, o fígado e o trato gastrointestinal, mas outros órgãos tam-bém podem ser acometidos.

A DECH aguda (DECHa) ocorre após a pega do enxerto e acomete principalmente a pele, o trato gastrointestinal e o fígado, podendo se apresentar nas formas aguda ou crônica, de acordo com as manifestações clínicas do paciente. O conceito de temporalidade para distinção entre a DECHa e a DECH crônica (DECHc) não é mais aceito, visto que podem ocorrer manifestações típicas do DECHc antes de 100 dias pós-transplante, bem como altera-ções de DECHa podem persistir além desse período.

O quadro clínico pode variar desde formas mais simples, como eritema cutâneo leve e alteração hepática discreta, até formas mais graves como diarreia sanguinolenta e icterícia.

Sendo o trato gastrointestinal um dos sistemas mais comumente envolvidos na DECH, atingindo principalmente íleo, ceco e colón ascendente, é de grande relevância no aspecto nutricional.

Seu diagnóstico pode ser estabelecido por meio de colonoscopia, endoscopia e biópsia, demonstrando em casos mais graves necrose das células epiteliais e células de cripta, edema extenso, sangramento difuso, sendo efetivas para distinção de outros fatores que poderiam causar quadro clínico semelhante, como causas infecciosas. Os sintomas podem variar desde inapetência, náuseas, êmese, diarreia secretória, cólicas abdominais até hemorragia digestiva.

Em crianças, os volumes das fezes podem ser superiores a 30 mL/kg por dia, resultando em desidratação, perda de eletrólitos e macronutrientes, além de intolerância à lactose.

■ Avaliação nutricional

Indicadores nutricionais por meio de índice de massa corpórea, área muscular do braço e circunferências são os métodos mais simples e de uso constante. Entretanto, eles não apresentam sensibilidade, pois são influenciados pelas rápidas alterações de composição corporal, por retenção de líquidos, pela resposta inflamatória e pelo uso de imunossupressores corticosteroides. Assim sendo, equipamentos que avaliam o tecido muscular por imagem seriam mais adequados, embora não possam ser utilizados de rotina.

A avaliação da perda ponderal ao diagnóstico da DECH, comparada ao peso pré-transplante, também considerado peso seco, é um índice viável que permite identificar a intensidade da depleção. Os fatores que podem impactar o estado nutricional desses pacientes são:

1. Administração de altas doses de corticosteroides associados à imunossupressores, levando a aumento da gordura corporal, perda da massa corporal magra, alterações no apetite, alterações no paladar, ganho ponderal, hiperglicemia, hipertrigliceridemia, hipercolesterolemia e desmineralização óssea;

2. Apresentação de sintomas que ocasionam perdas ou absorção inadequada de nutrientes, ou períodos prolongados de jejum nos casos de DECH de trato gastrointestinal, prejudicando o suprimento de energia, proteína e micronutrientes;

3. Doença extensa em comparação com pacientes com DECH limitada; em crianças, a perda ponderal pode atingir até 16% desde o transplante até o curso da DECHc, sendo mais intensa nos pacientes com envolvimento de vários órgãos.

Na DECH de trato gastrointestinal, a intervenção nutricional deve ser realizada de forma precoce, objetivando minimizar os efeitos negativos sobre o estado nutricional, amenizar os sinais e sintomas gastrointestinais e garantir nutrientes necessários para melhorar a resposta ao tratamento e o prognóstico, prevenindo a atrofia intestinal e promovendo a manutenção das funções digestivas e absortivas. Recomendações nutricionais estão descritas no Quadro 28.2.1.

A terapia nutricional é um pilar importante durante o tratamento dessa complicação. Para auxiliar no manejo quanto às intervenções, a Figura 28.2.1 ilustra um algoritmo desenvolvido para esse propósito.

As necessidades nutricionais devem ser ofertadas de acordo com o gasto energético basal, considerando que crianças submetidas ao TCTH apresentam alterações no gasto energético de repouso ao longo das fases do tratamento.

A dieta por via oral deve ser restrita, com progressão cautelosa conforme a tolerância, priorizando alimentos de fácil digestão, com baixo teor de gorduras, fibras, lactose e irritantes de mucosa, podendo haver restrição de alimentos proteicos na fase inicial e daqueles com alto risco de alergenicidade. Há poucas referências sobre como deve ser essa dieta na literatura. Um protocolo com uma progressão gradual deve ser instituído, de acordo com a melhora do quadro clínico, conforme descrito no Quadro 28.2.2. A reposição de enzimas pancreáticas é indicada quando a excreção de gorduras pelas fezes for superior a 15 g/dia, resultando em esteatorreia, sendo recomendados entre 4.000 e 48.000 U de lipase por refeição (ajustar a dose conforme a resposta individual). Os pacientes com DECH grave apresentam maior imunossupressão devido ao tratamento, devendo haver um reforço nas orientações de segurança alimentar para evitar doenças transmitidas por alimentos.

QUADRO 28.2.1
Recomendações nutricionais em DECH de trato gastrointestinal

Fase	Sintomas	Dieta	Intolerância à dieta
1. Repouso intestinal	Cólica abdominal Diarreia aquosa de grande volume Albumina sérica reduzida Trânsito reduzido ou diminuição dos sons intestinais Náuseas e vômitos	Oral: repouso intestinal Intravenosa: necessidades energéticas e proteicas	
2. Introdução da alimentação oral	Mínima cólica abdominal Diarreia inferior a 500 mL/dia Teste negativo para sangue oculto em fezes Melhora do trânsito intestinal (mínimo 1,5 hora) Raramente náuseas e vômitos	Oral: isosmótico, baixo teor de resíduos, e lactose, Inicialmente, 60 mL a cada 2-3 horas Intravenosa: igual à fase 1	Aumento do volume das fezes ou diarreia Aumento da frequência de vômitos Aumento da cólica abdominal
3. Introdução dos sólidos	Dor abdominal mínima ou ausente Fezes formadas	Oral: inclusão de alimentos sólidos, um a cada 3-4 horas: baixo teor de lactose, gordura (20-40 mg/dia), acidez, fibras, sem irritantes gástricos Intravenosa: igual à fase 1	Igual à fase 2
4. Expansão da dieta	Dor abdominal mínima ou ausente Fezes formadas	Oral: baixo teor de lactose, fibras, acidez e sem irritantes gástricos; gordura nas fezes é indicativo de má absorção, portanto baixo teor de gorduras Intravenosa: é necessário para atender as necessidades nutricionais	Igual a fase 2
5. Retornar à dieta regular	Sem cólica abdominal Fezes normais Trânsito intestinal normal Albumina sérica normal	Oral: progressão para dieta regular, introduzindo um alimento por dia: alimentos ácidos, com fibras, com lactose. A ordem de adição será variada, dependendo das preferências e da tolerância individual. Os pacientes que não apresentam mais esteatorreia devem ter a restrição de gordura liberada devagar Intravenosa: suspender quando a ingestão oral atingir as necessidades estimadas	Igual à fase 2

Fonte: Adaptado de Koç *et al.*, 2016.

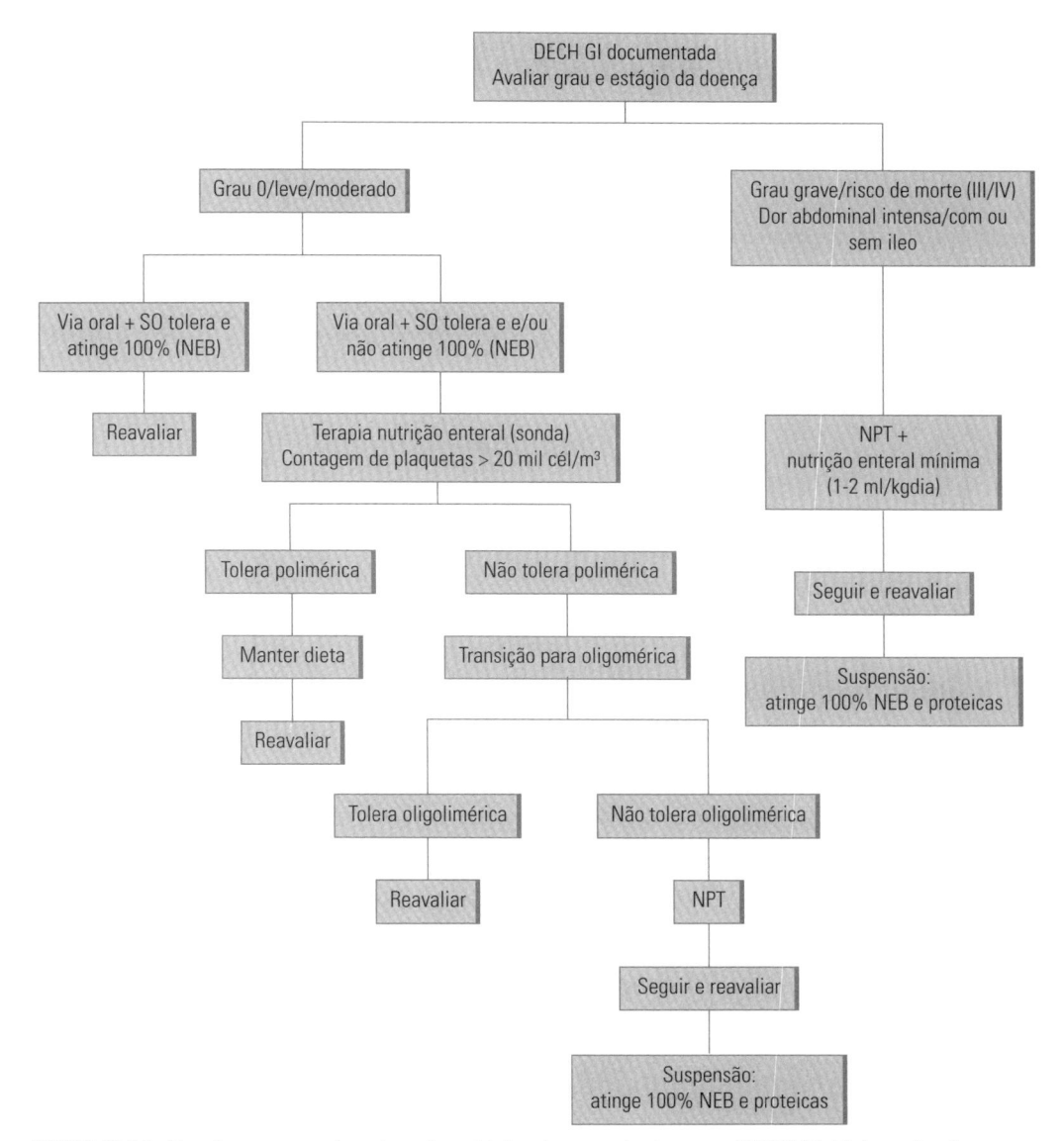

FIGURA 28.2.1. Algoritmo para guiar a terapia nutricional em pacientes com DECH GI. Elaboração das autoras.

A imunonutrição também pode ser estabelecida com o intuito de amenizar a resposta imune, modulando os mediadores pró e anti-inflamatórios; alguns imunonutrientes estão mais associados à redução do risco da DECH após TCTH, principalmente glutamina, ácido eicosapentaenoico (EPA), N-acetilcisteína (NAC), selênio, zinco e vitamina D.

QUADRO 28.2.2
Progressão da dieta para DECH intestinal: etapas 1 e 2

Dieta – Etapa 1	Dieta – Etapa 2
Alimentos permitidos	
Arroz	Todos os alimentos da dieta de fase 1 e mais:
Macarrão sem molho	Leite com baixa lactose com adoçante
Batata, mandioca ou mandioquinha cozidas	Biscoito doce simples
Sopa sem carne (com cebola, cenoura, batata, abobrinha, macarrão ou arroz)	Sopa com carne
Banana, maçã ou pera cozidas ou assadas	Ovo cozido ou omelete
Biscoito salgado simples	Salada de cenoura, chuchu ou abobrinha cozidos
Pão branco ou torradas	Carne magra grelhada
Tapioca	
Cereal matinal de milho ou arroz sem açúcar (flocos de milho ou arroz)	
Chá de camomila ou erva-doce	
Água de coco	
Suco de polpa *tetrapak light* (sabores pêssego, goiaba ou maçã)	
Manteiga ou margarina em quantidades controladas	

Fonte: Adaptado de Koç *et al.*, 2016.

■ Bibliografia consultada

Bechard JL. Attenuation of restring energy expenditure following hematopoietic stem cell transplantation in children. Bone Marrow Transplant. 2012:10:1301-6.

Brasil. Ministério da Saúde. Protocolo de Recomendação – Protocolo Clínico e Diretrizes Terapêuticas Imunossupressão pós transplante de Medula Óssea. Comissão Nacional de Incorporação de Tecnologias no SUS; 2016.

Fred Hutchinson Cancer Research Center/Seattle Cancer Care Alliance. Long-term follow-up after hematopoietic stem cell transplant – General guidelines for referring physicians. July 17, 2014. Disponível em: https://www.fredhutch.org/content/dam/public/Treatment-Suport/Long-Term-Follow-Up/physician.

Jagasia MH, Greinix HT, Arora M, Williams KM, Wolff D, Cowen EW, et al. National Institutes of Health Consensus Development Project on Criteria for Clinical Trials in Chronic Graft-versus-Host Disease: I. The 2014 Diagnosis and Staging Working Group report. Biol Blood Marrow Transplant. 2015;21(3):389-401.e1.

Koç N, Gündüz M, Azık MF, Tavil B, Gürlek-Gökçebay D, Özaydın E, et al. Stepwise diet management in pediatric gastrointestinal graft versus host disease. Turk J Pediatr. 2016;58(2):145-151.

Capítulo 29

Abreviação de Jejum em Pacientes Pediátricos Submetidos à Radioterapia sob Sedação

Karen Jaloretto T. Guedes

A radioterapia é uma modalidade de tratamento que pode ser utilizada com intenção curativa ou paliativa. Desse modo, utiliza-se a radiação ionizante para o combate às neoplasias, tendo como principal objetivo atingir células malignas, determinando a morte celular ou impedindo sua multiplicação pela mitose.

O procedimento da radioterapia normalmente é breve, porém os pacientes devem permanecer imóveis e devem ficar isolados, ou seja, longe dos seus acompanhantes. Por vezes, eles apresentam dificuldades em colaborar com as recomendações de imobilidade, sendo necessário o uso de sedativos.

Em alguns serviços hospitalares, a padronização para a realização da sedação em pacientes submetidos à radioterapia preconiza o jejum de 8 horas antes do procedimento, visando ao esvaziamento gástrico e evitando a broncoaspiração na indução anestésica, além de complicações gastrointestinais.

Diversos aspectos das rotinas de cuidados perioperatórios têm sido estudados, entre eles a nutrição e o tempo de jejum pré-procedimentos eletivos. A resposta orgânica ao trauma determina modificações basais em órgãos e sistemas, resultando no aparecimento ou agravamento da desnutrição, queda da resposta imunológica, suscetibilidade a infecções, além de cicatrização ineficaz.

Em 2005, o grupo ERAS (*Enhanced Recovery After Surgery*) publicou um consenso, baseado em metanálises e estudos controlados e randomizados, direcionados aos cuidados perioperatórios, apontando diversas alterações nas formas tradicionais de cuidado dos pacientes.

Diante do exposto, as principais sociedades de anestesiologistas modificaram suas recomendações em relação ao tempo de jejum permitido para a realização de cirurgias ou procedimentos que necessitem de sedação, estipulando jejum de 6 a 8 horas para refeições sólidas e de 2 horas para a ingestão de líquidos sem resíduos.

Apesar das novas recomendações, ainda a abreviação do jejum é um grande desafio, pois envolve quebra de paradigmas e é considerado indispensável por muitos profissionais devido a conceitos antigos utilizados até os dias de hoje.

No caso do procedimento da radioterapia, os pacientes são orientados a permanecerem 8 horas de jejum para serem submetidos à sedação e com o intuito de realizarem a irradiação.

Porém, por questões logísticas dos serviços, muitos deles acabam permanecendo muito mais que o período estipulado para o procedimento. Normalmente, a programação da duração do tratamento radioterápico é longa, fazendo com que os pacientes permaneçam em jejum prolongado por diversos dias, podendo chegar a semanas, o que pode influenciar negativamente no estado nutricional deles.

É bem descrito na literatura que jejum prolongado em procedimentos eletivos causa uma série de complicações, como aumento da sensação de fome e sede, irritabilidade e desconforto, maior incidência de náuseas e vômitos, além de potencializar a resposta metabólica ao trauma, aumentando a produção de mediadores inflamatórios que incrementam a resposta inflamatória, levando a proteólise muscular, lipólise e resistência à insulina. Também pode criar uma janela de oportunidade para infecções, uma vez que o jejum prolongado reduz a atividade de células imunológicas.

■ Bases teóricas para a abreviação do jejum

Diversos estudos demonstram que o tempo de esvaziamento gástrico de líquidos claros em crianças ocorre rapidamente, independentemente do volume ingerido, enfatizando que a abreviação do jejum pode ser realizada de forma segura.

Ainda não foi proposta uma recomendação para o volume de líquidos claros a serem ofertados para pacientes oncológicos pediátricos para a abreviação do jejum. Porém, estudos demostram benefícios da ingestão desses líquidos em pediatria, como aumento no pH gástrico, melhora da satisfação dos pacientes e de seus familiares, diminuição do risco de hipoglicemia, oferta de calorias e redução da lipólise e proteólise muscular.

■ Considerações finais

A radioterapia é responsável por uma série de efeitos adversos, que vão interferir de forma negativa no estado nutricional do paciente. Sendo assim, supõe-se que as complicações causadas pelo jejum prolongado, associadas ao estresse metabólico causado pela patologia e aos efeitos adversos relacionados ao tratamento, podem estar relacionadas ao déficit nutricional, facilitando o desenvolvimento da desnutrição e piorando a resposta ao tratamento e o prognóstico. Essas repercussões fundamentam a necessidade da terapia nutricional como prevenção e tratamento da desnutrição. Dessa forma, o desenvolvimento de um protocolo específico de abreviação de jejum nessa população deve ser encorajado.

■ Bibliografia consultada

Brady M, Kinn S, Stuart P. Preoperative fasting for adults to prevent perioperative complications. Cochrane Database Syst Rev. 2003(4):CD004423.

Merchant R, Chartrand D, Dain S, Dobson G, Kurrek MM, Lagace A, et al. Guidelines to the practice of anesthesia – revised edition 2015. Can J Anaesth. 2015;62(1):54-67.

Practice guidelines for preoperative fasting and the use of pharmacologic agents to reduce the risk of pulmonary aspiration: application to healthy patients undergoing elective procedures: an updated report by the American Society of Anesthesiologists Committee on Standards and Practice Parameters. Anesthesiology. 2011;114(3):495-511.

Schmitz A, Kellenberger CJ, Neuhaus D, Schroeter E, Deanovic D, Prufer F, et al. Fasting times and gastric contents volume in children undergoing deep propofol sedation – an assessment using magnetic resonance imaging. Paediatr Anaesth. 2011;21(6):685-90.

Smith I, Kranke P, Murat I, Smith A, O'Sullivan G, Soreide E, et al. Perioperative fasting in adults and children: guidelines from the European Society of Anaesthesiology. Eur J Anaesthesiol. 2011;28(8):556-69.

Capítulo 30

Papel do Leite Materno durante o Tratamento Oncológico

Bruna Cézar Diniz
Priscila dos Santos Maia-Lemos

A Organização Mundial da Saúde e o Ministério da Saúde (MS) recomendam a prática do aleitamento materno exclusivo (AME) até os 6 meses de vida, com a introdução da alimentação complementar após esse período e a manutenção do aleitamento materno até os 2 anos de idade ou mais. No Brasil, de acordo com os resultados da Pesquisa Nacional de Saúde, realizada em 2013, apenas 36,6% das crianças com menos de 6 meses recebiam AME.

A composição do leite materno, além de incluir vitaminas, minerais, carboidratos, lipídios e proteínas, com o objetivo de fornecer energia e substrato para as funções vitais do organismo e construção de tecidos, inclui também fatores de crescimento, imunoglobulinas, citocinas, enzimas e hormônios com papel biológico de atuação importante no sistema imunológico, na modulação da inflamação e no trato gastrointestinal (TGI) do lactente, sítios afetados durante o tratamento antineoplásico. Essas e outras propriedades estão dispostas na Figura 30.1.

Apesar de ainda carecer de evidências definitivas na literatura, alguns estudos sugerem uma relação entre aleitamento materno e proteção contra o desenvolvimento de câncer na infância devido à existência de substâncias imunológicas no leite materno com papel na apoptose e proliferação celular. Um estudo caso-controle realizado na Espanha, com 187 pacientes com câncer menores de 6 meses de idade ou mais e 187 controles saudáveis, sugere que a amamentação tem efeito protetor para o câncer pediátrico e que a proteção aumenta com a duração da amamentação.

Em outro estudo caso-controle, o papel protetor da amamentação foi investigado para neoplasias malignas linfoides. Foram analisados 117 pacientes oncológicos com idades entre 2 e 14 anos e 117 controles saudáveis. A duração da amamentação entre os pacientes com câncer foi significativamente menor do que entre os controles. Os autores declararam que o aleitamento materno por um período maior do que seis meses pode proteger contra leucemia infantil e linfomas. Além disso, outros estudos têm demonstrado maior incidência de casos de leucemia e linfoma de Hodgkin infantil em crianças que foram expostas a infecções na primeira infância.

Vale ressaltar que os benefícios do leite materno serão influenciados por sua duração e frequência, bem como pela idade do lactente no início da alimentação complementar. Dessa forma, é de extrema importância que o aleitamento materno seja encorajado desde o primeiro dia de vida e mantido de forma exclusiva ou então predominante – nos casos de impossibilidade e/ou necessidade de complementação da alimentação – até os 6 meses de vida, momento no qual deverá iniciar a alimentação complementar.

Em oncologia pediátrica, os tumores de maior incidência durante a faixa etária de 0 a 2 anos são a leucemia do lactente, neuroblastoma, retinoblastoma e tumores do sistema nervoso central. Nesses pacientes, o aleitamento materno torna-se ainda mais difícil, por diversos fatores, tais como: risco para a desnutrição, seja pelas alterações metabólicas decorrentes da própria doença ou pelos efeitos colaterais e toxicidades gastrointestinais consequentes ao tratamento antineoplásico, como anorexia, náuseas, vômitos, diarreia, constipação e mucosite.

No paciente oncológico, a terapia nutricional enteral muitas vezes é necessária para a manutenção ou recuperação do estado nutricional – o leite materno também é a primeira opção de escolha por via enteral, desde que boas práticas de manipulação sejam aplicadas e que a instituição estipule procedimentos de controle de qualidade para a garantia de um processo e produto final com qualidade e segurança.

Sabemos que nas décadas de 1940 e 1950 o Brasil sofria com altos índices de mortalidade infantil relacionada à desnutrição de lactentes que haviam realizado o desmame e iniciado alimentação artificial, tornando iminente a criação de um Banco de Leite Humano (BLH) para suprir as demandas dessas crianças. Após a implantação do primeiro BLH no Brasil, em 1943, investimentos direcionados ao seu funcionamento foram mudando no decorrer da história, com a formação de profissionais especializados e o reconhecimento de sua importância para

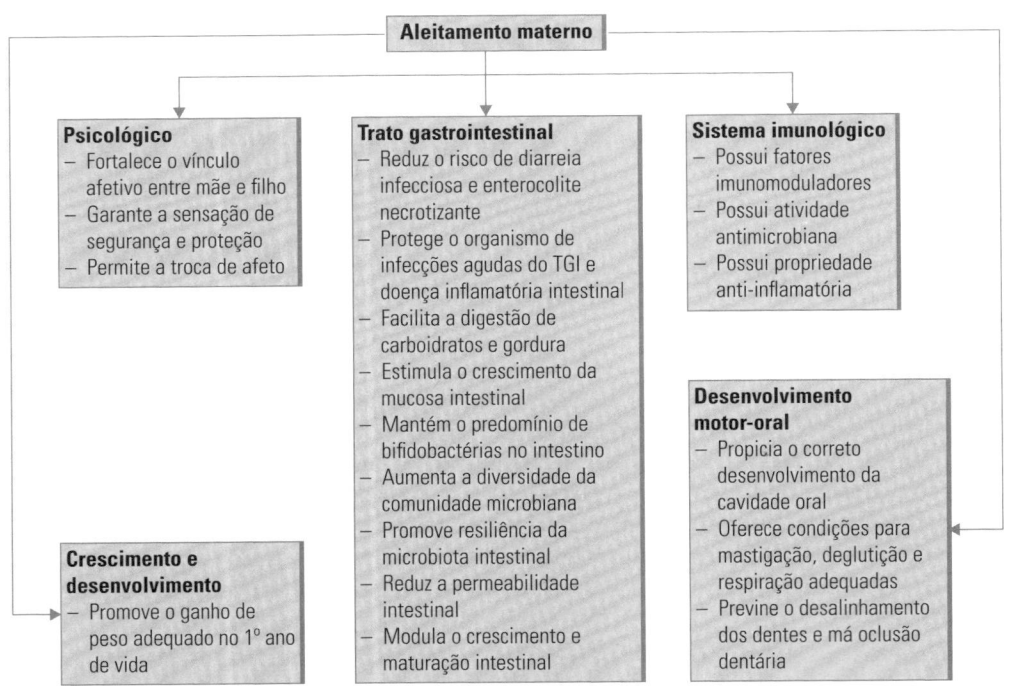

FIGURA 30.1. Benefícios do leite materno para a saúde do lactente.
Fonte: Elaboração das autoras.

a saúde pública do país, com a consequente criação da primeira legislação federal, a Portaria GM/MS nº 322, publicada em 1988. Após revisão, criou-se a RDC/Anvisa nº 171/2006, vigente até os dias atuais. De acordo com essa publicação, os BLH e Postos de Coleta de Leite Humano devem seguir diversos critérios para garantir um procedimento de qualidade e um leite ordenhado seguro do ponto de vista microbiológico. As principais recomendações encontram-se no Quadro 30.1.

QUADRO 30.1
Resumo das regulamentações técnicas para o funcionamento de Banco de Leite Humano e Posto de Coleta de Leite Humano

Regulamentações técnicas para BLH e PCLH

1. Seguir as orientações do Programa de Controle de Prevenção de Infecção e de Eventos Adversos (PCPIEA) do serviço de saúde ao qual está vinculado.

2. Prestar assistência a gestante, puérpera, nutriz e lactente na prática do aleitamento materno.

3. Possuir sala para recepção, registro e triagem das lactantes.

4. Possuir área para estocagem de leite cru coletado.

5. Possuir sala para ordenha.

6. Contar com o serviço de laboratório de controle de qualidade microbiológico *in loco* ou não.

7. Estar supridos com equipamentos e instrumentos necessários ao atendimento de sua demanda, em perfeitas condições de conservação e limpeza.

8. Garantir que os equipamentos de proteção individual (EPI) dos profissionais contemplem o uso de gorro, óculos de proteção, máscara, avental e luvas de procedimento, em conformidade com a atividade desenvolvida.

9. Garantir que a paramentação da lactante contemple o uso de gorro, máscara e avental fenestrado.

10. Garantir que o material usado na manipulação do leite humano seja previamente esterilizado, exceto a paramentação.

11. Garantir que o porcionamento do leite humano ordenhado pasteurizado destinado ao consumo seja realizado no BLH, lactário, serviço de nutrição enteral ou ambiente fechado exclusivo para esse fim, de forma a manter a qualidade higiênico-sanitária do produto.

12. Respeitar a permissão da administração de Leite Humano Ordenhado Cru (sem pasteurização) exclusivamente da mãe para o próprio filho, quando:
    A. Coletado em ambiente próprio para esse fim;
    B. Ordenha conduzida sob supervisão;
    C. Seja consumido em no máximo 12 (doze) horas, desde que mantido à temperatura máxima de 5 °C (cinco graus Celsius).

Implantar e implementar as Boas Práticas de Manipulação do Leite Humano Ordenhado.

BLH: Banco de Leite Humano; PCLH: Posto de Coleta de Leite Humano.

Fonte: Brasil. Resolução RDC nº 171, de 4 de setembro de 2006. Dispõe sobre o Regulamento Técnico para o funcionamento de Bancos de Leite Humano. Diário Oficial da República Federativa do Brasil, Poder Executivo, Brasília, DF, 5 set. 2006. Seção 1, p. 33-6.

■ Bibliografia consultada

Azad MB, Konya T, Persaud RR, Guttman DS, Chari RS, Field CJ, et al. Impact of maternal intrapartum antibiotics, method of birth and breastfeeding on gut microbiota during the first year of life: a prospective cohort study. BJOG. 2016;123(6):983-93.

Bener A, Denic S, Galadari S. Longer breast-feeding and protection against childhood leukemia and lymphomas. Eur J Cancer. 2001;37(2):234-8.

Brasil. Ministério da Saúde. Secretaria de Atenção à Saúde. Departamento de Atenção Básica. Saúde da criança: aleitamento materno e alimentação complementar. 2ª ed. Brasília: Ministério da Saúde; 2015. 184p.

Carvalho-Ramos II, Duarte RTD, Brandt KG, Martinez MB, Taddei CR. Breastfeeding increases microbial community resilience. J Pediatr (Rio J). 2018;94(3):258-67.

Davanzo R, Zauli G, Monasta L, Vecchi Brumatti L, Abate MV, Ventura G, et al. Human colostrum and breast milk contain high levels of TNF-related apoptosis-inducing ligand (TRAIL). J Hum Lact. 2013;29(1):23-5.

Kinlen LJ, Balkwill A. Infective cause of childhood leukemia and wartime population mixing in Orkney and Shetland, UK. Lancet. 2001;357(9259):858.

Le Huërou-Luron I, Blat S, Boudry G. Breast- v. formula-feeding: impacts on the digestive tract and immediate and long-term health effects. Nutr Res Rev. 2010;23(1):23-36.

Marcotte EL, Ritz B, Cockburn M, Yu F, Heck JE. Exposure to infections and risk of leukemia in young children. Cancer Epidemiol Biomarkers Prev. 2014;23(7):1195-203.

Paramasivam K, Michie C, Opara E, Jewell AP. Human breast milk immunology: A review. Int J Fertil Womens Med. 2006;51(5):208-17.

World Health Organization. Guideline: protecting, promoting and supporting breastfeeding in facilities providing maternity and newborn services. Geneva: World Health Organization; 2017. 120p.

Capítulo 31

Nutrição no Paciente sob Cuidados Paliativos e Terminalidade

Karen Jaloretto T. Guedes
Claudia Harumi Nakamura

As expressões "cuidados paliativos" (CP) e "cuidado terminal" (CT) em oncologia são comumente utilizadas, mas raramente encontramos o significado exato para esses termos. A expectativa de vida é de extrema importância para pacientes, familiares e profissionais de saúde, pois muitas condutas e intervenções dependem da duração da sobrevida desse paciente.

O CP, segundo a *World Health Organization*, é uma abordagem realizada para a melhoria da qualidade de vida de pacientes e familiares que enfrentam uma doença que ameaça a vida, com a prevenção e alívio do sofrimento. Realiza-se uma identificação precoce, com avaliação clínica e tratamento para dor e complicações físicas, psicossociais e espirituais. A atuação em CP considera:

1. Fornecer alívio da dor e outros sintomas angustiantes;
2. Firmar a vida e considerar o morrer como um processo normal;
3. Não acelerar ou adiar a morte;
4. Integrar os aspectos psicológicos e espirituais do atendimento ao paciente;
5. Oferecer apoio para ajudar os pacientes a viverem o mais ativamente possível até a morte;
6. Oferecer apoio para ajudar a família a lidar com o processo de adoecimento do paciente e com seu próprio luto;
7. Utilizar uma abordagem multiprofissional para atender às necessidades dos pacientes e de suas famílias, incluindo o aconselhamento de luto, se indicado;
8. Melhorar a qualidade de vida e também influenciar positivamente o curso da doença;
9. Ser aplicável no início do curso da doença, em conjunto com outras terapias destinadas a prolongar a vida, como quimioterapia ou radioterapia, e incluir as investigações necessárias para melhor entender e gerenciar complicações clínicas angustiantes.

De acordo com os resultados de uma revisão sistemática recente, a definição para CT considera:

1. Evidência consistente de doença progressiva;
2. Ausência de perspectiva de terapias oncológicas;
3. Cuidados terminais em torno três/seis meses até doze meses.

A presença do profissional nutricionista nessa equipe é primordial. As estratégias nutricionais adotadas devem levar em consideração a expectativa de vida do paciente, o prognóstico da doença, as alterações no comportamento alimentar e os sintomas gastrointestinais apresentados.

A avaliação nutricional dessa população é essencial para determinar o plano de cuidado nutricional, independentemente do momento da doença. É por meio dessa avaliação que o profissional identificará o estado nutricional do paciente (composição corpórea), sintomas gastrointestinais, bem como a obtenção de informações que auxiliarão no planejamento dietético (Figura 31.1), adequando as necessidades individuais, sem procedimentos convencionais, quando não desejadas, possíveis ou fúteis.

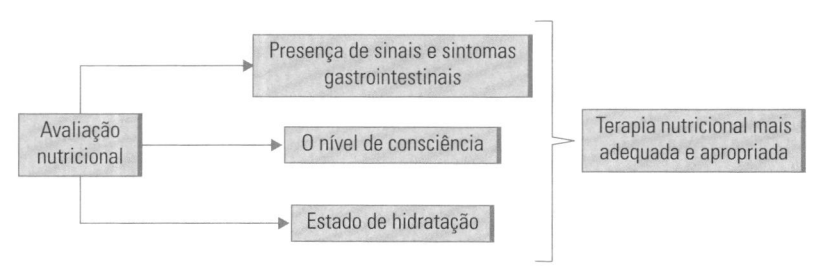

FIGURA 31.1. Avaliação nutricional em pacientes oncológicos pediátricos em CP.
Fonte: Elaboração das autoras.

Segundo a *World Health Organization*, existem sintomas que ocorrem nos estágios avançados do câncer e no final da vida, que são prioridades em CP e estão diretamente envolvidos com a nutrição:

1. Anorexia;
2. Ansiedade;
3. Constipação;
4. Depressão;
5. Diarreia;
6. Dispneia;
7. Fadiga;
8. Náusea e vômito;
9. Dor.

O plano dietético deve ser seguro e eficaz, fornecendo as necessidades nutricionais do paciente, sempre com o intuito de oferecer prazer, conforto, alívio dos sintomas e bem-estar.

A partir de todas essas condições, a terapia nutricional mais apropriada deve ser implantada, sempre ponderando os riscos e os benefícios ao paciente. Entre seus objetivos, estão a preservação da integridade intestinal, o controle de sintomas, a redução da privação nutricional e a minimização de possíveis déficits nutricionais. Independentemente de qualquer conduta nutricional a ser realizada, respeitar a vontade do indivíduo e de seus familiares é imprescindível.

A terapia nutricional é indicada na presença de inapetência e anorexia, visando complementar as necessidades nutricionais e promover melhora da condição clínica e nutricional e da qualidade de vida. Sua contraindicação ocorre quando há um potencial de risco maior que o benefício, ou quando gerar algum tipo de desconforto. Normalmente, em pacientes no fim da vida (terminalidade), raramente ela está indicada. As principais considerações na escolha da terapia nutricional a ser implantada estão no Quadro 31.1.

QUADRO 31.1
Principais considerações de escolha da terapia nutricional em pacientes oncológicos pediátricos em CP

Tipo de terapia nutricional	Considerações de escolha
Terapia nutricional oral	• Primeira e melhor opção • Utilização de complementos ou suplementos nutricionais • Aconselhamento nutricional
Terapia nutricional enteral	• Trato gastrointestinal (TGI) íntegro ou parcialmente funcionante • Ingestão < 60% do gasto energético total em 5 dias, sem perspectiva de evolução • Impossibilidade por via oral (distúrbio de deglutição)
Terapia nutricional parenteral	• Na impossibilidade do uso do TGI: pode ser avaliada • Indicada em casos de obstruções intestinais irreversíveis, presença de fístulas intestinais, vômitos incoercíveis

Fonte: Elaboração das autoras.

A importância da alimentação não se altera com a condição de uma doença grave. A alimentação envolve carinho, afeto e vida, muito além do que apenas o atendimento das recomendações nutricionais. Ela está associada com recordações agradáveis e prazerosas. Sendo assim, a alimentação no paciente em CP deve ser prioritariamente fornecida por via oral, justamente por ser natural, mais fisiológica e mais aceitável. Para isso, o paciente deve possuir o trato gastrointestinal íntegro, manifestar o desejo e apresentar condições clínicas necessárias para realizá-la.

Em uma condição de câncer avançado, a saciedade precoce, a alteração de paladar e olfato, além de sintomas gastrointestinais, como constipação (principalmente pelo uso de opioides para controle da dor), náuseas, vômitos, entre outros, são comumente observados, sendo circunstâncias que limitam o consumo alimentar.

Frequentemente, esses pacientes não apresentam sensação de fome ou sede, sentindo-se satisfeitos com pequenas quantidades de alimentos e líquidos, ou até mesmo com cuidados de umidificação e higiene da cavidade oral. A depleção nutricional pode ocorrer nesse grupo, e muitos deles podem apresentar caquexia (muitas vezes irreversível), quadro que compromete significativamente a qualidade de vida.

A recusa alimentar pode causar grande angústia dos pais do paciente, que muitas vezes já se deparam com uma perda ponderal importante e mudança na aparência. Nessas situações, algumas estratégias podem ser úteis e auxiliar na melhora da aceitação alimentar (Quadro 31.2).

Em situações em que os pacientes não estão aptos à alimentação adequada de forma espontânea e por via oral, a utilização de medidas alternativas pode ser considerada. Em pacientes com rebaixamento do nível de consciência, comatosos, impossibilitados de se comunicarem ou em confusão mental, a opinião dos familiares e cuidadores deve ser considerada.

QUADRO 31.2
Estratégias nutricionais para auxiliar na melhora da aceitação alimentar em pacientes pediátricos em CP

– Maior fracionamento das refeições, com menor volume.

– Realizar as refeições em ambiente agradável e tranquilo.

– Boa apresentação de pratos e refeições.

– Ofertar líquidos – sucos, chás, *milkshakes*, águas flavorizadas.

– Trabalhar as preferências alimentares individuais.

– Não forçar a alimentação.

– Evitar o isolamento dos pacientes durante as suas refeições e tornar esse momento uma ocasião social.

Fonte: Elaboração das autoras.

A decisão de fornecer ou não alimentação requer, além da avaliação clínica, uma abertura para a comunicação sobre as expectativas dos pacientes e também de seus familiares. A presença da equipe multiprofissional é muito importante nesse momento, para discutir e definir com a família a melhor conduta para a criança ou adolescente. A escolha da via de alimentação deve ser criteriosa, com o intuito de poupar o paciente de mais um procedimento invasivo.

■ Considerações finais

O principal termo que define os cuidados nutricionais em CP é respeito. As decisões relacionadas às estratégias nutricionais devem envolver os pacientes (quando possível) e seus familiares, respeitando os princípios bioéticos. O aconselhamento e o apoio nutricional fazem parte do tratamento paliativo e objetivam o suporte nutricional adequado, bem como a melhora da qualidade de vida.

■ Bibliografia consultada

Bazzan AJ, Newberg AB, Cho WC, Monti DA. Diet and nutrition in cancer survivorship and palliative care. Evid Based Complement Alternat Med. 2013;2013:917647.

Dalal S, Bruera E. Dehydration in cancer patients: to treat or not to treat. J Support Oncol. 2004;2(6):467-79, 483.

Hui D, Nooruddin Z, Didwaniya N, Dev R, De La Cruz M, Kim SH, et al. Concepts and Definitions for "Actively Dying," "End of Life," "Terminally Ill," "Terminal Care," and "Transition of Care": A Systematic Review. J Pain Symptom Manage. 2014;47(1):77-89.

Instituto Nacional de Câncer José Alencar Gomes da Silva. Consenso nacional de nutrição oncológica: paciente pediátrico oncológico. Rio de Janeiro: Inca; 2014. 88p.

Marchand L. Integrative and complementary therapies for patients with advanced cancer. Ann Palliat Med. 2014;3(3):160-71.

Teno JM, Gozalo PL, Mitchell SL, Kuo S, Rhodes RL, Bynum JP, et al. Does feeding tube insertion and its timing improve survival? J Am Geriatr Soc. 2012;60(10):1918-21.

World Health Organization. Essential Medicines in Palliative Care. Geneva: WHO; 2013.

Capítulo 32

Cuidados no Acompanhamento de Sobreviventes do Câncer Infantojuvenil

Adriana Garófolo
Karen Jaloretto T. Guedes

Nas últimas décadas, houve um aumento no número de sobreviventes do câncer infantil. Estima-se nos Estado Unidos um aumento de 3 milhões em 1971 para quase 12 milhões em 2007, sendo 328.652 sobreviventes de neoplasias na infância. Com a melhora da sobrevida, há também maiores preocupações relacionadas aos riscos de desenvolvimento de complicações referentes ao tratamento na fase adulta.

O tratamento antineoplásico pode ser causador de efeitos adversos a longo prazo, também declarados como efeitos tardios, que podem se manifestar em meses a anos após o término do tratamento (Quadro 32.1). Neoplasias subsequentes são de maior risco nessa população e estão relacionadas a diversos fatores, como terapia antineoplásica primária, exposição a fatores ambientais, estilo de vida, e fatores individuais (estado hormonal, genéticos, sistema imunológico).

As repercussões à saúde após o tratamento anticâncer estão relacionadas com o aumento no risco precoce de morbimortalidade, englobando fatores cardiometabólicos (hipertensão arterial, hiperinsulinemia, diabetes e dislipidemias).

QUADRO 32.1
Efeitos tardios metabólico-nutricionais em crianças e adolescentes com câncer

1	Retardo do crescimento e redução da estatura final
2	Redução da sobrevida a longo prazo
3	Prejuízo no desenvolvimento motor, cognitivo e nervoso
4	Maior risco de obesidade e síndromes metabólicas
5	Risco de segunda neoplasia
6	Risco de envelhecimento mais acelerado
7	Aumento na taxa de mortalidade
8	Retardo na maturação esquelética
9	Densidade mineral óssea anormal
10	Redução da qualidade de vida

Fonte: Elaboração da autora.

Sendo assim, a alimentação e a qualidade e o estilo de vida têm uma influência importante nas possíveis adversidades ocasionadas pelo tratamento primário.

A nutrição tem um papel de suma importância nesses pacientes, portanto a identificação de oportunidades de prevenção é necessária.

Sobreviventes de leucemias linfocíticas agudas e tumores do sistema nervoso central têm maior suscetibilidade para apresentar excesso de gordura devido ao regime de terapia antineoplásica adotado. Isso pode ser justificado pelo transplante de células-tronco hematopoiéticas, radiação corporal total (*total body irradiation*) e no sistema nervoso central, outros tratamentos com alterações de composição corporal (aumento da adiposidade, redução da massa óssea e muscular) e, consequentemente, aumento de complicações metabólicas e deficiências hormonais.

Na nossa experiência com atendimento nutricional de pacientes fora de tratamento no Instituto de Oncologia Pediátrica, analisamos 87 pacientes atendidos no ano de 2015 (52% do sexo masculino), com diagnósticos clínicos mais predominantes de linfomas (19%), osteossarcomas (16%) e sistema nervoso central (16%). Foi observado, por meio do IMC (índice de massa corporal), que aproximadamente 49% da amostra apresentava diagnóstico nutricional de sobrepeso e obesidade (50% eutróficos, 21% com sobrepeso e 28% com obesidade). Além disso, foi verificado um aumento da circunferência abdominal em 38 pacientes (47% da amostra), sendo 18 (47%) homens e 20 (53%) mulheres.

Vale ressaltar que, como na população em geral, outros fatores contribuem para o ganho de peso em paciente fora de tratamento, como sedentarismo, dietas inadequadas e desequilibradas, e particularidades genéticas individuais.

A obesidade nessa população também pode ser correlacionada a hábitos alimentares errôneos adquiridos durante a terapia anticâncer realizada (sintomas relacionados a quimioterapia e radioterapia como náuseas/vômitos, disgeusia, anorexia, saciedade precoce, entre outros), sendo capaz de persistir na idade adulta. Dessa forma, estratégias para a promoção de dietas mais saudáveis em pacientes curados devem ser iniciadas durante o tratamento e continuadas após o término dele.

Evidências mostram que a alimentação ocupa um papel importante na carcinogênese, exercendo também um importante papel na etiologia de doenças crônicas não transmissíveis. Os fatores ambientais que contribuem para o desenvolvimento do câncer são: álcool, tabaco, tipo de ocupação, dieta, aditivos alimentares e poluição. Já é bem descrito na literatura que os cânceres em adultos têm suas causas relacionadas com esses fatores ambientais, portanto acredita-se que uma dieta adequada pode prevenir ou postergar o desencadeamento precoce de doenças crônicas e até 4 milhões de casos novos de cânceres a cada ano.

■ Abordagem clínico-nutricional

Na atualidade, dois grandes grupos internacionais exploram a relação entre risco de câncer e fatores nutricionais:

- *World Cancer Research Fund/American Institute of Cancer Research* (WCRF/AICR);
- *International Agency for Research on Cancer* (IARC), por meio do *European Prospective Investigation into Cancer and Nutrition* (EPIC).

Por meio de inúmeras investigações, esses grupos foram aptos a obter resultados importantes sobre hábitos de vida e sua associação com vários tipos de cânceres, sugerindo recomendações de prevenção para a população em geral e para sobreviventes do câncer. São 10 recomendações totais, sendo oito para a população e duas especiais englobando pacientes sobreviventes do câncer infantil (Quadro 31.2).

QUADRO 32.2
Recomendações nutricionais para a prevenção do câncer

Recomendação	Considerações	Observações
1	Seja o mais magro quanto possível dentro dos limites normais de peso corporal.	• Índice de massa corporal (IMC) do adulto entre 21 e 23 kg/m². • Evite o ganho de peso e aumentos na circunferência da cintura ao longo da fase adulta.
2	Mantenha-se fisicamente ativo como parte da rotina diária. O nível de atividade física (NAF) médio deve estar acima de 1,6.	• 30 a 60 minutos de atividades moderadas diárias e ou 30 minutos de atividades vigorosas. • Limite hábitos sedentários, como assistir televisão.
3	Limite o consumo de alimentos e bebidas que promovam ganho de peso (alta densidade energética).	• Consuma alimentos com alta densidade energética raramente. • Evite bebidas açucaradas. • Consuma alimentos do tipo *fast-food* raramente ou nunca.
4	Consuma principalmente alimentos de origem vegetal.	• Consuma, pelo menos, cinco porções (no mínimo 400 g) de hortaliças sem amido e frutas variadas todos os dias. • Consuma cereais (grãos) pouco processados e/ou leguminosas em todas as refeições. • Limite alimentos processados (refinados) que contenham amido.
5	Limite o consumo de carne vermelha e evite carnes processadas.	• Pessoas que comem carne vermelha regularmente devem consumir menos de 500 g por semana, incluindo pouca ou nenhuma quantidade de carne processada.
6	Limite o consumo de bebidas alcoólicas.	• Se consumidas, o consumo deve ser limitado. Homens: 2 drinques/dia. Mulheres: 1 drinque/dia • *Crianças e gestantes não devem consumir bebidas alcoólicas.
7	Limite o consumo de sal.	• Evite alimentos salgados ou preservados em sal. • Limite o consumo de alimentos processados com adição de sal para assegurar uma ingestão de menos 6 g (2,4 de sódio) por dia. • Não consuma cereais ou grãos mofados.
8	Ter como objetivo o alcance das necessidades nutricionais apenas por intermédio da alimentação.	• Suplementos nutricionais não são recomendados para a prevenção do câncer.
Especial 1	As mães devem amamentar.	• Ter como objetivo amamentar as crianças exclusivamente até 6 meses e continuar com alimentação complementar, a partir de então.
Especial 2	Sobreviventes de câncer – siga as recomendações de prevenção de câncer.	• Todos os sobreviventes de câncer devem receber assistência nutricional de um profissional apropriadamente treinado.

Fonte: Adaptado de World Cancer Research Fund and American Institute for Cancer Research, 2007.

Com base nessas recomendações, desenvolvemos uma pirâmide alimentar adaptada (PAA) para a orientação de prevenção do câncer. Aplica-se à população saudável e aos indivíduos sobreviventes do câncer infantojuvenil, com foco na prevenção de segunda neoplasia (Figura 31.1).

Tendo em vista o aumento de pacientes curados e o discernimento de risco aumentado de neoplasias subsequentes e outras complicações citadas previamente, campanhas de prevenção contra o câncer são extremamente indispensáveis.

Sendo assim, a assistência nutricional deve ser considerada nesse grupo. A elaboração de estratégias para a identificação precoce de pacientes de alto risco e o desenvolvimento de intervenções, como aconselhamento nutricional, devem ser oferecidos com o intuito de reduzir e/ou prevenir complicações relacionadas com o tratamento, proporcionando a esses pacientes melhor qualidade de vida.

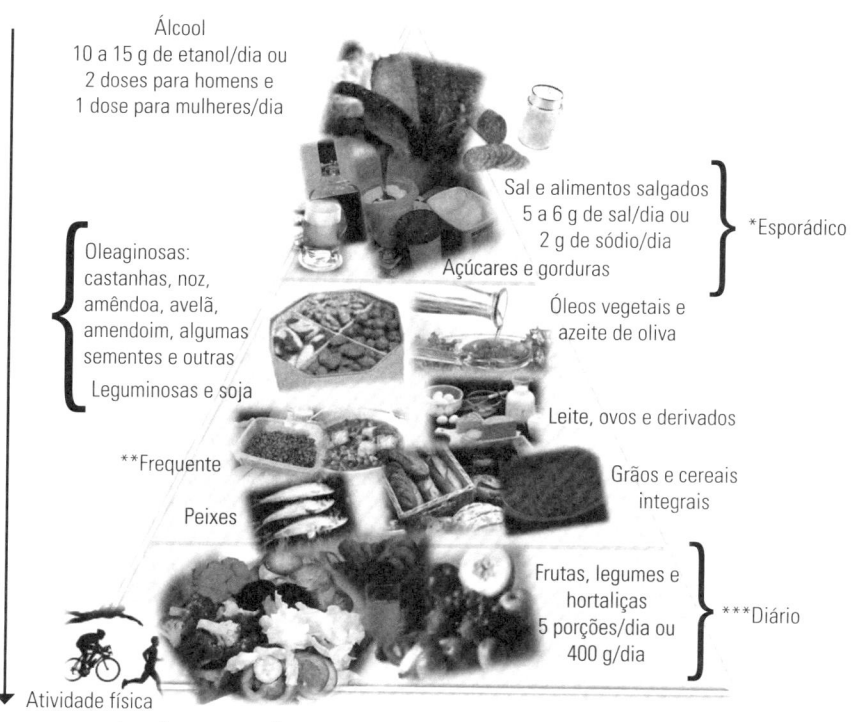

Carnes vermelhas, churrascos e embutidos
300 a 500 g por semana
Evitar preparação frita, em grelha de churrasco e tostada.
Preferir cozidas, assadas ou grelhadas.

Álcool
10 a 15 g de etanol/dia ou
2 doses para homens e
1 dose para mulheres/dia

Sal e alimentos salgados
5 a 6 g de sal/dia ou
2 g de sódio/dia } *Esporádico

Oleaginosas: castanhas, noz, amêndoa, avelã, amendoim, algumas sementes e outras

Leguminosas e soja

Açúcares e gorduras

Óleos vegetais e azeite de oliva

Leite, ovos e derivados

**Frequente

Peixes

Grãos e cereais integrais

Frutas, legumes e hortaliças
5 porções/dia ou
400 g/dia } ***Diário

Atividade física

†A flecha indica o consumo dos alimentos que devem ser menos consumidos para os que devem ser mais consumidos, bem como a inclusão de atividade física mais intensa.
* Referente ao consumo: *** Diário: 6 a 7 dias ou vezes na semana; ** Frequente: no mínimo 2 até 7 dias ou vezes na semana; * Esporádico: quantidade reduzida de consumo; nunca ou até uma vez ou um dia na semana.

FIGURA 32.1. Pirâmide alimentar adaptada (PAA).
Fonte: Elaboração das autoras.

◼ Bibliografia consultada

American Institute of Cancer Research. Recommendations for cancer prevention. Disponível em http://www.aicr.org/site/PageServer?pagename=recommendations_home. Acesso em: 28 out. 2019.

Garmey EG, Liu Q, Sklar CA, Meacham LR, Mertens AC, Stovall MA, et al. Longitudinal changes in obesity and body mass index among adult survivors of childhood acute lymphoblastic leukemia: a report from the Childhood Cancer Survivor Study. J Clin Oncol. 2008;26(28):4639-45.

PDQ Pediatric Treatment Editorial Board. Late Effects of Treatment for Childhood Cancer (PDQ®): Health Professional Version. 2017. In: PDQ Cancer Information Summaries [Internet]. Bethesda (MD): National Cancer Institute (US); 2002. Disponível em: https://www.ncbi.nlm.nih.gov/books/NBK65832/. Acesso em: 28 out. 2019.

Signorelli C, Wakefield CE, Fardell JE, Wallace WHB, Robertson EG, McLoone JK, et al. The impact of long-term follow-up care for childhood cancer survivors: A systematic review. Crit Rev Oncol Hematol. 2017;114:131-8.

Siviero-Miachon AA, Spinola-Castro AM, Tosta-Hernandez PD, de Martino Lee ML, Petrilli AS. Leptin assessment in acute lymphocytic leukemia survivors: role of cranial radiotherapy? J Pediatr Hematol Oncol. 2007;29(11):776-82.

World Cancer Research Fund and American Institute for Cancer Research. Food, nutrition and prevention of cancer: a global perspective. Washington: American Institute for Cancer Research; 2007.

Parte VII

Terapia Nutricional

Capítulo 33

Suplementos Artesanais e Adaptações de Suplementos

Adriana Garófolo
Thayna Leones

Poucos estudos foram realizados com suplementos orais testados em crianças e adolescentes com câncer. Como o tratamento do câncer infantil é baseado na quimioterapia em altas doses, ele costuma ser agressivo. Por isso, a via oral por meio da dieta tradicional fica prejudicada na maioria dos pacientes em quimioterapia.

O reforço por meio de complementos ou suplementos orais pode ser uma estratégia interessante. Entretanto, em uma parcela de crianças e adolescentes, apenas essa terapia pode não ser suficiente para manter o estado nutricional.

Dados do acompanhamento de 89 crianças e adolescentes com câncer em transplante de medula óssea mostraram que 29% conseguiram se manter apenas com a alimentação e suplementos orais durante o período, o que contribuiu para atingir aproximadamente 90% das necessidades energéticas basais e 76% das necessidades totais. Essa modalidade de tratamento é uma das mais agressivas, devido às terapias mieloablativas, com o uso de quimioterapia em doses letais e, em alguns casos, a combinação da radioterapia de corpo total. Por isso, o grau de toxicidade tende a ser alto, especialmente em trato gastrointestinal.

A suplementação nutricional por via oral em pacientes jovens com câncer representa um dos maiores desafios para a nutrição. Enquanto em adultos há uma melhor adesão a esse tratamento, crianças e adolescentes não costumam se comportar da mesma maneira, recusando com maior frequência essa forma de suplementação. Desse modo, esses pacientes estão mais suscetíveis à inadequação alimentar e à queda do estado nutricional, com maior necessidade da alimentação artificial.

Resultados favoráveis no estado nutricional com suplementos orais industrializados em crianças e adolescentes foram demonstrados com uma oferta de 15% a 30% da necessidade da energia diária. Porém, algumas considerações são necessárias. Nesse estudo, portadores de tumores ósseos não apresentaram resposta favorável, quando comparados aos demais diagnósticos como as leucemias, linfomas e outros tumores sólidos.

A orientação dietética permanece a abordagem primária como medida de intervenção nutricional na maioria das crianças eutróficas com câncer que não desenvolvem toxicidades graves. Entretanto, a equipe deve estar preparada, não ignorando a necessidade de abordagens terapêuticas nutricionais especiais, caso sejam necessárias.

Por outro lado, uma porcentagem de pacientes apresentará desnutrição, caquexia e toxicidades gastrointestinais mais graves, o que, invariavelmente, implicará a necessidade de terapia nutricional mais agressiva.

Os suplementos industrializados podem auxiliar na terapia nutricional, porém o alto custo dificulta sua aquisição, limitando o uso generalizado.

Além disso, não existem muitas opções de suplementos orais para a faixa etária pediátrica, o que leva à necessidade de desenvolver alternativas artesanais, com a utilização de preparações atrativas, por meio de ingredientes que possam fornecer maior densidade energético-proteica e micronutrientes.

Desse modo, os suplementos artesanais, obtidos pela modulação artesanal de ingredientes dietéticos, podem ser uma opção menos onerosa que os suplementos industrializados. Apesar disso, existem algumas desvantagens quando comparados aos industrializados, como o menor controle microbiológico pela maior manipulação, maior complexidade na preparação, além da dificuldade em garantir valor nutricional equiparável.

O sabor dos suplementos é um aspecto essencial a ser considerado, principalmente quando eles têm quantidades elevadas de proteínas e lipídeos.

Num estudo realizado no Grupo de Apoio ao Adolescente e à Criança com Câncer (GRAACC) envolvendo os pacientes oncológicos pediátricos hospitalizados, a degustação de diferentes receitas mostrou que, em 81% das vezes, o sabor foi considerado bom. Os tipos de lipídios utilizados demonstraram diferenças na aceitação: 21% de rejeição com óleo vegetal em comparação a 15% com margarina. Alguns aspectos também são importantes, pois demonstram interferir na aceitação deles: sabor muito doce, odor/sabor forte, sabor amargo, pouco doce, sem sabor e consistência ruim.

Os resultados encontrados mostram que suplementos artesanais podem ser uma alternativa viável em situações em que há escassez de recursos para aquisição de suplementos industrializados.

Suplementos artesanais devem ser testados quanto à quantidade consumida efetivamente e seu impacto na recuperação do estado nutricional. É importante destacar que medidas como essas devem ser implantadas pelos nutricionistas, principalmente em situações em que não há disponibilidade de recursos para o uso generalizado de industrializados, o que frequentemente ocorre em muitos centros de tratamento de países em desenvolvimento como o Brasil.

A suplementação oral, quer seja com suplemento industrializado ou artesanal, pode prevenir o agravo do estado nutricional, principalmente quando o paciente é assíduo às consultas nutricionais e tem compromisso com as orientações. Entretanto, a aplicação do suplemento industrializado parece propiciar uma resposta favorável em uma porcentagem maior de pacientes.

Os suplementos industrializados são superiores aos artesanais para a recuperação nutricional de crianças e adolescentes com câncer, em particular pacientes com desnutrição de grau leve. Esse desfecho foi confirmado no estudo de Alves *et al.* (2010), também realizado no GRAACC. No entanto, pacientes com desnutrição mais acentuada não apresentam resposta satisfatória com a via oral.

Em geral, a presença de desnutrição mais grave em crianças com câncer requer outras medidas de terapia nutricional, pois pacientes nessas circunstâncias têm mais dificuldade para atingir sua necessidade por via oral. De modo geral, na magreza acentuada, pacientes pediátricos com câncer raramente conseguem fazer reposição nutricional apenas com a alimentação via oral.

Portanto, o uso de suplementos orais completos pode ser uma alternativa viável para prevenir a perda nutricional, evitando-se a deterioração do estado nutricional e, principalmente, a sarcopenia. A Figura 33.1 mostra um algoritmo para auxiliar na indicação da suplementação oral. Os suplementos industrializados garantem uma oferta homogênea de nutrientes e demonstram ser mais práticos para a preparação na rotina. Porém, podem apresentar-se monótonos para crianças em relação ao sabor. A combinação de receitas artesanais com suplementos industrializados é uma estratégia importante na prevenção da desnutrição. Quando não há recursos para a utilização de industrializados, suplementos artesanais devem ser orientados.

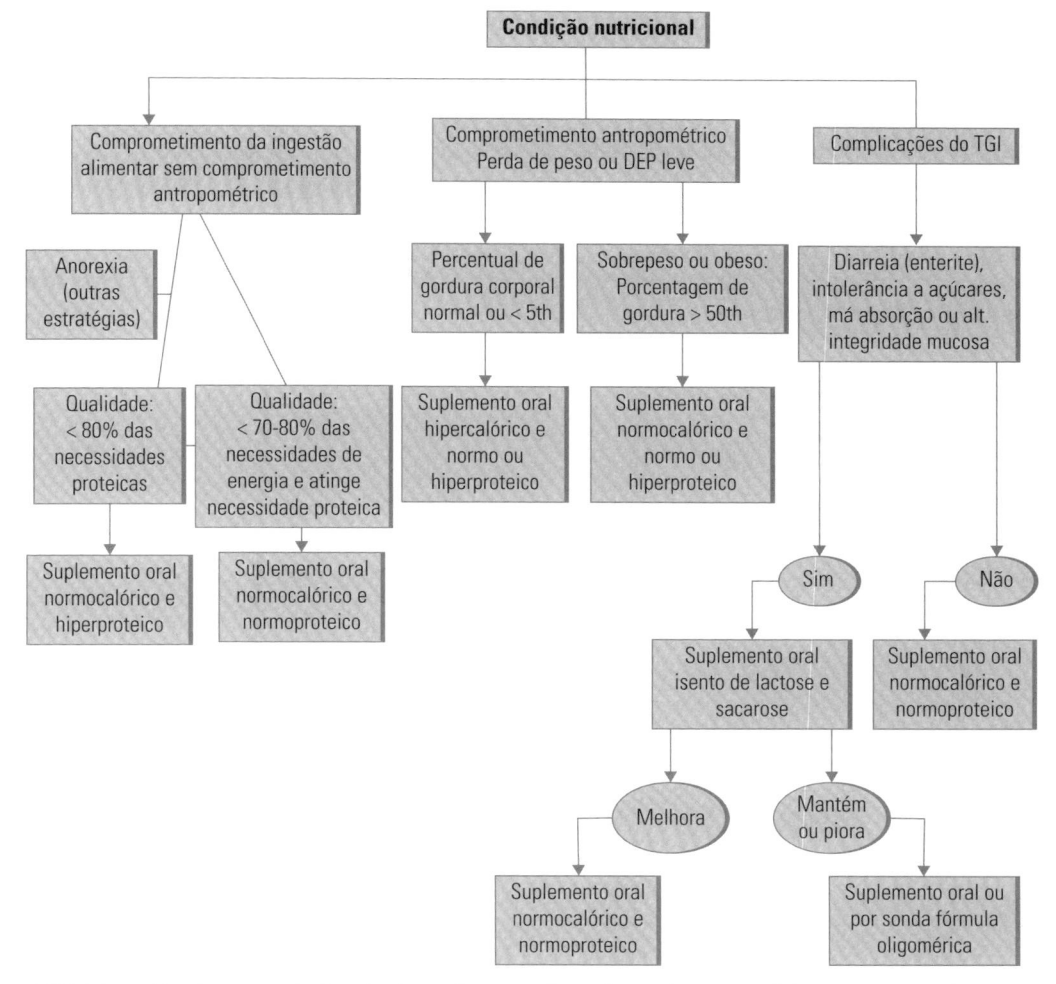

FIGURA 33.1. Algoritmo para indicação de suplementação oral em crianças e adolescentes com câncer.
Fonte: Elaboração das autoras.

A indicação da terapia nutricional oral deve ser avaliada de forma individualizada e deve ocorrer quando a ingestão alimentar se apresentar inferior a 70% a 80% das necessidades de energia por três a cinco dias consecutivos, levando-se em consideração o estado nutricional, a ingestão alimentar, alterações do trato gastrointestinal e a proposta de tratamento.

■ Prescrição e recomendações

A prescrição inicial dessa terapia deverá representar cerca de 45% a 50% das necessidades energéticas do paciente para que possa haver uma contribuição nutricional desejável. Uma oferta de 35% da necessidade de energia, no mínimo, é necessária para que pacientes pediátricos com câncer apresentem melhora do estado nutricional, sem necessidade de terapia nutricional por sonda, conforme observado em estudo realizado no GRAACC. Devem-se levar em consideração também a quantidade e a fonte proteica.

O desmame do suplemento oral pode ocorrer quando a ingestão oral por meio da dieta atingir ≥ 70% a 80% das necessidades nutricionais de energia durante dois ou três dias, após correção do déficit nutricional, chegando a cerca de 100% das necessidades sem o suplemento, visando à manutenção do estado nutricional.

Quando a desnutrição já está presente, bem como em condições clínicas especiais, frequentemente são necessários outros métodos de terapia nutricional.

Finalmente, na prática clínica, a aceitação dos suplementos orais pelas crianças e adolescentes é um desafio para o nutricionista. Assim, quando a falta de adesão resulta num estado nutricional deficiente, sem perspectiva de melhora, a indicação de outros métodos de terapia nutricional deve ser considerada.

■ Experiência na instituição

Em 2002, nosso grupo desenvolveu nosso primeiro algoritmo para a indicação de nutrição enteral, que foi testado até 2004. Dessa pesquisa, concluímos que suplementos orais podem ser usados de forma a prevenir a depleção nutricional em pacientes com risco, mas não são efetivos para pacientes com depleção moderada e grave, e as indicações de sonda devem ser precoces nesse grupo.

Durante a rotina do serviço de nutrição é possível perceber que muitos pacientes acabam recusando a suplementação oral pela palatabilidade dos suplementos orais industrializados ofertados, por toxicidades gastrointestinais e também pelo tempo de uso durante o tratamento, podendo causar aversão no decorrer do tempo. No Instituto de Oncologia Pediátrica, está sendo conduzido um estudo com receitas de adaptações de suplementos, usando sorvete e vitaminas de frutas, misturados a uma fórmula industrializada hipercalórica e enriquecidos com proteína de alto valor biológico para aumentar o aporte proteico e nutricional e melhorar a aceitabilidade. Os resultados preliminares mostram que, para uma parte dos pacientes, essa forma de apresentação parece ser mais atrativa, aumentando a aceitação.

Além da palatabilidade, é importante ressaltar a importância da apresentação dessas preparações. Considerando que o público é composto por crianças e adolescentes, é necessário adaptar essas preparações às diferentes faixas etárias e expectativas. O aspecto lúdico em crianças é muito importante. Por isso, as adaptações dos utensílios também podem ter impacto no consumo dos suplementos (Figura 33.2).

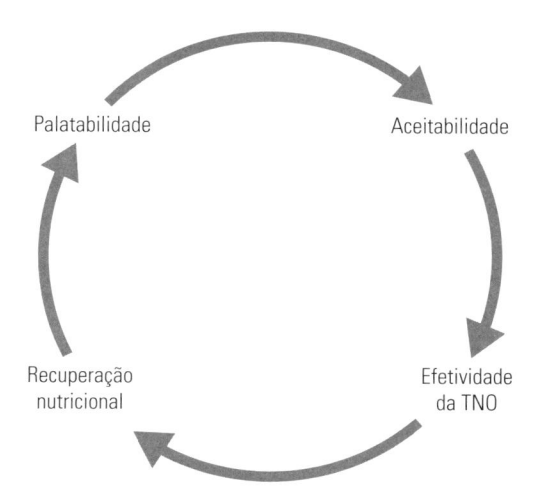

Palatabilidade

Aceitabilidade

Recuperação nutricional

Efetividade da TNO

FIGURA 33.2. Considerações da terapia nutricional oral (TNO) em pacientes oncológicos pediátricos.
Fonte: Elaboração das autoras.

Critérios para iniciar a suplementação por via oral:
1. Redução na ingestão alimentar, independentemente de outros indicadores;
2. Risco de desnutrição; qualquer perda de peso ou desaceleração da curva de crescimento;
3. Redução de reservas adiposas ou de massa muscular;
4. Alterações gastrointestinais, independentemente de outros indicadores;
5. Paciente submetido ao transplante de células-tronco hematopoéticas, independentemente de outras condições.

Critérios para a escolha do suplemento:
1. Faixa etária;
2. Sabor, apresentação e quantidade;
3. Estado nutricional e catabólico (pode ser necessário suplemento normo ou hipercalórico e/ou proteico);
4. Trato gastrointestinal (pode haver necessidade de suplementos hidrolisados ou com outras alterações);
5. Condição metabólica (alterações de glicose ou lipídios séricos; inflamação sistêmica);
6. Comorbidades (alterações hepáticas, renal, pancreáticas, entre outras);
7. Situação socioeconômica.

■ Considerações finais

Os suplementos orais, quer sejam industrializados ou artesanais, podem ser considerados uma estratégia importante para a prevenção do déficit nutricional. Entretanto, o seu uso em pacientes oncológicos pediátricos é um desafio, haja vista as dificuldades alimentares decorrentes dos efeitos adversos do tratamento antineoplásico. Por outro lado, a recuperação do estado nutricional requer medidas terapêuticas mais eficazes, não podendo ser apoiada apenas pela suplementação oral. Desse modo, a melhor estratégia é a indicação precoce da terapia nutricional para crianças e adolescentes com câncer, tanto no aspecto preventivo, por meio de suplementos orais, como no aspecto de tratamento, quando a desnutrição já se instalou, por meio da indicação de sondas e gastrostomias.

■ Bibliografia consultada

Alves FR, Garófolo A, Maia PS, Nóbrega FJ, Petrilli AS. Suplemento artesanal oral: uma proposta para recuperação nutricional de crianças e adolescentes com câncer. Rev. Nutr. 2010;23(5):731-44.

Cohen J, Rosen K, Russell KK, Wakefield CE, Goodenough B. Paediatric oncology patient preference for oral nutritional supplements in a clinical setting. Support Care Cancer. 2011;19(9):1289-96.

Garófolo A, Alves FR, Rezende MAC. Suplementos orais artesanais desenvolvidos para pacientes com câncer: análise descritiva. Rev Nutr. 2010;23(4):523-33.

Garófolo A, Aragão KSM, Maia PS, Lopez FA. Petrilli AS. Aceitação da suplementação oral e resposta sobre o estado nutricional em crianças e adolescentes desnutridos com câncer. Rev Bras Nutr Clin. 2002;17(1):1-8.

Garófolo A. Diretrizes para terapia nutricional em crianças com câncer em situação crítica. Rev Nutr. 2005;18(4).

Maia PS, Tsutsumi RC, São Pedro BMO, Garófolo A, Petrilli AS, Lopez FA. Suplementação oral em pacientes pediátricos com câncer. Nutrire Rev Soc Bras Alim Nutr. 2010;35(1):85-96.

Capítulo 34

Terapia Nutricional Enteral

Adriana Garófolo

A terapia nutricional na oncologia pediátrica é um constante desafio, considerando os diferentes aspectos que interferem no desfecho nutricional desses pacientes. O câncer e o estado inflamatório decorrente dele, o tratamento antineoplásico, as infecções e complicações e a alta demanda metabólica relacionada ao crescimento e desenvolvimento da infância e adolescência, além dos fatores emocionais, tornam esse grupo mais suscetível a distúrbios nutricionais.

A caquexia e a sarcopenia podem prejudicar o sucesso do tratamento antineoplásico, bem como aumentar sua toxicidade, reduzir a qualidade de vida e desfavorecer o prognóstico de cura.

Por outro lado, o excesso de peso, especialmente a obesidade, aumenta o risco de complicações durante o tratamento com resposta negativa ao prognóstico.

Em crianças, o crescimento contribui com 1% a 2% do gasto energético total. Diante disso, faz-se necessário adequar os objetivos da terapia nutricional para garantir melhores desfechos. Considera-se, portanto, importante:

1. Promover condições favoráveis para o paciente, minimizando os efeitos deletérios da doença;
2. Prevenir e tratar a desnutrição;
3. Adequar a nutrição às demandas fisiológicas de cada idade;
4. Melhorar a resposta imunológica e terapêutica;
5. Aumentar a tolerância do organismo ao tratamento específico, reduzindo os episódios e a gravidade da toxicidade do tratamento;
6. Aumentar a sobrevida e melhorar o prognóstico;
7. Oferecer qualidade de vida.

Para atingir esses objetivos, é importante traçar metas para o atendimento desses pacientes. A seguir, são descritas as principais:

1. Detectar o comprometimento nutricional e o risco nutricional precocemente, de preferência, antes de iniciar o tratamento;

2. Adequar a alimentação às necessidades individuais do paciente, corrigindo deficiências específicas (de energia, proteína, vitaminas e elementos-traço) e minimizando o balanço nitrogenado negativo;

3. Propor orientação e terapia nutricional para minimizar alguns dos efeitos adversos gastrointestinais e metabólicos decorrentes do tratamento antineoplásico e favorecer a digestão, absorção e metabolismo dos nutrientes;

4. Indicar, implantar e acompanhar a terapia nutricional;

5. Desenvolver protocolos assistenciais e de pesquisa para melhorar os resultados da terapia nutricional no paciente com câncer.

Critérios para indicação de terapia nutricional em crianças e adolescentes com câncer estão descritos nos Quadros 34.1 e 34.2.

QUADRO 34.1
Indicadores de necessidade de terapia nutricional de acordo com o estado nutricional

Critério	Indicador	Corte
Hiporexia	Ingestão alimentar	< 70%-80% das necessidades
Emagrecimento	Perda de peso	≥ 3%-5%
Desnutrição	IMC	< -1,00DP (leve) < -2,00DP (grave)
Sarcopenia	AMB/CMB	< 5th
Deficiência no crescimento	Estatura/idade	< -1,00DP (leve) < -2,00DP (grave)
Redução das reservas adiposas	PCT/PCSE	< 5th
Pré-caquexia/caquexia: • Estado nutricional • Estresse metabólico e inflamação • Anorexia	Perda de peso Aumento da PCR Redução da albumina Aumento de triglicerídeos Rejeição alimentar	≥ 2%-5% > 5,0-10 mg/L < 3,5 mg/dL >150 mg/dL < 25% das necessidades por 1 semana
Distúrbios do TGI	Vômitos, diarreia, mucosite	Graus 3 e 4
Alto risco nutricional para desnutrição	Tipo de tumor Terapia antineoplásica	Tumores sólidos metastáticos, com massas abdominais, doenças recidivadas e resistentes Quimioterapia em altas doses, radioterapia de região de sistema nervoso central, cabeça, pescoço, tórax, abdome e pelve. Cirurgias abdominais. Transplante de células tronco-hematopoéticas

Fonte: Elaboração da autora.

QUADRO 34.2
Indicações de nutrição enteral de acordo com as condições clínicas

1	Redução da ingestão alimentar	< 70%-80% das necessidades de energia; > 3-5 dias, desnutrição ou perda de peso superior a 2%-5%
2	Comprometimento absortivo	A. Quimioterapia B. Radioterapia C. Ressecção intestinal D. Diarreia E. Outras alterações que necessitem de formulações especiais
3	Complicações clínico-metabólicas especiais	Necessidade de maior aporte nutricional ou quando não permitem o uso da via oral como falências orgânicas, infecções graves, sepse e algumas cirurgias
4	Disfagia	A. Procedimentos cirúrgicos B. Tumores de sistema nervoso central (SNC) C. Tumores da cavidade oral, faringe e laringe D. Outras causas

Fonte: Elaboração da autora.

◼ Nutrição enteral

As consequências da desnutrição em pacientes com câncer são bem documentadas e o estado nutricional adequado desempenha um papel importante no resultado clínico, como a resposta ao tratamento, qualidade de vida e redução dos custos hospitalares.

A quimioterapia é a principal forma de tratamento antineoplásico em pacientes pediátricos com câncer, pois, diferentemente dos tumores malignos dos adultos, os cânceres infantojuvenis são de rápida proliferação e, portanto, bastante sensíveis a essa modalidade de tratamento. Por esse motivo, a quimioterapia em crianças e adolescentes com câncer costuma ser de alta intensidade e muito agressiva, pois utiliza altas doses desses medicamentos com intervalos curtos entre os ciclos. Como consequência disso, esses pacientes, comumente, desenvolvem toxicidades importantes, que variam de leve a grave, conforme a dose, tipo de medicamento antineoplásico e a combinação deles. Um dos principais efeitos adversos é a hipoplasia medular.

A imunossupressão grave ocorre em praticamente todos os pacientes em quimioterapia, mas outras toxicidades são frequentes também, entre elas as toxicidades do trato gastrointestinal – TGI (náuseas, vômitos, mucosites, constipação, diarreia, anorexia, odinofagia, intolerância à lactose, entre outras), que podem interferir radicalmente na alimentação, tornando a terapia nutricional um dos pilares do tratamento de suporte para assegurar a continuidade do tratamento antineoplásico.

Nas últimas duas décadas, a abordagem nutricional em crianças e adolescentes com câncer tem sofrido mudanças significativas. Inicialmente, a nutrição parenteral era rotineiramente usada, enquanto quase não se discutia a nutrição enteral, principalmente via sondas. Acreditava-se que, devido à toxicidade medular grave que ocorre durante o tratamento com quimioterapia, especialmente a queda acentuada da contagem de plaquetas e leucócitos, somada à toxicidade gastrointestinal, a sonda representaria um alto risco de complicações para esses pacientes.

Atualmente, a nutrição enteral, por meio de sondas e gastrostomias por imagem, é recomendada como via preferencial para a terapia nutricional.

Por outro lado, a imunossupressão aumenta o risco de infecções associadas à nutrição parenteral, situação já bem documentada na literatura. Além das infecções, complicações metabólicas são mais comuns com a nutrição parenteral.

Nas últimas décadas, vários estudos prospectivos e ensaios clínicos mostraram que a nutrição enteral tem sido a via de escolha para a alimentação artificial de crianças com câncer, melhorando a oferta nutricional, o estado nutricional e a qualidade de vida, apresentando complicações mínimas.

Porém, dois dos principais pontos-chave para o sucesso da nutrição enteral são sua indicação precoce e o manejo monitorado (Quadro 34.3). A passagem da sonda deve ser realizada anteriormente ao déficit, logo na detecção do risco nutricional, quando o TGI está total ou parcialmente funcionante. A perspectiva de queda na ingestão alimentar e/ou o aparecimento ou piora da toxicidade gastrointestinal são critérios para sua indicação.

QUADRO 34.3
Recomendações para o manejo da nutrição enteral em crianças com câncer durante o tratamento antineoplásico

1	Antieméticos e procinéticos	Controle de êmese e melhora da motilidade gástrica
2	Sondas de calibre fino e material flexível, com peso na ponta	Reduz risco de lesão do TGI e de extrusão
3	Terapia nutricional precoce	Anterior às lesões em mucosa do TGI
4	Realizar o procedimento fora dos períodos de trombocitopenia	Contagem de plaquetas superior a 20-30 mil células/mm^3
5	Infusão de plaquetas antes do procedimento	Contagem inferior a 20 mil, reduz risco de lesão e sangramento
6	Posição gástrica *vs.* pós-pilórica	Avaliar risco de aspiração e vômitos intensos
7	Considerar uso de sondas na desnutrição de acordo com diretrizes	Gastrostomia endoscópica percutânea na terapia nutricional prolongada
8	Bomba de infusão e gotejamento contínuo	Quimioterapia ou situações de risco
9	Formulações industrializadas	Preferencialmente com baixa osmolaridade e baixo teor de lactose
10	Monitoramento	Técnica de higiene, preparo, armazenamento e administração, eventuais complicações gastrointestinais e controle do posicionamento da sonda

Fonte: Elaboração da autora.

Sacks *et al.* demonstraram redução da perda de peso e sua gravidade com a nutrição enteral precoce durante o tratamento antineoplásico em pacientes oncológicos pediátricos em comparação aos que não receberam ou a fizeram de forma mais tardia. Os indivíduos que receberam nutrição enteral proativa foram capazes de melhorar o estado nutricional por todo o estudo. Como esse não foi um ensaio clínico randomizado, faz-se necessário um estudo para determinar os benefícios exatos dessa população, avaliando complicações da nutrição enteral proativa e toxicidades teoricamente relacionadas à nutrição enteral por sonda.

Em pacientes pediátricos com câncer após o transplante de células-tronco hemato-poéticas (TCTH), a nutrição nasoenteral demonstrou-se factível, sem complicações graves. As principais complicações foram de menor magnitude e ocorreram em 55% dos pacientes: intensificação dos episódios de vômitos ou diarreia com a progressão do volume de dieta (16%), deslocamento da sonda (19%), infecção fúngica na cavidade oral (9,7%) e obstrução da sonda (6,5%).

Alguns ensaios consideraram a nutrição enteral tão eficaz quanto a nutrição parenteral nesses pacientes, porém com menores taxas de complicações. Além disso, a nutrição enteral está associada com melhor sobrevida, menor incidência de doença do enxerto contra o hospedeiro (DECH) após TCTH e melhor taxa de recuperação de neutrófilos, associada a menor risco de infecção.

A escolha da dieta também apresenta um aspecto importante em crianças com câncer durante o tratamento quimioterápico. Geralmente uma dieta polimérica padrão é bem tolerada em pacientes com a função do TGI normal. Entretanto, uma fórmula semielementar baseada em peptídeos pode ser mais apropriada após a administração de determinados agentes quimioterápicos. Antraciclinas, actinomicina, altas doses de metotrexato e de melfalano resultam em lesões estruturais e funcionais do TGI, consequentemente, mucosites do TGI baixo, intolerância à lactose, má absorção de nutrientes, aumento na permeabilidade da mucosa intestinal e diarreia. Outras situações em que tais formulações podem ser necessárias são enterites por radioterapia abdominal ou pélvica, enterocolite neutropênica (tiflite) e DECH após TCTH com envolvimento do TGI.

■ Gastrostomia endoscópica percutânea (PEG)

O uso seguro da PEG também está bem documentado. Na maioria dos estudos, as principais complicações foram de ordem local, como inflamação ou infecção no local da inserção, oclusão ou deslocamento da sonda e vazamento de dieta pela inserção. Na maioria dos estudos, houve melhora do estado nutricional e nenhum estudo observou infecção sistêmica ou morte associada a esse procedimento. As principais indicações foram desnutrição, perda de peso, anorexia, tratamento oncológico e tumores ou radioterapia da região da cabeça e pescoço. Entre as indicações da PEG, estão os distúrbios oncológicos (Quadro 34.4).

QUADRO 34.4
Indicações de gastrostomia endoscópica percutânea (PEG) em oncologia

1	Tumores que infiltram a região oral
2	Tumores que causam estenose em região nasal, laríngea, faríngea e esofágica
3	Tumores do trato gastrointestinal alto
4	Terapia nutricional preventiva, antes de tratamentos agressivos: cirurgias abdominais, radioterapia ou quimioterapia, podendo ser removida com a recuperação do estado nutricional ou da ingestão
5	Tumores cerebrais
6	PEG pode ser usada paliativamente em casos de tumores inoperáveis/irressecáveis; avaliar a expectativa de vida

Fonte: Elaboração da autora.

■ Algoritmos para guiar a terapia nutricional

Algoritmos são importantes para nortear as decisões sobre intervenções.

Em geral, os algoritmos para crianças e adolescentes com câncer devem levar em consideração algumas premissas, como o consumo alimentar, o risco nutricional da doença e do tratamento antineoplásico, as toxicidades do TGI, o tempo de permanência com a terapia e, em determinadas situações, o prognóstico de cura.

O algoritmo desenvolvido no *St. Jude Children's Research Hospital* foi o primeiro e se tornou um marco nesse processo. Após sua implantação, os pesquisadores conseguiram demonstrar que houve melhora nas indicações de terapia nutricional, com seu aumento de forma geral, especialmente pela via de nutrição enteral por sonda e gastrostomia, reduzindo as indicações excessivas de nutrição parenteral.

Entre 2002 e 2004, nosso grupo desenvolveu e testou nosso primeiro algoritmo para a indicação de nutrição enteral. Concluímos que suplementos orais podem ser usados de forma a prevenir a depleção nutricional em pacientes com risco, mas não são efetivos para pacientes com depleção moderada e grave, e as indicações de sonda devem ser precoces nesse grupo.

Na sequência, o COG (*Children's Oncology Group*), em 2004, propôs em um encontro um novo algoritmo, levando em consideração as mesmas premissas daquele desenvolvido pelo *St. Jude*.

Dessa forma, algumas outras publicações surgiram, mostrando resultados similares com a utilização de algoritmos para a população infantojuvenil com câncer. Com a finalidade de instituir a terapia nutricional precocemente, sugerimos o algoritmo a seguir (Figura 34.1). Este foi desenvolvido com base nos algoritmos e dados da literatura para pacientes oncológicos pediátricos.

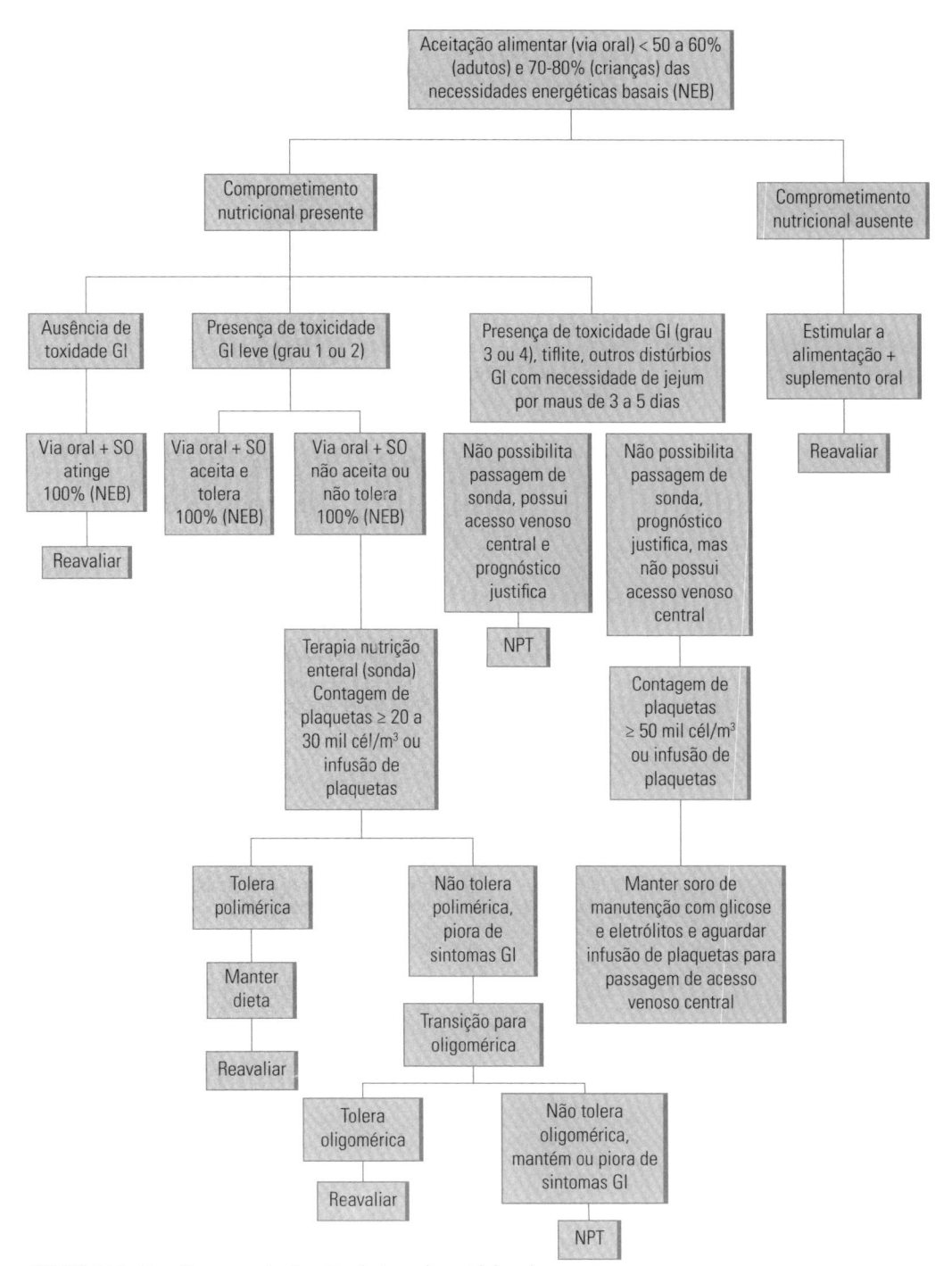

FIGURA 34.1. Algoritmo para indicação de terapia nutricional.
Fonte: Elaboração da autora.

Considerações finais

O progresso tecnológico e científico e o desenvolvimento de novas drogas e técnicas de diagnóstico estão possibilitando maior sobrevida para esses pacientes. Muitos recebem tratamento agressivo (quimioterapia, radioterapia, cirurgias, TCTH, corticoides e outros) durante vários anos, estando, portanto, mais expostos aos seus riscos. Infecções e sepse, toxicidades ou falências orgânicas, desnutrição, obesidade e complicações metabólicas são os principais distúrbios. Assim, o desenvolvimento da ciência da terapia de suporte, como o tratamento das infecções, a terapia intensiva e a terapia metabólico-nutricional, faz-se cada vez mais necessário para que se possam ampliar as possibilidades de cura de pacientes com câncer.

Bibliografia consultada

Arends J, Bachmann P, Baracos V, Barthelemy N, Bertz H, Bozzetti F, et al. ESPEN guidelines on nutrition in cancer patients. Clin Nutr. 2017;36(1):11-48.

Barron MA, Duncan DS, Green GJ, Modrusan D, Connolly B, Chait P, et al. Efficacy and safety of radiologically placed gastrostomy tubes in paediatric haematology/oncology patients. Med Pediatr Oncol. 2000;34(3):177-82.

Bowman LC, Williams R, Sanders M, Ringwald-Smith K, Baker D, Gajjar A. Algorithm for nutritional support: experience of the metabolic and infusion support service of St. Jude Children's Research Hospital. Int J Cancer Suppl. 1998;11:76-80.

Chow R, Bruera E, Chiu L. Enteral and parenteral nutrition in cancer patients: a systematic review and meta-analysis. Ann Palliat Med. 2016;5(1):30-41.

Garófolo A, Maia PS, Petrilli AS, Ancona-Lopez F. Resultados da implantação de um algoritmo para terapia nutricional enteral em crianças e adolescentes com câncer. Rev Nutr. 2010;23(5):715-30.

Ladas EJ, Sacks N, Meacham L, Henry D, Enriquez L, Lowry G, et al. A multidisciplinary review of nutrition considerations in the pediatric oncology population: a perspective from Children's Oncology Group. Nutr Clin Pract. 2005;20(4):377-93.

Sacks N, Hwang WT, Lange BJ, Tan KS, Sandler ES, Rogers PC, et al. Proactive Enteral Tube Feeding in Pediatric Patients Undergoing Chemotherapy. Pediatr Blood Cancer. 2014;61(2):281-5.

Orgel E, Sposto R, Malvar J, Seibel NL, Ladas E, Gaynon PS, et al. Impact on survival and toxicity by duration of weight extremes during treatment for pediatric acute lymphoblastic leukemia: a report from the Children's Oncology Group. J Clin Oncol. 2014;32(13):1331-7.

Pedersen AM, Kok K, Petersen G, Nielsen OH, Michaelsen KF, Schmiegelow K. Percutaneous endoscopic gastrostomy in children with cancer. Acta Paediatr. 1999;88(8):849-52.

Capítulo 35

Nutrição Parenteral

Adriana Garófolo
Nayara Dorascenzi Magri Teles

O uso da nutrição parenteral (NP) em pacientes com câncer tem sido debatido devido ao risco de infecção. As diretrizes europeias e americanas indicaram claramente que a NP é indicada em pacientes que recebem tratamento de câncer ativo que estão desnutridos ou enfrentam um período superior a sete dias de ingestão inadequada de energia, quando o aconselhamento nutricional, suplementos orais ou nutrição enteral (NE) não são viáveis ou eficazes. A prescrição de NP de rotina durante o tratamento do câncer é fortemente contraindicada.

Atualmente, o uso criterioso da NP tem sido praticado principalmente devido às indicações mais precoces de terapia nutricional enteral. Evitando-se protelar a indicação e a passagem de sonda até o aparecimento de lesões graves do trato gastrointestinal (TGI), que normalmente cursa com contagem baixa de plaquetas, previne-se o agravo do quadro e a necessidade de NP. Portanto, nesse contexto, a NP tem indicação precisa e papel específico. Deve ser utilizada apenas quando não há condições de nutrição plena pelo TGI.

Newman *et al.* (2016) observaram que a NP vem apresentando indicações mais adequadas, embora em 13% dos casos ainda apresente duração inferior à recomendada em termos de risco *versus* benefício. Períodos muito prolongados de NP não foram comuns. Procedimentos adequados são necessários para reduzir os riscos associados à utilização da via parenteral para nutrição, bem como para otimizar seus efeitos benéficos.

Apesar de evidências de resultados nutricionais positivos com a oferta de nutrição parenteral total (NPT) em crianças e adolescentes, existem poucos estudos nesse contexto, e as informações sobre os efeitos da nutrição NP nessa população são escassos. Assim, as recomendações são baseadas nos resultados dos estudos discutidos anteriormente, incluindo os dados em adultos, que também fundamentam os princípios da terapia nutricional (TN) em crianças e adolescentes com câncer.

■ Indicações e contraindicações da NP em pacientes oncológicos pediátricos

Os efeitos adversos do tratamento antineoplásico decorrentes de quimioterápicos como metotrexato, tiotepa, melfalano e cisplatina e da radioterapia de abdome, pelve ou corpo total podem aumentar a necessidade de uso da via parenteral para nutrição.

As principais indicações de NP ocorrem na impossibilidade total ou parcial de uso do TGI, que pode ocorrer após procedimentos cirúrgicos de grande porte, toxicidades gastrointestinais graves, enterocolite neutropênica, entre outros impedimentos do uso do TGI (Quadro 35.1).

QUADRO 35.1
Algumas situações em que há dificuldade de indicação de nutrição enteral e a NPT pode ser instituída

	Efeito adverso/sintoma	Indicador
1	Mucosite grave	Graus 3 e 4
2	Pós-quimioterapia com náuseas, vômitos intratáveis e diarreia	Diarreia $\geq$ 500 mL ou $\geq$ 3 evacuações por dia durante 2 dias
3	Enterite causada pela radioterapia	Grave
4	Doença de enxerto contra o hospedeiro	Grau moderado a grave (trato gastrointestinal)
5	Enterocolite neutropênica (tiflite)	Quadro clínico importante, neutropenia, sem previsão de recuperação rápida ($<$ 5 dias)
6	Plaquetopenia grave	Inferior a 20 mil céls/mm³, não eficaz com infusão de plaquetas; contraindicação para passagem sonda
7	NE não é tolerada ou não atende à meta de energia	Durante 3 a 5 dias
8	Massa tumoral extensa com compressão ou obstrução	Regiões nasofaríngea, esofágica, abdominal e trato gastrointestinal, impedindo o uso da via para alimentação

Fonte: Elaboração das autoras.

Em crianças, as principais indicações de NP relacionam-se com as toxicidades da quimioterapia na fase de indução, especialmente as mucosites e enterites de graus 3 e 4. A plaquetopenia grave agrava ainda mais o quadro, pois níveis inferiores a 20 mil células contraindicam a passagem de sonda nasoenteral.

Durante alguns anos, a NP foi a TN mais utilizada em pacientes com câncer que realizavam procedimentos cirúrgicos e ciclos intensivos de quimioterapia e/ou radioterapia e durante o transplante de medula óssea. Essa conduta decorre dos prejuízos nutricionais associados, principalmente, às grandes cirurgias envolvendo tumores de cabeça e pescoço e da região gastrointestinal, e aos distúrbios gastrointestinais pela toxicidade da quimioterapia e radioterapia.

Entretanto, nas últimas décadas, as indicações de sondas nasoenterais e gastrostomias cresceram, substituindo o uso da NP. As sondas são factíveis, seguras e bem toleradas.

Nos EUA, o câncer é a condição que mais frequentemente indica a utilização de NE e NP domiciliares, correspondendo a quase metade dos pacientes. No Brasil, há poucos dados sobre as estatísticas dessas práticas em pacientes com câncer. Portanto, o uso rotineiro de NP não é indicado, ficando essa via reservada para os casos em que toxicidade ou complicações graves do TGI impeçam o uso da NE plena.

Na experiência do Grupo de Apoio ao Adolescente e à Criança com Câncer (GRAACC), as principais indicações de NP foram as toxicidades gastrointestinais graves, decorrentes do tratamento com quimioterapia e/ou radioterapia (mucosites, diarreia, enterite e vômitos) em mais de 50% dos casos, seguidas por intolerância do volume enteral, recusa em utilizar sonda nasoenteral por desnutrição grave e necessidade de jejum prolongado por complicações do TGI.

Outras alterações do TGI:

1. Intestino isquêmico;
2. Hemorragia gastrointestinal maciça;
3. Sangramento do TGI;
4. Síndrome do intestino curto;
5. Síndromes de obstrução intestinal, pseudo-obstrução e dismotilidade;
6. Obstrução mecânica do TGI (casos não cirúrgicos);
7. TGI não funcionante: isquemia mesentérica, íleo paralítico, fístula intestinal de alto débito;
8. Peritonite difusa.

Em alguns casos, a NP pode estar contraindicada, conforme descrito no Quadro 35.2, a seguir.

Critérios de para uso seguro de NP:

1. A expectativa de utilização mínima da NP deve ser de cinco a sete dias em pacientes desnutridos e de sete a dez dias em pacientes eutróficos;
2. Pacientes que não possuem cateter para a realização da NP deverão realizar o procedimento caso a contagem de plaquetas seja igual ou superior a 50 mil células/m³;
3. A NP raramente **é** apropriada para pacientes com câncer incurável com expectativa de vida menor que três meses e *status* de desempenho ruim. Nesses casos, a terapia deve ser paliativa. No mínimo uma expectativa de vida superior a três ou seis meses deve ser esperada para a indicação de NP;
4. O uso da NP deve ser avaliado considerando os riscos-benefícios, por apresentar maior chance de complicações infecciosas e metabólicas, além dos riscos da passagem de cateter.

QUADRO 35.2
Contraindicações da NP ou dificuldades temporárias

	Situação	
1	Instabilidade hemodinâmica	Hipovolemia, choque cardiogênico ou choque séptico
2	Anúria sem diálise	
3	Pacientes sem chances de cura	Fase terminal da doença
4	Glicemia fora do limite aceitável	Níveis de fora dos limites de 70-150 mg/dL ou não controlados mesmo com o uso de insulina
5	Presença de distúrbios hidroeletrolíticos agudos	Não pode ser usada para reposição de eletrólitos enquanto eles não estiverem estáveis
6	Oligúria	1 mL/kg/h em crianças (exceção pode ser paciente em diálise contínua)
7	Plaquetopenia na ausência de cateter venoso com via exclusiva	Nível de plaquetas: <50 mil céls/mm³

Fonte: Elaboração das autoras.

■ Complicações relacionadas à nutrição parenteral

Aspectos importantes relativos ao uso da NP são o monitoramento e o controle metabólico da oferta e o tipo de cateter utilizado. Como há um risco grande de alterações metabólicas devido ao quadro inflamatório e de infecções, atenção especial deve ser dada ao manejo dessa terapia.

Em crianças e adolescentes com neoplasias malignas, a hipertrigliceridemia é a alteração metabólica de maior frequência encontrada nesses pacientes. Provavelmente, a resposta inflamatória sistêmica crônica ou recorrente relacionada à doença, ao tratamento e às toxicidades deste estão implicadas como fatores causais.

Recomenda-se manter níveis de triglicérides menores que 250 mg/dL em lactentes e que 400 mg/dL em crianças maiores e adolescentes. Reduzir a taxa de infusão de lipídio ou a suspensão temporária da oferta lipídica é recomendado para o manejo da hipertrigliceridemia. Ainda, a utilização de emulsões lipídicas de terceira geração (contendo óleo de peixe em sua composição) também tem demonstrado benefícios no tratamento da hipertrigliceridemia e da colestase relacionada à NP, porém são necessários estudos nessa população específica.

As complicações infecciosas relacionadas à manipulação dos cateteres são um dos principais problemas e causa de insegurança relacionados à administração da NP em pacientes imunossuprimidos. Uma revisão sistemática recente, incluindo estudos com pacientes pediátricos oncológicos, concluiu que não houve diferenças entre o uso de NE versus NP na incidência de complicações gerais graves e de infecções e na sobrevida.

■ Via de acesso

A NP pode ser administrada por via periférica ou central, desde que o acesso seja exclusivo para administração da NP.

■ Formulação

Oferta hídrica e energética

As ofertas hídrica e energética devem ser adequadas ao estado nutricional e à condição clínica do paciente e a escolha pode ser realizada conforme abordado no capítulo 19.

A oferta hídrica por meio da NP depende da condição clínica do paciente. Indicadores para aferição diária de peso, grau de hidratação, densidade urinária, volume de diurese e balanço hídrico fornecem boa estimativa do estado de hidratação e auxiliam no planejamento da oferta hídrica. A restrição de volume está indicada na presença de edema, que pode ocorrer em pacientes com sepse ou trauma, portadores de cardiopatias e com insuficiência renal. Já o aumento da oferta hídrica deve ser considerado na presença de febre, maior temperatura ambiente, hipermetabolismo e perda de líquidos por diarreia ou sucos do tubo digestivo.

No Quadro 35.3, estão descritas as recomendações para início de progressão da NP em relação à oferta de macronutrientes.

QUADRO 35.3
Recomendações de macronutrientes para início e progressão da NP

Macronutrientes	Início		Progressão		Meta final	
Lactentes (<1 ano)						
	Pré-termo	Termo	Pré-termo	Termo	Pré-termo	Termo
Proteína (g/kg/dia)	1,5 a 3	1,5 a 3	1	1	3 a 4	2 a 3
Carboidrato (mg/kg/min)	5 a 7	6 a 8	1% a 2,5% dextrose/dia	1% a 2% ou 2,5% a 5% dextrose/dia	8 a 12 (no máximo 14 a 18)	12 (no máximo 14 a 18)
Lipídios (g/kg/dia)	1 a 2	1 a 2	0,5 a 1	0,5 a 1	3 a 3,5 (no máximo 0,17 g/kg/h)	3 (no máximo 0,15 g/kg/h)
Crianças (1 a 10 anos)						
Proteína (g/kg/dia)	1 a 2		1		1,5 a 3	
Carboidrato (mg/kg/min)	10% dextrose		5% dextrose		8 a 10	
Lipídios (g/kg/dia)	1 a 2		0,5 a 1		2 a 3	
Adolescentes						
Proteína (g/kg/dia)	0,8 a 1,5		1		0,8 a 2,5	
Carboidrato (mg/kg/min)	3,5% ou 10% de dextrose		1% a 2% ou 5% de dextrose		0,8 a 2,5	
Lipídios (g/kg/dia)	1		1		1 a 2,5	

Fonte: Nieman Carney *et al.*, 2010.

Eletrólitos

A quantidade de eletrólitos administrada deve ser avaliada quanto às necessidades individuais do paciente (Quadros 35.4 e 35.5). Do mesmo modo que os líquidos, perdas não usuais de eletrólitos, que podem ocorrer devido a diarreia, presença de estomias, terapia diurética e anormalidades renais devem ser consideradas para reposição.

QUADRO 35.4
Recomendações de sódio e potássio para NP de lactentes e crianças

	Lactentes	Crianças
Sódio (mmol/kg/dia)	2 a 3	1 a 3
Potássio (mmol/kg/dia)	1 a 3	1 a 3

Fonte: European Society Paediatric Gastroenterology, Hepatology and Nutrition, 2005.

QUADRO 35.5
Recomendações de cálcio, fósforo e magnésio na NP por idade

Idade	Cálcio – mg (mmol)/kg	Fósforo – mg (mmol)/kg	Magnésio – mg (mmol)/kg
0 a 6 meses	32 (0,8)	14 (0,5)	5 (0,2)
7 a 12 meses	20 (0,5)	15 (0,5)	4,2 (0,2)
1 a 13 anos	11 (0,2)	6 (0,2)	2,4 (0,1)
14 a 18 anos	7 (0,2)	6 (0,2)	2,4 (0,1)

Fonte: European Society Paediatric Gastroenterology, Hepatology and Nutrition, 2005.

Vitaminas e elementos-traço

Estudos apontam deficiências nutricionais durante o tratamento oncológico, provavelmente em decorrência do aumento nas perdas e maior consumo do organismo, associado ao estresse oxidativo ocasionado pelo tratamento antineoplásico. Desse modo, os nutrientes com função antioxidante têm recebido atenção especial. Assim, no planejamento da TN, β-caroteno, vitaminas A, C e E, zinco, cobre e selênio devem ser ofertados, no mínimo, para alcançar as necessidades. Mais estudos são necessários para estabelecer os benefícios da suplementação de tais nutrientes.

Necessidades específicas de vitaminas e oligoelementos para crianças e adolescentes com câncer não foram estabelecidas. Assim, sugerem-se as recomendações propostas pela ASPEN, 2012. Os elementos-traço geralmente utilizados são zinco, cobre, cromo, manganês e selênio. A seguir são apresentadas as novas recomendações de oligoelementos na NP (Quadros 35.6 e 35.7).

QUADRO 35.6
Recomendação de cromo na NP de lactentes e crianças

Idade	Masculino	Feminino
0 a 6 meses	0,0006 mcg/kg/dia	0,0006 mcg/kg/dia
7 a 12 meses	0,012 mcg/kg/dia	0,012 mcg/kg/dia
1 a 3 anos	0,22 mcg/dia	0,22 mcg/dia
4 a 8 anos	0,3 mcg/dia	0,3 mcg/dia
9 a 13 anos	0,5 mcg/dia	0,42 mcg/dia
14 a 18 anos	0,7 mcg/dia	0,48 mcg/dia

Fonte: Vanek et al., 2012.

QUADRO 35.7
Recomendação de oligoelementos na NP de lactentes e crianças

Elemento	Lactentes	Crianças
Cobre	20 mcg/kg/dia[a]	20 mcg/kg/dia (no máximo 500 mcg/dia[b,c])[a]
Manganês	1 mcg/kg/dia (no máximo 55 mcg/dia[b])	1 mcg/kg/dia (no máximo 55 mcg/dia[b])
Selênio	2 mcg/kg/dia	2 mcg/kg/dia
Zinco	< 3 m: 250 mcg/kg/dia > 3 m: 50 mcg/kg/dia (no máximo 5000 mcg/dia[b])	50 mcg/kg/dia (no máximo 5.000 mcg/dia[b])

[a] Autores recomendaram monitorar concentrações plasmáticas de cobre em NP de período prolongado e em pacientes queimados ou com colestase com ajuste apropriado de doses, se necessário. [b] Refere-se à dose máxima para a suplementação de rotina, no entanto doses mais elevadas podem ser indicadas para pacientes com deficiência. [c] Não há recomendações de dose máxima – as inclusas na tabela foram baseadas em doses de adultos.

Fonte: Adaptado de Vanek et al., 2012.

As vitaminas (especialmente A, C e D) e os oligoelementos (zinco e selênio) são substâncias essenciais para o restabelecimento das defesas do organismo.

■ Considerações finais

Existem situações em oncologia pediátrica em que a utilização da TN parenteral é primordial, sendo, na maioria dos casos, a última opção de oferta nutricional. Entretanto, deve-se ter cautela no momento da sua indicação, sendo ela reservada para situações em que não há possibilidade de utilização plena do TGI.

■ Bibliografia consultada

Ardila Gómez IJ, González CB, Palacio PAM, Santis ETM, Bavona JDT, Hernández JPC, et al. Nutritional support of the critically Ill pediatric patient: Foundations and controversies. Trauma and Intensive Medicine. 2017;8:1-7.

Anderson ADG, Palmer D, MacFie J. Peripheral parenteral nutrition. Br J Surg. 2003;90(9):1048-54.

ASPEN Board of Directors and the Clinical Guidelines Task Force. Guidelines for the use of parenteral and enteral nutrition in adult and pediatric patients. JPEN J Parenter Enteral Nutr. 2002;26(1 Suppl):1SA-138SA.

Costa CA, Tonial CT, Garcia PC. Association between nutritional status and outcomes in critically ill pediatric patients: a systematic review. J Pediatr. 2016;92(3).

European Society Paediatric Gastroenterology, Hepatology and Nutrition. Guidelines on pediatric parenteral nutrition: Fluid and Electrolytes (Na, Cl and K). J Pediatr Gastroenterol Nutr. 2005;41(Suppl 2).

Mateu-de Antonio J, Florit-Sureda M. New strategy to reduce hypertriglyceridemia during parenteral nutrition while maintaining energy intake. JPEN J Parenter Enteral Nutr. 2016;40(5):705-12.

Nieman Carney L, Cohen SS, Dean A, Yanni C, Markowitz G. Parenteral and enteral nutrition support: determining the best way to feed. In: Corkins MR, ed. The Aspen Pediatric Nutrition Support Core Curriculum. Am Soc Parent Ent Nutr. 2010;460-76.

Newman SM, Hayes P, Ramanujachar R, Batra A. Parenteral nutrition during cancer treatment in children: A retrospective study to describe the demographics of typical recipients of parenteral nutrition to aid preparedness and inform future best management. Brit Paediat Allergy Immunol and Infection and British Society of Paediatric Gastroenterology, Hepatology and Nutrition, 2016(101)Suppl 1.

Vanek VW, Borum P, Buchman A, Fessler TA, Howard L, Jeejeebhoy K, et al.; Novel Nutrient Task Force, Parenteral Multi-Vitamin and Multi–Trace Element Working Group; American Society for Parenteral and Enteral Nutrition (A.S.P.E.N.) Board of Directors. A.S.P.E.N. position paper: recommendations for changes in commercially available parenteral multivitamin and multi-trace element products. Nutr Clin Pract. 2012;27(4):440-91.

Visschers RG, Olde Damink SW, Gehlen JM, Winkens B, Soeters PB, van Gemert WG. Treatment of hypertriglyceridemia in patients receiving parenteral nutrition. JPEN J Parenter Enteral Nutr. 2011;35(5):610-5.

Garófolo A, Boin SG, Modesto PC, Petrilli AS. Avaliação da eficiência da nutrição parenteral quanto à oferta de energia em pacientes oncológicos pediátricos. Rev Nutr. 2007;20(2):181-90.

Capítulo 36

Aplicações da Glutamina e do Ômega 3 em Oncologia

36.1 • Aplicações da Glutamina

Adriana Garófolo
Claudia Harumi Nakamura
Marina Salvati Crepaldi

A glutamina é um aminoácido não essencial que, em determinadas situações, se torna condicionalmente essencial, pois seus estoques endógenos são consumidos, pelo aumento da demanda. É particularmente importante em pacientes com câncer, em que as condições associadas à doença e ao tratamento intensificam seu consumo.

A deficiência de glutamina ocorre em estados de hipercatabolismo, desnutrição, imunodeficiência e destruição de tecidos epiteliais, especialmente a mucosa do trato gastrointestinal (TGI). Nessas condições, um balanço nitrogenado negativo é observado, normalmente porque sua capacidade de síntese é excedida pela demanda metabólica. Como consequência, a suplementação pela dieta pode ser necessária em pacientes oncológicos.

Além disso, é um aminoácido essencial para muitos processos metabólicos, incluindo síntese proteica e gliconeogênese. A glutamina é o principal substrato energético para as células imunológicas, como linfócitos e enterócitos, sendo fundamental na manutenção da integridade imunológica e intestinal. Ainda nesse aspecto, exerce um efeito imunoestimulante local, aumentando as células T intestinais.

■ Metabolismo da glutamina entre os órgãos

1. Músculo esquelético: principal produtor e doador de glutamina.
2. Pulmão: órgão de equilíbrio da glutamina; possivelmente, de leve liberação para manter a homeostase do organismo. Em situações de maior estresse, torna-se um doador importante de glutamina. Na insuficiência pulmonar, os pulmões não liberaram quantidades adequadas de glutamina. Essa incapacidade dos pulmões de liberar glutamina pode representar insuficiência metabólica, um componente de disfunção pulmonar grave.
3. Fígado: aumento na captação de glutamina para síntese de proteínas.

4. Rins: captação de glutamina.

5. Intestino: aumento da captação de glutamina, especialmente nos períodos de recuperação após enterites, após quimioterapia e radioterapia de região abdominal e pélvica.

6. Sistema imunológico: aumento da captação pode ocorrer devido à recuperação hematopoiética.

7. Tecidos em recuperação: aumento da captação pode ocorrer após procedimentos cirúrgicos e na recuperação de feridas, como as mucosites.

8. Tumor: alguns tumores podem interferir no metabolismo da glutamina.

A Figura 36.1.1 mostra como ocorre o metabolismo de glutamina pelo organismo na presença de tumor em um paciente em estado catabólico.

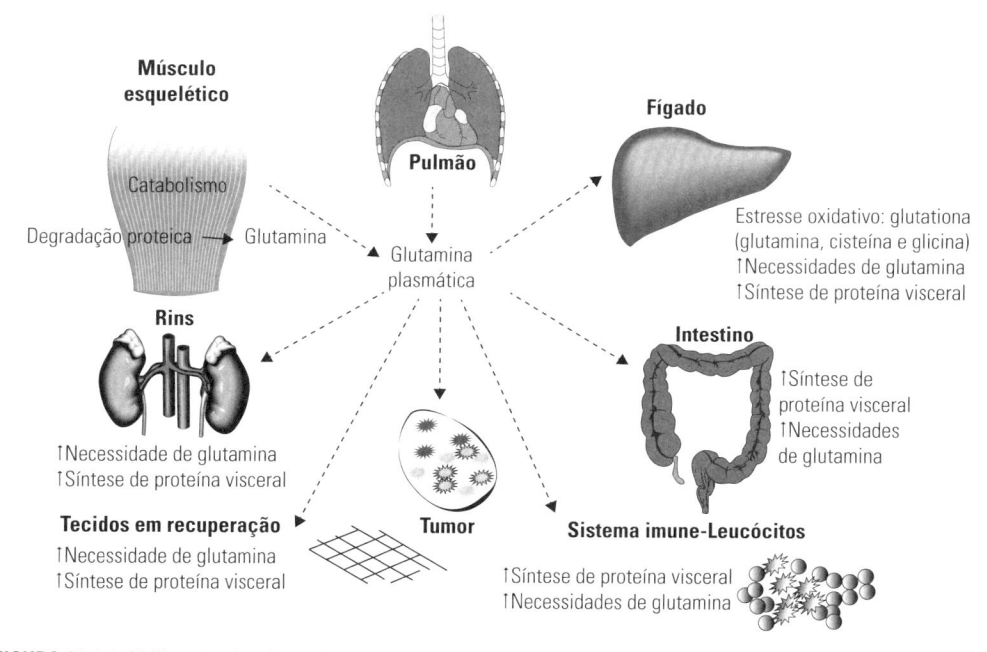

FIGURA 36.1.1. Utilização da glutamina na presença de tumor maligno em organismo em estado catabólico. Fonte: Elaboração das autoras.

Aminoácido encontrado abundantemente no plasma e no tecido muscular, apresenta outros efeitos importantes, sinalizando vias metabólicas e regulando o crescimento muscular por meio de alterações de suas concentrações intracelulares. Assim, a redução do peso do músculo esquelético está diretamente associada a uma possível redução dessa concentração de aminoácido livre no músculo, com aumento plasmático, para dar suporte ao aumento das necessidades em outros locais: aminogênese renal, estimulação de linfócitos, macrófagos e células intestinais, principalmente. Sua depleção ao longo do tempo pode estar relacionada à caquexia, com perda de massa muscular e, consequentemente, da glutamina muscular, com redução na disponibilidade de substrato para as células de replicação rápida. Portanto, parece estar relacionada ao agravamento de várias toxicidades no paciente com câncer, como mucosite oral e do TGI, recuperação imunológica, cicatrização de feridas, especialmente no pós-operatório, entre outras.

Assim, a glutamina é capaz de auxiliar no tratamento antineoplásico, e sua suplementação pode interferir diretamente na qualidade de vida desses pacientes.

■ Efeitos da glutamina sob o TGI em pacientes com câncer

Uma das complicações mais frequentes do tratamento antineoplásico é a mucosite. Caracteriza-se por uma inflamação da mucosa oral e/ou do TGI, definida como um eritema mucoso difuso e ulcerações, que, em seguida, são substituídas por regiões de ulceração recobertas por pseudomembrana. Pode causar inflamação grave e sangramento local.

As lesões da mucosa e os demais sinais e sintomas podem ser classificados de acordo com *Common Terminology Criteria for Adverse Events (CTCAE) Version 4.0* de 2010, citada no Capítulo 7.

As células do aparelho digestivo são as de replicação mais rápida, por isso é um local de grande utilização da glutamina, tendo sua captação fundamentalmente nas células epiteliais dos vilos do intestino delgado. A glutamina atua na proteção da barreira da mucosa intestinal, impedindo o dano da barreira e reduzindo o risco de translocação microbiana, um dos principais fatores associados às infecções da corrente sanguínea em pacientes pediátricos com câncer.

O impacto do uso da glutamina durante o tratamento antineoplásico e a ocorrência e a gravidade da mucosite, bem como seu efeito sobre o metabolismo do nitrogênio, indicadores imunológicos e tempo de hospitalização, têm sido os principais aspectos avaliados nos ensaios clínicos. Apesar das evidências na redução de tempo de hospitalização, na melhora na frequência dos sintomas apresentados e na melhora na ingestão proteica oral, a eficácia do nutriente em relação à recuperação do TGI ainda não pode ser confirmada com clareza.

Recentemente, foi publicado um estudo que demonstrou a eficácia da glutamina parenteral na mucosite oral induzida por metotrexato em altas doses (5 g/m^2) em crianças com leucemia linfoide aguda (LLA). L-alanil-L-glutamina 0,4 g/kg/dia dissolvida em 0,9% de NaCl foi administrada por três dias consecutivos, 48 horas após o início do ciclo de quimioterapia. As crianças que a receberam, foram comparadas de forma retrospectiva ao grupo que se recusou a usá-la. A glutamina parenteral demonstrou ser viável e segura para prevenir a mucosite oral, sem comprometer o prognóstico, podendo ser, portanto, considerada em pacientes com LLA submetidos à quimioterapia. Entretanto, o estudo não foi randomizado, limitando conclusões mais sólidas.

Teoricamente, a suplementação de glutamina pode aumentar as atividades de transporte da borda em escova, além de melhorar o desempenho dos enterócitos. Entretanto, mais estudos são necessários para comprovar esses efeitos na recuperação efetiva do TGI.

■ Outros efeitos da glutamina em pacientes com câncer

A glutamina é precursora de um antioxidante intracelular importante: a glutationa. Devido ao aumento da glutationa em diversas circunstâncias, em que age como antioxidante para o combate das espécies reativas de oxigênio, atua diminuindo a formação de radicais, como também inibindo a replicação das células tumorais.

Ao contrário, a maioria das evidências não demonstra influência no estímulo ao crescimento tumoral, mostrando seu efeito apenas em células normais, especialmente, em células de crescimento mais acelerado, como o sistema imune, principalmente linfócitos e enterócitos.

Evidências *in vitro* têm corroborado essas respostas, demonstrando que a glutamina é um importante componente não somente no combate às células tumorais, mas exerce ação contra infecções virais.

Esse efeito inverso, que ocorre entre tumor e tecidos normais, tem sido explicado pela sensibilidade ao pH ácido da enzima que recicla a glutationa: a oxoprolinase. Na presença de acidose, a oxoprolinase é inibida ao bloquear-se a reciclagem da glutationa. Por definição, a célula tumoral é considerada um ambiente mais ácido do que o tecido normal, e essa acidose fica exacerbada com o dano terapêutico. Na célula normal, a presença de quantidade abundante de glutamina pode escapar ao bloqueio da enzima por meio do estímulo da glutaminase ou da gamaglutamil transferase, que supre o glutamato, o produto da oxoprolinase. Essa enzima (a oxoprolinase) é responsável pela reciclagem da molécula de glutationa no meio intracelular. Ao contrário, as enzimas das células tumorais não podem ser reguladas positivamente pelo glutamato, e isso resulta em depleção da glutationa no tumor e manutenção dela nos tecidos normais.

Assim, pode atuar na proteção dos efeitos adversos da terapia antineoplásica, com impacto positivo na qualidade de vida de pacientes com câncer durante o tratamento.

No entanto, o metabolismo da glutamina é regulado por muitos erros e mutações oncogênicas, como os oncogenes *MYC* e *KRAS*. O metabolismo da glutamina pode representar uma possibilidade para estratégias terapêuticas, tanto sua atividade como sua inibição, pois parece demonstrar comportamento distinto a depender do tipo de mutação e do gene mutado. Alguns autores têm discutido essas possibilidades terapêuticas, mas estudos ainda são necessários para esclarecer esse papel.

■ Recomendações práticas para o uso de glutamina em pacientes pediátricos com câncer

Atualmente, as doses seguras utilizadas são de 0,5 g/kg/dia por via enteral ou parenteral. Entretanto, não há recomendações específicas para pacientes pediátricos com câncer, pois ainda há necessidade de mais evidências sobre diferentes desfechos clínicos e sobrevida.

Um estudo realizado com pacientes oncológicos pediátricos no *St. James's University Hospital*, Leeds, UK, propôs determinar a dose de segurança de glutamina por via oral. Foram avaliados 13 pacientes em tratamento antineoplásico, testados com três diferentes doses: 0,35; 0,5 e 0,65 g/kg. Os níveis séricos de glutamina e amônia foram avaliados em vários intervalos. Os pacientes recebiam a glutamina na concentração de 10 g/100 mL, em jejum de 2 horas antes do primeiro teste via oral ou via sonda nasogástrica. O consumo deveria ser no máximo em 15 minutos após a entrega. Um paciente que foi randomizado para receber dose de 0,75 g/kg apresentou níveis elevados de glutamina e amônia no plasma. Desses achados, os pesquisadores constataram que 0,65 g/kg foi a dose máxima segura para pacientes pediátricos em tratamento oncológico.

Estudos avaliando sintomas neurológicos não foram capazes de demonstrar esses efeitos com as doses de 0,5 g/kg/dia. Ao contrário, algumas evidências apontam para a possibilidade de a suplementação com glutamina amenizar a sensação dos efeitos adversos da neuropatia periférica provocados pela vincristina.

A escolha da suplementação de glutamina deve levar em conta alguns aspectos relacionados às suas propriedades físico-químicas para a administração. Na forma livre, tem propriedades químicas desfavoráveis que merecem cuidados na prática clínica, como solubilidade limitada e instabilidade, principalmente na sua combinação com soluções ácidas, durante o processo de esterilização térmica e estocagem prolongada.

◼ Considerações finais

Em oncologia pediátrica, algumas questões ainda necessitam ser respondidas. Apesar de não ter demonstrado estimulação tumoral na maioria dos ensaios, não são bem conhecidas todas as respostas com relação aos diversos tipos de células neoplásicas no câncer infantojuvenil. Assim, não se sabe com clareza qual a ação da sua suplementação sobre todos os tipos de células tumorais, como também na eficácia do tratamento antineoplásico.

Conclui-se, portanto, que a glutamina é um nutriente indispensável em estados de catabolismo que ocorrem em diversas doenças, como nas neoplasias malignas. Evidências clínicas ainda são necessários para elucidar seu efeito no prognóstico e estabelecer diretrizes e recomendações mais definitivas na terapia nutricional de crianças com câncer.

◼ Bibliografia consultada

Altman BJ, Stine ZE, Dang CV. From Krebs to Clinic: Glutamine Metabolism to Cancer Therapy. Nat Rev Cancer. 2016;16(10):619-34.

Anderson PM, Ramsay NK, Shu XO, Rydholm N, Rogosheske J, Nicklow R, et al. Effect of low-dose oral glutamine on painful stomatitis during bone marrow transplantation. Bone Marrow Transplant. 1998;22(4):339-44.

Chang YH, Yu MS, Wu KH, Hsu MC, Chiou YH, Wu HP, et al. Effectiveness of parenteral glutamine on methotrexate-induced oral mucositis in children with acute lymphoblastic leukemia. Nutr Cancer. 2017;69(5):746-51.

Daniele B, Perrone F, Gallo C, Pignata S, De Martino S, De Vivo R, et al. Oral glutamine in the prevention of fluorouracil induced intestinal toxicity: a double blind, placebo controlled, randomised trial. Gut. 2001;48(1):28-33.

Koc N, Gunduz M, Azik MF, Tavil B, Gurlek-Gokcebay D, Ozaydin E, et al. Stepwise diet management in pediatric gastrointestinal graft versus host disease. Turk J Pediatr. 2016;58(2):145-51.

Kuskonmaz B, Yalcin S, Kucukbayrak O, Cetin N, Cetin M, Tezcan I, et al. The effect of glutamine supplementation on hematopoietic stem cell transplant outcome in children: a case-control study. Pediatr Transplant. 2008;12(1):47-51.

Ren W, Yin J, Wu M, Liu G, Yang G, Xion Y, et al. Serum amino acids profile and the beneficial effects of L-arginine or L-glutamine supplementation in dextran sulfate sodium colitis. PLoS One. 2014;9(2):e88335.

Sands S, Ladas EJ, Kelly KM, Weiner M, Lin M, Ndao DH, et al. Glutamine for the treatment of vincristine-induced neuropathy in children and adolescents with cancer. Support Care Cancer. 2017;25(3):701-8.

36.2 • Aplicações do Ômega 3

Karen Jaloretto T. Guedes
Adriana Garófolo

Os ácidos graxos (AG) são precursores de diferentes mediadores lipídicos que regulam o metabolismo e a resposta inflamatória. A maioria dos AG pode ser sintetizada pelo corpo humano, porém não todos. Os AG que o organismo não tem a capacidade de produzir, mas que são imprescindíveis à vida, são chamados de ácidos graxos essenciais (AGE). Os ácidos graxos essenciais poli-insaturados (PUFAs) apresentam insaturações separadas por um carbono metilênico e são classificados em duas famílias: os AG ômega 3 (ω3) – primeira insaturação ocorre no carbono 3, representado pelo ácido alfalinolênico (ALA) – e os AG ômega 6 (ω6) – primeira insaturação ocorre no carbono 6, representado pelo ácido linoleico (AL)

◼ Eicosanoides

O ALA é a primeira fonte de ω3 e o AL, de ω6. AGE são precursores de substratos chamados eicosanoides. O ácido araquidônico (AA) é o eicosanoide derivado do ALA, que são produzidos da oxigenação das enzimas cicloxigenase (COX), lipoxigenase (LOX) e epoxigenase para produzir prostaglandinas, leucotrienos e lipoxinas, sendo essas proliferadas por mensagens celulares. Alguns eicosanoides derivados do ω6 também podem aumentar a coagulação e a pressão sanguínea, a taxa cardíaca e a resposta imunológica e inflamatória. Outros derivados a partir do ω3 têm ações opostas ou efeitos de proteção cardíaca. A família ω3 compete com a ω6 pelas mesmas enzimas COX, LOX e epoxigenase para formar diferentes tipos de eicosanoides, ao qual contraria os efeitos dos eicosanoides ω6. Os eicosanoides derivados da família ω3 – docosaexaenoico ω3 (DHA) e eicosapentaenoico ω3 (EPA) – têm recebido muita atenção devido ao seu fator cardioprotetor e anti-inflamatório.

AGE de cadeia longa, como AA, DHA e EPA, são componentes que fazem parte da estrutura dos fosfolipídios na membrana e matriz celular, e sua formação é determinada pela composição desses pela alimentação. Grande parte do entendimento dos benefícios do ω3 para a saúde foi derivada de estudos epidemiológicos de população que realizam dietas ricas nesses compostos, que podem ser encontrados em alimentos de origem animal ou vegetal. Os de origem vegetal são fontes de ALA, podendo ser convertido no organismo em DHA e EPA, já que suas principais fontes são de origem animal marinha. Dos óleos de sementes de linhaça, canola, soja e chia, pode-se extrair o ALA, enquanto os óleos de peixe como salmão, sardinha, arenque e cavalinha, são exemplos de fonte de DHA e EPA.

◼ Importância dos eicosanoides no câncer e na resposta inflamatória

A introdução do EPA na membrana fosfolipídica inibe o metabolismo do AA por competição pelas mesmas vias enzimáticas e promove a formação de mediadores inflamatórios menos ativos. O AL é um precursor da síntese de eicosanoides da série par, com características pró-inflamatórias, como tromboxano A2, PGI2, PGE2 e LTB4, que induzem a imunossupressão, sendo os dois últimos citados os mediadores que possuem maior potencial pró-inflamatório. Já os ALA de EPA ou DHA favorecem a produção de eicosanoides da série ímpar, como o PGE3, tromboxano A3 e LTB5, que possuem características anti-inflamatórias.

Os eicosanoides têm várias atividades biológicas: modulam a resposta inflamatória e a resposta imunológica, e têm papel importante na agregação plaquetária, no crescimento e na diferenciação celular. Sua produção começa com a liberação dos PUFAs na membrana fosfolipídica pela ação de várias fosfolipases. Liberados da membrana, esses AG servem como substratos para COX, LOX e citocromo P450 monoxigenase que agem nos AG de 20 carbonos produzindo moléculas de sinalização celular: prostaglandinas, tromboxanos e leucotrienos. As prostaglandinas da série 2, produzidas a partir do AA, tendem a ter ação pró-inflamatória e proliferativa na maioria dos tecidos (Figura 36.2.1).

Os AG ω3 modulam a resposta inflamatória por meio de quatro diferentes vias de atuação: sinalização extracelular, metabolismo de mediadores lipídicos inflamatórios, expressão gênica e organização estrutural da membrana. Assim, podem modular a produção de citocinas, a proliferação linfocitária, a expressão de moléculas de superfície, a fagocitose, a apoptose e a inibição da célula *natural killer* (NK), além de outras atividades celulares.

O ALA é precursor de prostaglandinas, tromboxanos e prostaciclinas da série 3 (imunoestimuladoras) e leucotrienos da série 5. Sua deficiência pode causar déficit neurológico, dermatites e alterações imunológicas. Seu excesso inibe a produção de prostaglandinas derivadas do AL, melhorando a resposta celular. Já o AL possui ação imunossupressora e causa agregação plaquetária e vasoconstrição. Sua deficiência pode causar dermatites e retardo na cicatrização. A oferta excessiva tem impacto sobre a imunocompetência e a sobrevida.

Vários estudos têm demonstrado que certos eicosanoides podem acelerar o desenvolvimento do câncer e que enzimas responsáveis pela conversão de AG eicosanoides são mais presentes em tecidos malignos quando comparados a tecidos normais. É especificamente certo que o AA e a enzima COX-2 são ambos encontrados em abundância na maioria de tecidos com câncer. A quantidade de AA é alta no tecido doente, mas a concentração de ω3 DHA e EPA é usualmente baixa, quando comparada ao que corresponde ao tecido sadio. Essa condição, caracterizada pelo aumento nos níveis de ω6 e redução de ω3, poderia acelerar o crescimento tumoral.

Fosfolipídios são importantes componentes nas membranas celulares. Suas propriedades são amplamente determinadas pelo conteúdo e AG presentes. A composição dos AG fosfolipídicos é um fator significativo na regulação da estabilidade, permeabilidade e fluidez da membrana, assim como a atividade enzimática e receptora dela. Pela manipulação da composição na membrana fosfolipídica, a quimiossensibilidade em terapia antitumoral pode ser positivamente afetada. Alguns estudos *in vitro* demonstraram que certos PUFAs, como o AA e ácidos gamalinoleicos, possuem ação carcinogênica, como um substrato da COX, os AA têm proporcionado efeitos na síntese de promoção tumoral.

A presença do câncer induz à perda ponderal, a qual está associada ao aumento na síntese de mediadores imunológicos de respostas pró-inflamatórias e à produção de fatores que induzem a degradação de proteínas. Entre esses mediadores, estão o fator de necrose tumoral alfa (TNFα), interleucinas (IL) 1 e 6 e o fator indutor de proteólise (PIF), que estimulam as respostas metabólicas de fase aguda, com aumentos de proteínas positivas, como a proteína C-reativa (PCR), e redução de proteínas negativas, como a albumina.

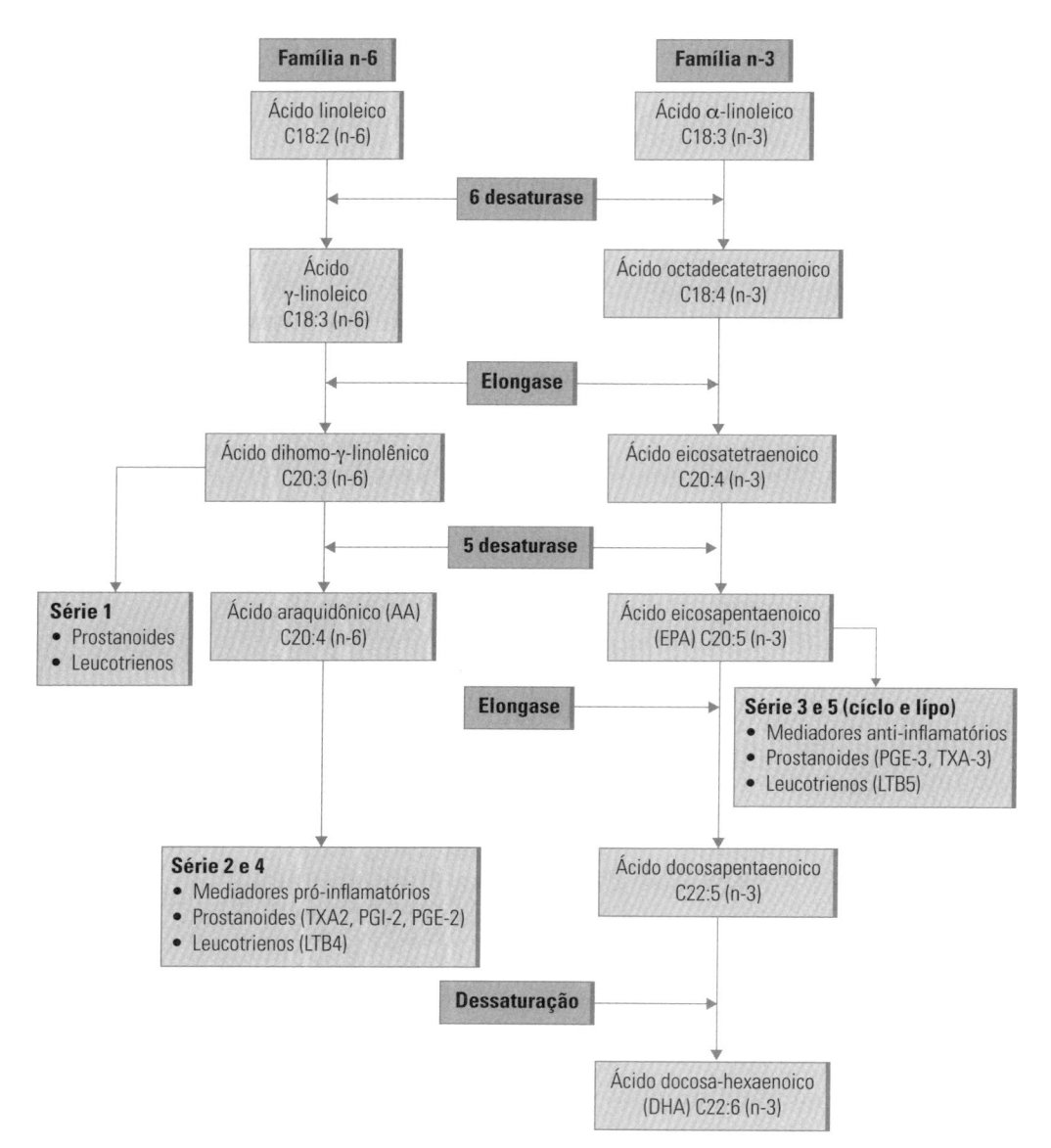

FIGURA 36.2.1. Esquematização da via de biossíntese dos ácidos graxos poli-insaturados.
Fonte: Garófolo e Petrilli, 2006.

Essa condição se relaciona com alterações no metabolismo de macronutrientes, entre eles os lipídeos, ocorrendo aumento descontrolado da lipólise, o qual provoca a perda de grande quantidade de tecido de gordura, hipertrigliceridemia e aumento na oxidação de AG livres. Há redução da lipogênese e da atividade da lipase lipoproteica e aumento do *turnover* de glicerol plasmático.

AG são fontes de energia e a mobilização deles provoca uma entrada de fatores de crescimento tumoral e produção de fatores mobilizadores de lipídeos. As linhas de investigação giram em torno da possibilidade de que os PUFAs ω3, por meio de sua ação imunomoduladora e anti-inflamatória, podem contribuir de forma positiva para a evolução do câncer e potencializar a eficácia do tratamento quimioterápico, sem efeitos secundários adicionais.

A inflamação é hoje reconhecida como um componente crítico na progressão tumoral. É considerado que a resposta inflamatória é um fator importante na variabilidade individual dos agentes quimioterápicos quanto à reposta ao câncer e seus efeitos tóxicos, o que justifica estratégias terapêuticas para abrandar a resposta inflamatória aguda exacerbada. O equilíbrio entre os lipídeos da dieta tem o propósito de controlar a resposta inflamatória por meio da relação entre os tipos de PUFAs ingeridos.

AG ω3 antagonizam os efeitos do ω6, sendo esses preferencialmente sintetizados e incorporados nas células das membranas fosfolipídicas, deslocando os ω6. Pela sinalização da alteração celular, o ω3 tem efeito anti-inflamatório, favorecendo a produção de eicosanoides menos potentes dos derivados do ω6. Isso contribui para regular negativamente a produção de fatores de crescimento e adesão de produção de citocinas e imunidade inata, assim como o gene de transcrição, com consequências na mitose e apoptose.

O determinante comum que explica o benefício da propriedade anti-inflamatória do ω3 se dá pelo fato de que o EPA/DHA substitui o AA no local da ligação da enzima COX-2. Cada vez mais estudos vêm comprovando que esses mecanismos de inibição anti-inflamatória parecem estar corretos, porém ainda há muito que se compreender sobre o assunto.

■ Utilização de ω3 em oncologia pediátrica

Além de seu potencial anti-inflamatório, outros efeitos da suplementação com ω3 vêm sendo investigados; entre essas ações, as propriedades em relação à caquexia e à imunossupressão.

Pacientes oncológicos apresentam com frequência perda ponderal associada à doença, e essa pode ser potencializada ou desencadeada durante a terapia antineoplásica. A perda de peso é considerada preocupante quando os valores apresentados são de 10% em adultos e 5% em crianças.

A caquexia e a desnutrição são as causas contribuintes para o aumento da morbimortalidade no paciente oncológico pediátrico. Uma ingestão dietética adequada auxilia a manter o peso corporal e a diminuir o risco da desnutrição, porém sintomas causados pelo próprio tratamento, como alteração metabólica, anorexia, alteração de paladar e sintomas gastrointestinais, são os principais fatores que reduzem a ingestão alimentar e aumentam o risco de déficit nutricional nesses pacientes.

A síndrome da caquexia no câncer é de origem multifatorial e tem como definição um balanço negativo de proteína e energia causado por alterações metabólicas e redução na ingestão alimentar. Estado inflamatório, proteólise muscular e alterações no metabolismo de macronutrientes são fatores que contribuem para o aparecimento dessa síndrome.

O aumento na ingestão de proteínas e energia durante o tratamento apresenta impactos positivos no estado nutricional. Tem sido sugerido que a suplementação com ω3, especialmente EPA, pode prover efeitos benéficos nessa população, modulando a resposta inflamatória associada a alterações metabólicas, perda ponderal e redução muscular.

Estudos têm demonstrado que a suplementação com EPA pode conduzir a uma regulação negativa da produção de citocinas pró-inflamatórias, incluindo IL-6, IL-1 e TNF, e atenuar a progressão da resposta da PCR. Além disso, o EPA tem sido descrito por antagonizar a perda de tecido esquelético proteico na caquexia do câncer, por meio da regulação da expressão do proteassoma, a qual pode ser um mecanismo de inibição de crescimento tumoral.

Em uma revisão sistemática que avaliou a suplementação de ω3 no câncer e caquexia, foi concluído que o suplemento oral enriquecido com EPA é benéfico para pacientes como câncer avançado e perda de peso, estando indicado em tumores do trato gastrointestinal alto e pâncreas. As principais vantagens observadas foram aumento do peso e do apetite, melhora da qualidade de vida e redução da morbidade pós-cirúrgica.

Em contrapartida, uma revisão sistemática sobre o papel dietético de PUFAs, no manejo de sintomas, sobrevida e qualidade de vida, mostrou que EPA e DHA isolados não mostraram resultados.

Existem inconsistências em relação à suplementação com ω3, em estudos pré-clínicos e epidemiológicos, devidas ao fato de a população ser heterogênea, à variação genética entre indivíduos, às quantidades ingeridas de ω3, além da combinação entre nutrientes que podem modificar respostas.

Existem poucos estudos na literatura que avaliam a utilização de ω3 em pacientes pediátricos com câncer. Em um estudo randomizado realizado por Bayram *et al.* (2008), foram analisados os efeitos clínicos do uso de um suplemento oral contendo EPA, em 52 pacientes oncológicos pediátricos recebendo tratamento com quimioterapia, e foi concluído que a perda de peso e a diminuição do índice de massa corporal foram significativamente menores nos suplementados, e a ingestão do suplemento foi segura e bem tolerada em todos os avaliados. Esses pacientes apresentaram desfechos clínicos mais favoráveis quando comparados àqueles que receberam dieta oral padrão.

A suplementação com AG da família ω3 pode representar uma estratégia na diminuição da formação de citocinas pró-inflamatórias, melhorando a tolerância metabólica dos substratos energéticos e reduzindo o catabolismo proteico, o qual se relacionada com melhora do prognóstico e chances de cura.

Essa suplementação vem sendo estudada, e os resultados demonstram a modulação da resposta imunológica e inflamatória, assim como a melhora da síndrome da anorexia-caquexia relacionada ao câncer em pacientes adultos (Quadro 36.2.1), porém ainda não foram estabelecidas recomendações específicas relacionadas à utilização e quantidade necessária de ingestão de ω3 para pacientes oncológicos pediátricos.

Existem alguns pontos a serem considerados no momento da prescrição de suplementação de ω3, sendo necessária cautela, em vista de possíveis interações com medicamentos anticoagulantes e antiplaquetários, além de medicamentos anti-hipertensivos, já que o ω3 pode acentuar efeitos hipertensivos. Além disso, pacientes com trombocitopenia induzida por quimioterapia têm maior predisposição a sangramento, assim, a suplementação deve ocorrer quando as plaquetas estiverem acima de 50 mil células.

QUADRO 36.2.1
Benefícios com a suplementação de EPA em pacientes oncológicos adultos

Promoção de peso

Aumento da massa magra e prevenção do catabolismo

Modulação da resposta inflamatória aguda

Melhora da utilização dos substratos energéticos

Melhora da resposta imune celular

Impacto favorável na sobrevida

Alteração da composição dos ácidos graxos das plaquetas, melhorando sua função

Fonte: Garófolo e Petrilli, 2006.

Seguem as principais recomendações dos principais grupos europeus e americanos, para a utilização de ω3:

ESPEN 2006:

– Em ensaios clínicos randomizados, as evidências ainda são controversas e atualmente não é possível chegar a qualquer conclusão de que o EPA melhora o EN e a capacidade funcional. É pouco provável que o ω3 aumente a sobrevida em câncer avançado.

ASPEN 2009:

– A suplementação com ω3 pode ajudar a estabilizar o peso de pacientes com câncer, com dieta oral, que estão em progressiva perda de peso involuntária.

Recomendações para a realização da suplementação em adultos:

1. EPA para efeito anti-inflamatório/caquexia – dose de 2-3 g/dia;

2. Suplementação máxima de 3 g/dia – para evitar efeitos adversos;

3. Recomenda-se um aumento na ingestão de α-tocoferol para compensar o aumento no consumo de PUFAs, a fim de estabilizar as duplas ligações; ofertar de 0,4 a 0,6 mg/dia de vitamina E por grama de PUFAs;

4. Não existe padrão definido para combinar diferentes ω3; em adultos, é recomendado administrar > 1,5 g/dia, em um período de oito semanas, para atingir resultados favoráveis.

Existem na literatura valores de referência para a recomendação da ingestão de ALA e AL, sendo essas indicadas para a população pediátrica em geral, não considerando patologias existentes. Os valores estipulados são apenas de ingestão adequada (AI), sem valores descritos para a ingestão dietética recomendada (RDA), necessidade média estimada (EAR) e nível superior tolerável de ingestão (UL), o que dificulta o manejo da utilização de ω3 em crianças com neoplasias. Os valores recomendados estão descritos no Quadro 36.2.2.

■ Considerações finais

A utilização do ω3 e suas propriedades no câncer infantil vem sendo estudada atualmente, mas, apesar de estar bem estabelecida sua importância em algumas patologias, como em doenças cardiovasculares, a quantidade de estudos em oncologia pediátrica ainda é muito escassa para comprovar seu real benefício nessa população, não havendo um consenso para a

QUADRO 36.2.2
Ingestão dietética de referência: ALA e AL

Idade	Ácido linoleico ω6 (g/dia)		Ácido alfalinolênico ω3 (g/dia)	
	AI	UL	AI	UL
Lactentes				
0 a 6 meses	4,4	ND	0,5	ND
7 a 12 meses	4,6	ND	0,5	ND
Crianças				
1 a 3 anos	7	ND	0,7	ND
4 a 8 anos	10	ND	0,9	ND
Meninos				
9 a 13 anos	12	ND	1,2	ND
14 a 18 anos	16	ND	1,6	ND
Meninas				
9 a 13 anos	10	ND	1	ND
14 a 18 anos	11	ND	1,1	ND
Gravidez				
14 a 18 anos	13	ND	1,4	ND
Lactação				
14 a 18 anos	13	ND	1,3	ND

ND: Não disponível; AI: ingestão adequada; UL: nível superior tolerável de ingestão.
Fonte: Adaptado de Institute of Medicine, 2002.

sua administração. A suplementação com ω3 pode ser utilizada como adjunta no tratamento do câncer infantil, porém não é conclusivo de que será realmente efetiva, sendo necessários novos estudos para o aprimoramento e o entendimento do tema, assim como o estabelecimento de níveis de ingestão, frequência, riscos e benefícios.

■ Bibliografia consultada

Aguilar MJT, Belmonte AC, Mesa-Garcia MD, Navero JLP, Gil-Campos MM. Perfil de ácidos grasos en pacientes oncológicos pediátricos. Nutr Hosp. 2012;27(2):617-22.

Bayram I, Erbey F, Celik N, Nelson J, Tanyeli A. The use of a protein and energy dense eicosapentaenoic acid containing supplement of malignancy-related weight loss in children. Peadiatr Blood Cancer. 2009;52(5):571-4.

Colomer R, Moreno-Nogueira JM, García-Luna PP, García-Peris P, García-de-Lorenzo A, Zarazaga A, et al. N-3 fatty acids, cancer and cachexia: a systematic review of the literature. Br J Nutr. 2007;97(5):823-31.

Frenkel M, Abrams DI, Ladas EJ, Deng G, Hardy M, Capodice JL, et al. Integrating dietary supplements into cancer care. Integr Cancer Ther. 2013;12(5):369-84.

Garófolo A, Petrilli AS. Omega-3 and 6 fatty acids balance in inflammatory response in patients with cancer and cachexia. Rev Nutr. 2006;19(5):611-21.

Gleissman H, Johnsen JI, Kogner P. Omega-3 fatty acids in cancer, the protectors of good and the killers of evil? Exp Cell Res. 2010;316(8):1365-73.

Institute of Medicine. Dietary reference intakes for energy, carbohydrate, fiber, fat, protein and amino acids (macronutrients). Washington: National academy Press; 2002.

Mazzotta P, Jeney CM. Anorexia-cachexia syndrome: a systematic review of the role of dietary polyunsaturated fatty acids in the management of symptoms, survival, and quality of life. J Pain Symptom Manage. 2009;37(6):1069-77.

Sterescu AE, Rousseau-Harsany E, Farrell C, Powell J, David M, Dubois J. The potential efficacy of omega-3 fatty acids as anti-angiogenic agents in benign vascular tumors of infancy. Med Hypotheses. 2006;66(6):1121-4.

Taylor LA, Pletschen L, Arends J, Unger C, Massing U. Marine phospholipids – a promising new dietary approach to tumor-associated weight loss. Support Care Cancer. 2010;18(2):159-70.

Parte VIII

Microbiota Intestinal em Oncologia

Alterações da Microbiota Intestinal durante o Tratamento

Adriana Garófolo

■ Envolvimento da microbiota na integridade da barreira da mucosa intestinal

As bactérias comensais desempenham um papel importante na homeostase intestinal e exercem algum efeito protetor sobre a integridade intestinal. Suas interações com receptores *toll-like* (TLRs) e a subsequente ativação da via de sinalização NF-kappa Beta (NF-kB) asseguram o desenvolvimento de uma resposta imune inata. Essa sinalização contribui para o controle da homeostase, mantendo a função de barreira e promovendo a reparação de feridas e a regeneração de tecidos. A ativação dessas vias assegura o reparo da mucosa e protege o intestino contra lesões. A quimioterapia e a radioterapia podem aumentar a permeabilidade intestinal, que resulta, em parte, da apoptose da cripta intestinal e da atrofia das vilosidades.

As bactérias regulam a função da barreira intestinal por meio da modulação da expressão e da distribuição das proteínas nas *tight junction*s (junções apertadas entre as membranas adjacentes das células epiteliais, que se unem para impedir o fluxo de materiais e vedar o espaço intercelular). Assim, a ruptura da microbiota poderia desempenhar um papel importante nas alterações da permeabilidade intestinal.

A camada de muco epitelial é outro fator protetor que contribui para a integridade intestinal e é regulada pelas bactérias intestinais.

Vários estudos sustentam um papel importante da microbiota intestinal no desenvolvimento da inflamação da mucosa e mucosite gastrointestinal. Recentemente, demonstraram-se possíveis associações entre microbioma intestinal, sistema inflamatório, ácidos biliares e metabolismo intestinal. Alterações nesses perfis, provavelmente causadas por mudanças na microbiota intestinal, podem ser uma das razões subjacentes para o estado pró-inflamatório e o desencadeamento de lesões.

■ Consequências das modificações da microbiota intestinal durante e após o tratamento

Estudos clínicos indicam que pacientes que recebem quimioterapia ou radioterapia apresentam mudanças muito acentuadas na microbiota intestinal. Em crianças com câncer, durante a quimioterapia, uma redução acentuada no número de bactérias anaeróbicas (*Bacteroides*,

Clostridium cluster XIVa, *Faecalibacterium prausnitzii* e Bifidobactérias) e *Streptococcus* spp. foi observada, enquanto o número de Enterococcus spp. aumentou drasticamente, concluindo-se que o desequilíbrio na microbiota intestinal aumenta o risco de bacteremia aeróbica. As bactérias Gram-positivas são, frequentemente, isoladas da hemocultura de pacientes com câncer que desenvolvem bacteremia e são altamente suscetíveis a adquirir resistência a agentes antibacterianos. Embora algumas dessas alterações possam ser secundárias também ao diagnóstico e ao estado inflamatório, é possível que elas contribuam para a patogênese da mucosite.

Evidências sugerem, portanto, que a microbiota intestinal desempenha um papel importante na patogênese da mucosite induzida por quimioterapia ou radiação. Esses tratamentos induzem a alterações na composição da microbiota intestinal, que podem também participar no desenvolvimento da mucosite. Mais estudos metagenômicos, investigando as funções dos genes da microbiota, são necessários para entender melhor o impacto do desequilíbrio da microbiota durante os tratamentos contra o câncer.

As infecções da corrente sanguínea são uma das principais complicações graves de crianças e adolescentes com câncer durante o tratamento. A sua incidência associada a microrganismos do trato gastrointestinal ainda representa um grande desafio para as equipes de oncologia. A translocação microbiana após sessões de quimioterapia intensas ou radioterapia pélvica, abdominal ou corporal total é um risco comum. Com o aumento da permeabilidade da mucosa associado à destruição da flora intestinal saudável e ao desequilíbrio na microbiota intestinal, microrganismos de maior potencial patogênico proliferam-se e perpassam a barreira intestinal facilmente.

Adicionalmente, a neutropenia e as disfunções da mucosa causadas por agentes antineoplásicos levam a perda da barreira intestinal, maior risco de translocação bacteriana, infecções e morte (Figura 37.1).

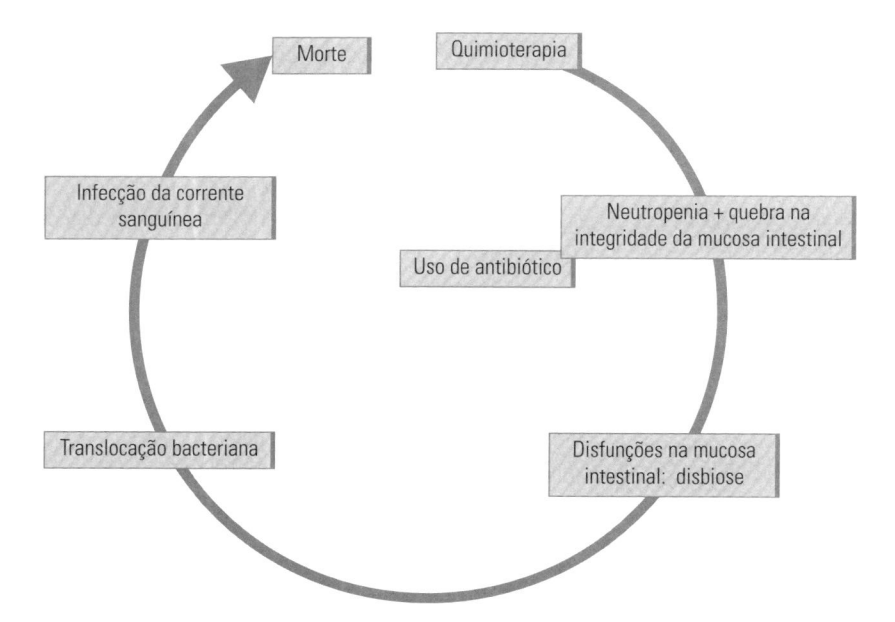

FIGURA 37.1. Microbiota intestinal e infecções da corrente sanguínea.
Fonte: Elaboração da autora.

No Instituto de Oncologia Pediátrica do Grupo de Apoio ao Adolescente e à Criança com Câncer (GRAACC), as infecções da corrente sanguínea associadas ao dano da barreira mucosa apresentaram taxas de 50% em 2017 e de 55% em 2018. Essa condição é o principal fator causador da enterocolite neutropênica.

Assim, estratégias devem ser desenvolvidas para prevenir ou tratar essas complicações, que aumentam o risco de infecções e morte, por meio de manipulação da microbiota intestinal. A identificação da microbiota intestinal também pode ser usada como um marcador preditivo do risco de mucosite e outras adversidades gastrointestinais, como a enterocolite neutropênica, podendo orientar abordagens preventivas.

O melhor conhecimento da microbiota intestinal por técnicas modernas de identificação, como abordagens metagenômicas, deve ajudar a desenvolver estratégias de investigação personalizadas, que possam ser testadas em futuros ensaios clínicos.

Além das doenças e tratamentos farmacológicos, outras condições também influenciam fortemente a composição qualitativa e quantitativa da microbiota intestinal, incluindo não apenas genes, mas a idade, a localização geográfica e a dieta. Estudos recentes sugerem que a composição da microbiota intestinal é afetada pela presença de células tumorais e pelo desenvolvimento de caquexia relacionada ao câncer. A Figura 37.2 ilustra essas inter-relações.

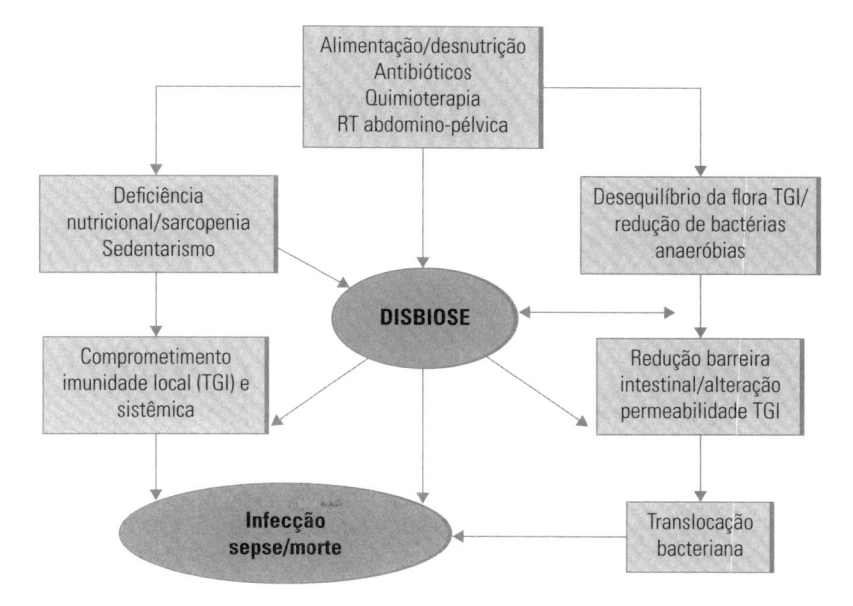

FIGURA 37.2. Inter-relações entre fatores clínicos e nutricionais e disbiose intestinal.
Fonte: Elaboração da autora.

Bibliografia consultada

Cinausero M, Aprile G, Ermacora P, Basile D, Vitale MG, Fanotto V, et al. New frontiers in the pathobiology and treatment of cancer regimen-related mucosal injury. Front Pharmacol. 2017;8:354.

Jenq RR, Ubeda C, Taur Y, Menezes CC, Khanin R, Dudakov JA, et al. Regulation of intestinal inflammation by microbiota following allogeneic bone marrow transplantation. J Exp Med. 2012;209(5):903-11.

Sanchez B, Delgado S, Blanco-Miguez A, Lourenco A, Gueimonde M, Margolles A. Probiotics, gut microbiota, and their influence on host health and disease. Mol Nutr Food Res. 2017;61(1).

Touchefeu Y, Montassier E, Nieman K, Gastinne T, Potel G, Bruley des Varannes S, et al. Systematic review: the role of the gut microbiota in chemotherapy- or radiation-induced gastrointestinal mucositis – current evidence and potential clinical applications. Aliment Pharmacol Ther. 2014;40(5):409-21.

van Vliet MJ, Tissing WJ, Dun CA, Meessen NE, Kamps WA, de Bont ES, et al. Chemotherapy treatment in pediatric patients with acute myeloid leukemia receiving antimicrobial prophylaxis leads to a relative increase of colonization with potentially pathogenic bacteria in the gut. Clin Infect Dis. 2009;49(2):262-70.

Vivarelli S, Salemi S, Candido S, Falzone L, Santagati M, Stefani S, et al. Gut microbiota and cancer: from pathogenesis to therapy. Cancer. 2019;11(38):1-26.

Capítulo 38

Prebióticos e Probióticos

Adriana Garófolo

■ Alimentação e microbiota intestinal

Prebióticos são compostos naturais que promovem um ambiente saudável, impulsionando a proliferação de alguns microrganismos desejáveis. Os principais prebióticos são os galacto-oligossacarídeos (GOS), obtidos a partir do leite, inulina dos fruto-oligossacarídeos (FOS), encontrados em raízes de chicória, e xilo-oligossacarídeos (XOS), presentes em produtos vegetais como óleo de palma e plantas de milho. Esses compostos também estão presentes naturalmente no leite, aspargos, alho, cebola, alho-poró, trigo, aveia e soja. São solúveis e resistentes ao meio ácido do estômago, e fermentáveis e estimulam o crescimento ou a atividade de microrganismos intestinais, responsáveis pela saúde do hospedeiro. Os prebióticos tendem a ser relativamente seletivos para microrganismos, como Bifidobactéria e Bacteroides. Eles são convertidos em derivados mais simples antes de alcançar o cólon, onde agem para estabelecer um ecossistema. Geram energia que alimenta músculos e intestino e, além disso, estão envolvidos na inibição de sintomas alérgicos. A redução nas chances de infecção e a promoção da proliferação de microrganismos comensais (probióticos) são outras propriedades positivas para as quais os prebióticos contribuem. Eles também têm a capacidade de reduzir a absorção intestinal de glicose, aumentar a excreção de colesterol e promover efeitos laxativos.

Prebióticos também podem ter um potente efeito contra o câncer. A melhoria da absorção de micronutrientes e a estimulação de microrganismos com enzimas que controlam o câncer, como a glutationa transferase, são alguns dos mecanismos que esses elementos nutricionais conferem ao organismo. O Quadro 38.1 descreve os alimentos e os prebióticos ativos presentes neles.

QUADRO 38.1
Prebióticos e alimentos-fonte

Alimento	Ingrediente prebiótico ativo
Cenoura e tomate	Arabinogalactana
Maçãs e peras	Oligossacarídeos – pectina
Aspargo e banana	Fruto-oligossacarídeos
Lentilha e grão-de-bico	Galacto-oligossacarídeo
Aveia e cevada	Xilo-oligossacarídeos
Cogumelos, aveia e algas marinhas	Betaglicanos
Amoras e ameixas	Polifenóis
Leite	Oligossacarídeos do leite

Fonte: Adaptado de Sanchez *et al.*, 2017.

◼ Papel teórico dos probióticos durante a terapia antineoplásica

Atualmente, probióticos são descritos como "cultura viável mono ou mista de microrganismos que, aplicada a animais ou ao homem, afeta beneficamente o hospedeiro, melhorando as propriedades da microflora natural".

Os probióticos exercem seus benefícios, basicamente, por meio de quatro mecanismos de ação: (1) interferência com bactérias patogênicas por competir com nutrientes e sítios de adesão, (2) melhora da função de barreira do epitélio intestinal, (3) imunomodulação e (4) influência sobre outros órgãos por meio do sistema imunológico e produção de neurotransmissores.

Os microrganismos probióticos mais comumente usados na nutrição humana são das cepas pertencentes ao gênero *Lactobacillus, Biofobacterium, Enterococcus*, bem como cepas do gênero *Propionibacterium* e certas leveduras como a *S. boulardii*.

Como comentado anteriormente, o tratamento antineoplásico, somado a antibióticos e fatores de má alimentação e sedentarismo, é um fator associado à disbiose em pacientes pediátricos com câncer. Alguns quimioterápicos e a radioterapia em região abdominal e pélvica podem causar alteração na integridade da barreira intestinal, com destruição da mucosa e aumento das chances de translocação microbiana. Teoricamente, a flora intestinal saudável, por meio dos microrganismos comensais, poderia proporcionar fator protetivo para essa translocação, reduzindo o risco de infecções de origem do trato gastrointestinal.

Por outro lado, não se conhecem os reais efeitos da suplementação desses microrganismos probióticos nessa situação, deixando a dúvida de que esses poderiam infectar o hospedeiro da mesma forma que os patogênicos.

Estudos de revisão sistemática e metanálise têm mostrado diferentes efeitos, com uma variedade de gêneros, espécies e cepas. Entretanto, na maioria dos estudos, as cepas não foram descritas detalhadamente.

Em pacientes hospitalizados por várias causas, o uso de probióticos demonstrou melhora no quadro de diarreia associada ao uso de antibiótico com a suplementação de *Lactobacillus casei, Lactobacillus reuteri* e *Lactobacillus rhamnosus* (crianças), e redução de infecção por *Clostridium difficile* com o consumo de um *mix* de *Lactobacillus* (*acidophilus*, *casei* e *rhamnosus*) e *Lactobacillus acidophilus* isoladamente. *Bifidobacterium lactis*, *Bifidobacterium bifidum* e *Saccharomyces boulardii* estiveram associadas à redução nos episódios de diarreia por antibióticos e à redução nas taxas de infecção por *Clostridium difficile*.

O consumo de probióticos e simbióticos do gênero *Lactobacillus*, *Bifidobacterium*, entre outros, com diferentes espécies, tem demonstrado redução na incidência de sepse no pós--operatório de cirurgias eletivas, com efeitos mais pronunciados com os simbióticos.

Poucos estudos foram realizados em pacientes com câncer nesse contexto, sendo, na sua maioria, em adultos. Em geral, demonstraram benefícios na gravidade e episódios de sintomas e toxicidades, e menor necessidade de medicamentos para essas situações. Os que avaliaram outros desfechos clínicos também demonstraram resultados favoráveis, como redução no tempo de hospitalização e nas taxas de infecções e em outras complicações e aumento na percepção de qualidade de vida. As principais espécies utilizadas foram *Lactobacillus* (*L. casei*, *L. plantarum*, *L. acidophilus*, *L acidophilus*, *L rhamnosus*, *L brevis*) e *Bifidobacterium* (*B. breve*, *B. bifidum*, *B. infantis*). Nenhum estudo apresentou toxicidade ou infecção atribuível à terapia com probiótico.

Por outro lado, em crianças e adolescentes com câncer, apenas um estudo testou a segurança e a eficácia do uso de *Lactobacillus* (*L. plantarum*) durante o transplante de células-tronco hematopoéticas. Os autores não encontraram nenhum episódio de bacteremia relacionada ao uso dos probióticos.

Embora a terapia com probióticos tenha se mostrado segura em uma variedade de cenários clínicos, ainda existem dúvidas sobre o próprio probiótico causar infecções no contexto de pacientes imunossuprimidos, especialmente com câncer. Além disso, poucas cepas foram testadas nesse contexto.

Assim, até o momento, não há recomendação segura para a administração de probióticos de rotina com base nos resultados atuais.

■ Bibliografia consultada

Chang HY, Chen JH, Chang JH, Lin HC, Lin CY, Peng CC. Multiple strains probiotics appear to be the most effective probiotics in the prevention of necrotizing enterocolitis and mortality: An updated meta-analysis. PLoS One. 2017;12(2):e0171579.

Golkhalkhali B, Rajandram R, Paliany AS, Ho GF, Wan Ishak WZ, Johari CS, et al. Strain-specific probiotic (microbial cell preparation) and omega-3 fatty acid in modulating quality of life and inflammatory markers in colorectal cancer patients: a randomized controlled trial. Asia Pac J Clin Oncol. 2018;14(3):179-91.

Kinross JM, Markar S, Karthikesalingam A, Chow A, Penney N, Silk D, et al. A meta-analysis of probiotic and synbiotic use in elective surgery: does nutrition modulation of the gut microbiome improve clinical outcome? JPEN J Parenter Enteral Nutr. 2013;37(2):243-53.

Kotzampassi K, Stavrou G, Damoraki G, Georgitsi M, Basdanis G, Tsaousi G, et al. A four-probiotics regimen reduces postoperative complications after colorectal surgery: a randomized, double-blind, placebo-controlled study. World J Surg. 2015;39(11):2776-83.

Probiotics and hematopoietic stem cell transplant. Bone Marrow Transplant. 2016:262-6.

McFarland LV, Evans CT, Goldstein EJC. Strain-specificity and disease-specificity of probiotic efficacy: a systematic review and meta-analysis. Front Med (Lausanne). 2018;5:124.

Sanchez B, Delgado S, Blanco-Miguez A, Lourenco A, Gueimonde M, Margolles A. Probiotics, gut microbiota, and their influence on host health and disease. Mol Nutr Food Res. 2017;61(1).

Sommacal HM, Bersch VP, Vitola SP, Osvaldt AB. Perioperative synbiotics decrease postoperative complications in periampullary neoplasms: a randomized, double-blind clinical trial. Nutr Cancer. 2015;67(3):457-62.

Yang H, Zhao X, Tang S, Huang H, Zhao X, Ning Z, et al. Probiotics reduce psychological stress in patients before laryngeal cancer surgery. Asia Pac J Clin Oncol. 2016;12(1):92-6.

Parte IX

Estudos de Casos Clínicos Comentados

Obesidade Sarcopênica
em Paciente Crítico

Sâmya Seiler Loureiro
Nayara Dorascenzi Magri Teles

Caso clínico: J. O. C., 16 anos e 5 meses, sexo masculino.

História clínica: Paciente com histórico de cervicalgia. Após seis meses, constatou-se crescimento de massa cervical bilateral envolvendo linfonodos. O resultado da biópsia foi compatível com carcinoma de rinofaringe indiferenciado. Nesse momento apresentava dificuldade respiratória pelo crescimento de massa tumoral. Dessa forma, foi encaminhado ao hospital do Grupo de Apoio ao Adolescente e à Criança com Câncer (GRAACC), sendo iniciado tratamento quimioterápico com radioterapia.

Antecedentes pessoais: Obesidade; em acompanhamento com endocrinologista.

Avaliação nutricional – Primeira internação hospitalar (admissão: 02/2017):

❖ Peso na admissão: 126,3 kg;

❖ Estatura: 165,3 cm;

❖ Perda de peso: não apresentava;

❖ Escore-z de IMC/I: +4,68 – obesidade grave; E/I: -0,74 – estatura adequada;

❖ Área muscular do braço (AMB): percentil 75/95 – adequado.

História nutricional: Sem disfagia ou sintomas do trato gastrintestinal, porém com história de comportamento alimentar inadequado. Ausência de alergia e intolerâncias alimentares.

Protocolo de tratamento proposto: Quatro ciclos de quimioterapia (cisplatina e 5-fluoracila). Radioterapia em na região do tumor (nasofaringe) após o término de quimioterapia.

Evolução clínica: Durante o tratamento com radioterapia, o paciente apresentou diversas toxicidades de grau (G) moderado, decorrentes do tratamento, incluindo mucosite G3, disfagia, radiodermite G2 e hipercromia de pele. Nesse período, foi necessária a suspensão das sessões de radioterapia por uma semana, devido ao emagrecimento e às queixas de odinofagia, alteração de paladar e perda, com replanejamento do mesmo.

Conduta nutricional: Inclusão de suplemento oral industrializado, além de necessidade de ajuste de consistência da dieta para pastosa. Conforme a melhora do quadro e o término do tratamento, o paciente retomou a alimentação em consistência normal e recebeu alta.

Segunda internação hospitalar (09/2017)

Evolução clínica: O paciente retornou com quadro de sonolência importante, inapetência, fraqueza, tontura, dor em panturrilha direita, repetição de palavras e esquecimento de fatos cotidianos. Foi internado para investigação diagnóstica, com as seguintes hipóteses diagnósticas: encefalite, radionecrose, recidiva tumoral ou síndrome de Wernicke-Korsakoff (por queda da ingestão oral prolongada e perda de peso grave). Mesmo com a reposição intramuscular de tiamina (vitamina B1 300 mg de 8 em 8 horas, durante 10 dias), não apresentou melhora, descartando-se o diagnóstico de síndrome de Wernicke-Korsakoff.

Evoluiu com piora neurológica e picos hipertensivos associados à alteração do nível de consciência, sendo, então, encaminhado para a unidade de terapia intensiva (UTI) e submetido à intubação orotraqueal e à sedação contínua. Em exame de nasofibroscopia, após falha de extubação, foi evidenciada lesão em rinofaringe com obstrução de vias aéreas e realizada traqueostomia. Por meio de biópsia, houve confirmação diagnóstica de radionecrose em rinofaringe. Nesse momento, apresentava episódios diarreicos e vômitos, com redução da oferta de dieta, comprometendo gravemente a intervenção nutricional por alguns dias. Esse quadro foi atribuído à síndrome de abstinência aos sedativos e logo foi retomada a oferta de dieta plena. Evoluiu com melhora clínica, sendo transferido para a enfermaria, onde permaneceu até a alta, totalizando 81 dias de internação hospitalar.

Avaliação nutricional:

❖ Peso: 110 kg (aferido em cama-balança);
❖ Estatura: 110 cm;
❖ Perda de peso: 16,3 kg, cerca de 12,9% em sete meses, considerada grave;
❖ Escore-z de IMC/I: +3,70 – obesidade grave; E/I: -0,80 – estatura adequada para a idade;
❖ AMB não realizada, pois o paciente estava em contenção mecânica;
❖ Peso ideal (percentil 90) ajustado: 83,6 kg;
❖ Gasto energético estimado (paciente adulto obeso crítico): 11 a 14 kcal/kg do peso atual (1.210 a 1.540 kcal/dia), pois Tanner G5/P5 (visa minimizar o catabolismo muscular);
❖ Necessidades proteicas: 2 g/kg de peso ideal ajustado/dia (167 g por dia);
❖ Cálculo das necessidades nutricionais – ASPEN (2016);
❖ Bioimpedância: ângulo de fase = 3,3° (inferior ao esperado – inflamação).

Conduta nutricional durante a internação: Durante o período, o paciente recebeu terapia nutricional enteral devido à intubação e à disfagia mecânica, por meio de fórmula polimérica e hiperproteica, com ajuste de energia para as necessidades do paciente. As necessidades proteicas não foram atingidas no período, apesar da fórmula especializada, pela demanda aumentada do paciente. Nesses casos, principalmente em pacientes críticos, a oferta total de energia permitida limita o conteúdo de proteína, pois as dietas industrializadas nem sempre se adequam a essa demanda.

Avaliação nutricional na alta hospitalar (11/2017):

❖ Peso: 96,8 kg;
❖ Estatura: 166,7 cm;

❖ Perda de peso: total de 29,5 kg, cerca de 23,3% em nove meses, considerada grave;

❖ Escore-z de IMC/I: +2,99 – obesidade grave; E/I: -0,88 – estatura adequada para a idade;

❖ AMB: percentil < 5 – abaixo do adequado;

❖ Exame físico: depleção muscular importante associada à perda da funcionalidade (obesidade sarcopênica);

❖ Bioimpedância: ângulo de fase = 3,4 (inferior ao esperado – inflamação).

Conduta nutricional na alta hospitalar: O paciente tem sequelas neurológicas, com alimentação exclusiva via sonda nasoenteral, conforme orientação da equipe de fonoaudiologia. Apresenta depleção muscular importante com fraqueza de membros. Foi realizada orientação nutricional com dieta não industrializada, devido à condição financeira da família, normocalórica e hiperproteica (modulação com albumina) e o paciente foi encaminhado para seguimento ambulatorial multiprofissional.

■ Comentários

Adriana Garófolo
Nayara Dorascenzi Magri Teles

A quimioterapia recebida ocasionou toxicidades gastrintestinais intensas, que, juntamente com o tratamento radioterápico, contribuíram para a depleção nutricional observada, mesmo antes da admissão na UTI.

Neste caso, chama a atenção que, apesar do diagnóstico de obesidade e do provável excesso de tecido adiposo, o paciente desenvolveu sarcopenia durante o processo de internação. É notável a perda de massa muscular, identificada pela queda importante da AMB. Esse perfil é frequente em crianças com câncer durante processos clínicos, pelo quadro de catabolismo muscular, que é consequência da condição clínica, da inatividade física, da baixa oferta nutricional e da inflamação. Em obesos, a inflamação é exacerbada pelo aumento de adipocinas, em decorrência do excesso de adiposidade. Neste caso, observamos um ângulo de fase muito inferior ao esperado em crianças saudáveis (5,5), que reflete o quadro inflamatório.

A reabilitação fonoaudiológica e fisioterápica, nesse caso, tem um papel fundamental no restabelecimento das funções neurológicas, cognitivas e motoras, prejudicadas durante o período de internação. Para melhores resultados no tratamento da sarcopenia, deve-se combinar a terapia nutricional com alguma atividade motora.

O manejo nutricional do paciente obeso criticamente doente prioriza o aporte proteico em relação à densidade de energia total. Entretanto, torna-se um desafio, uma vez que a recomendação proteica para essa população dificilmente é alcançada com as formulações disponíveis. Quando disponível, a prescrição de módulos proteicos é a melhor opção. Assim, a terapia nutricional visa minimizar a depleção nutricional, inevitável devido à doença crítica, na tentativa de manter um balanço nitrogenado menos negativo nessa fase, melhorando as taxas de sobrevida.

DECH Intestinal Aguda em Paciente com LMA após TCTH Alogênico Aparentado

Marina Salvati Crepaldi
Claudia Harumi Nakamura

Caso clínico: J. C. F. C., 11 anos e 4 meses, sexo masculino.

História clínica: Paciente com história recente de febre, dor abdominal e diarreia. Procurou o Hospital do Grupo de Apoio ao Adolescente e à Criança com Câncer (GRAACC) com quadro de hematomas na pele, perda de peso, sonolência, inapetência, hipertrofia gengival com sangramento e petéquias. Foi diagnosticado com leucemia mieloide aguda (LMA) em junho de 2016, sendo iniciando tratamento ambulatorial.

Avaliação nutricional na admissão (06/2016):

- ❖ Peso habitual: 40,0 kg;
- ❖ Peso: 37,05 kg;
- ❖ Estatura 144,0 cm;
- ❖ Perda de peso: 2,95 kg, cerca de 7,37% em um mês, considerada grave;
- ❖ Escore-z de IMC/I: +0,63 – eutrofia; E/I: +0,65 – estatura adequada para a idade;
- ❖ Área muscular do braço (AMB): percentil 25/50 – adequado.

Tratamento antineoplásico realizado

Protocolo LMAIO (terapia experimental):

- – Primeira fase: cladribina, citarabina, daunorrubicina, etoposídeo, metotrexato e dexametasona;
- – Segunda fase: transplante de células-tronco hematopoiéticas (TCTH) alogênico aparentado.

Avaliação nutricional pré-TCTH (segunda fase: 11/2016):

- ❖ Peso: 35,40 kg;
- ❖ Estatura: 145,5 cm;
- ❖ Perda de peso: total de 4,6 kg, cerca de 11,5% em cinco meses, considerada grave;
- ❖ Escore-z de IMC/I: -0,60 – eutrofia; E/I: 0,52 – estatura adequada para a idade;
- ❖ AMB: percentil 25/50 – adequado.

Tratamento e evolução clínica durante o TCTH:

❖ Condicionamento com bussulfano e ciclofosfamida;

❖ Infusão das células do doador em 16/12/2016;

❖ Intercorrências relacionadas ao trato gastrintestinal (TGI): mucosite grau 1.

Conduta nutricional durante o TCTH

Passagem de sonda nasoenteral no dia 1 após o TCTH (D+1), devido a inapetência e alterações gastrintestinais (GI), com dieta oligomérica semielementar, com o objetivo de amenizar os sintomas e promover melhor absorção intestinal.

Evolução para dieta polimérica industrializada. A progressão para chegar à meta energética ocorreu conforme a tolerância GI. A sonda foi suspensa e retirada na alta hospitalar, após melhora da aceitação alimentar.

Conduta nutricional: Alta hospitalar (29/12/2018) no dia 13 após o TCTH (D+13) com suplemento oral industrializado (55% GEB).

Avaliação nutricional em consulta ambulatorial no dia 21 após TCTH (01/2017):

❖ Peso: 34,1 kg;

❖ Estatura: 147,2 cm;

❖ Perda de peso: 5,9 kg, cerca de 14,5% em dois meses, considerada grave;

❖ Escore-z de IMC/I: -0,70 – eutrofia/E/I: -0,7 – estatura adequada para a idade;

❖ AMB: percentil 25-50 – adequado.

Internação hospitalar: Após 10 dias da alta hospitalar, o paciente se internou novamente com queixas de perda ponderal, diarreia com volume de > 1,5 litro por dia, associadas à dor abdominal importante. Após vários exames, o paciente foi diagnosticado com doença do enxerto contra o hospedeiro (DECH) aguda grau 4 de TGI baixo.

Conduta e evolução nutricional

Após três dias de jejum, iniciou-se terapia nutricional parenteral (TNP).

TNP:

❖ Necessidade energética por meio do cálculo da necessidade de energia basal por Schofield (1985). A oferta foi atingida após cinco dias do início da TNP;

❖ O tempo de permanência com TNP exclusiva foi de 13 dias;

❖ O desmame da TNP ocorreu quando a oferta da terapia nutricional enteral (TNE) atingiu a necessidade de energia e proteínas.

Prescrição da TNP:

❖ Velocidade de infusão da glicose (VIG): inicialmente 3,0 mg/kg/min, com progressão para 4,0 mg/kg de peso calórico/min. A VIG foi calculada de acordo com os controles glicêmicos do paciente. Na fase inflamatória aguda, o paciente apresentou níveis elevados de glicemia, variando entre 110 e 140 mg/dL, o que dificultou a progressão da VIG para a meta recomendada;

❖ Lipídios [emulsão de TCL/TCM (triglicérides de cadeia média/triglicérides de cadeia longa) em 20%]: inicialmente 1 g/kg de peso real, com progressão para 2 g/kg de peso real. A progressão da oferta lipídica foi realizada de acordo com os controles de triglicerídeos. Durante a internação, o controle variou de 100 a 190 mg/dL;

❖ Oferta proteica: solução de aminoácidos adulto a 10%, com oferta variando entre 1,5 e 2,0 g/kg de peso real. De acordo com o quadro clínico e a alta demanda proteica/catabolismo (valores de proteína C-reativa de 204,1 mg/dL), a relação de calorias não proteicas/grama de nitrogênio variou de 77:1 a 97:1 na fase aguda. Posteriormente, em fase anabólica, foi possível atingir uma relação de calorias não proteicas/grama de nitrogênio; variou de 110:1 a 160:1;

❖ Alta hospitalar.

TNE:

❖ O início da terapia nutricional enteral mínima ocorreu após 13 dias, devido à melhora dos sintomas GI (diarreia e dor abdominal);

❖ A introdução de dieta hidrolisada foi a 5 mL/h, em infusão de 22 horas;

❖ Progressão da dieta enteral: o aumento no volume para atingir a meta de energia foi realizado de forma gradativa (5 mL/h/dia), respeitando a tolerância GI do paciente;

❖ A transição da fórmula oligomérica para polimérica ocorreu no momento em que o paciente estava com o TGI recuperado, ou seja, ausência de dor abdominal e sem episódios de diarreia por 24 a 48 horas.

Via oral:

❖ Jejum via oral.

Conduta nutricional de alta dia 68 de TCTH (D+68; 22/02/2017)

– Primeira fase: jejum via oral, com TNE, com acompanhamento durante os retornos em hospital-dia.

– Segunda fase: reintrodução alimentar quando o paciente alcançou, no mínimo, 80% das necessidades basais via TNE, com dieta líquida sem resíduos (suco de fruta cozido e diluído na proporção de duas partes de suco para uma parte de água) – 60 mL de 3 em 3 horas. A equipe optou por iniciar a realimentação precocemente, tendo em vista a boa tolerância ao TGI e a condição emocional do paciente.

A progressão da dieta foi gradativa, como segue abaixo:

1. Dieta pastosa isenta em lactose;

2. Dieta leve isenta em lactose;

3. Dieta branda isenta em lactose;

4. Testes de proteínas intactas;

5. Branda com reintrodução à lactose.

A progressão da dieta via oral foi programada a cada dois ou três dias, conforme a aceitação e a tolerância do paciente. Após avaliação da aceitação alimentar, foi iniciada terapia nutricional oral (TNO) com 60% das necessidades diárias, para programar desmame de TNE.

Avaliação nutricional após a internação (03/2017 – três meses do TCTH):

❖ Peso: 27,15 kg;

❖ Estatura: 147,4 cm;

❖ Perda de peso: 12,85 kg, cerca de 32% desde o início de tratamento perda, considerada grave; 6,95 kg, cerca de 17,4% em três meses/desde a primeira avaliação pré-TCTH, considerada grave;

❖ Escore-z de IMC/I: - 2,40 – magreza/desnutrição; E/I: 0,49 – estatura adequada para a idade;

❖ AMB: percentil 5/25 – adequado pela classificação; abaixo dos anteriores.

■ Comentários

Adriana Garófolo
Claudia Harumi Nakamura

Pacientes que realizam TCTH alogênico são de risco nutricional pelo próprio procedimento. O regime de condicionamento agressivo e a infusão das células da medula levam a toxicidades GI e alterações metabólicas importantes. Alterações de composição corporal são esperadas, mesmo com a oferta da terapia nutricional adequada. Existe ainda o risco de outras complicações, que podem ser precoces ou mais tardias, como a DECH, com alto risco nutricional, especialmente quando do TGI. Nesses casos, os pacientes já são politratados, com um somatório de perdas nutricionais durante os processos anteriores. A DECH intestinal causa, além de outros problemas, graves distúrbios intestinais, com síndrome de má absorção, diarreia, dor abdominal e, eventualmente, enterorragia. É importante notar que o paciente em questão apresentou déficit importante de estado nutricional, chamando a atenção para a perda de tecido muscular, o que foi exacerbado durante o quadro de DECH, haja vista o volume de perdas intestinais, que mostra a gravidade do quadro. Sabe-se que o catabolismo muscular acentuado, especialmente quando somado a outras deficiências nutricionais, pode ter influência negativa para o prognóstico, contribuindo com o maior risco de complicações em geral e menor sobrevida a curto, médio e longo prazo.

A resposta inflamatória durante a DECH é intensa e exacerbada, com a liberação de diversos mediadores inflamatórios. Na fase inicial da doença, são nítidas as alterações no metabolismo de nutrientes, como hiperglicemia, principalmente, vista neste caso, e também hipoalbuminemia e hipertrigliceridemia. Na ausência de recomendações específicas para essa população, utilizamos as recomendações gerais para pediatria. Por esse motivo, as metas nutricionais podem ser mais desafiadoras e não refletir adequadamente as necessidades de pacientes com câncer infantojuvenil com DECH GI pós-TCTH alogênico. A tolerância da TNP deve ser respeitada, mesmo que não se atinjam as metas nutricionais. O catabolismo proteico dessa fase deve ser minimizado por meio de uma TN adequada às condições atuais do paciente, a fim de auxiliar na resposta inflamatória. A terapia nutricional anabólica deve ser planejada após a melhora das condições clínicas e exames laboratoriais.

Enterocolite Neutropênica após Quimioterapia

Aline Ramalho dos Santos
Nayara Dorascenzi Magri Teles

Caso clínico: A. S. P. G., 4 anos, sexo feminino.

História clínica: A paciente apresenta várias queixas como êmese, cefaleia em região occipital, associada à perda de equilíbrio e involução do desenvolvimento neuropsicomotor, em especial de fala, aproximadamente há um ano e três meses. Recentemente, teve queda do estado geral e hipertensão intracraniana, sendo submetida à derivação ventriculoperitoneal (DVP) e ressecção tumoral (parcial). Após a realização de biópsia, foi diagnosticada com meduloblastoma e encaminhada ao IOP.

Proposta (inicial) de tratamento antineoplásico: Três ciclos de quimioterapia com ciclofosfamida com cisplatina, etoposídeo e metotrexato em altas doses (protocolo *Head Start*).

Avaliação nutricional na admissão (05/2017):

* ❖ Peso habitual: 8 kg;
* ❖ Estatura: 90 cm;
* ❖ Peso atual: 11,5 kg;
* ❖ Perda de peso: não apresentava;
* ❖ Escore-z de IMC/I: -0,65 – eutrofia; E/I: -2,80 – baixa estatura para a idade;
* ❖ Prega cutânea tricipital (PCT): percentil 5/25 – adequado;
* ❖ Área muscular do braço (AMB): percentil 25/50 – adequado.

Evolução clínica e intercorrências

Em 13/06/2017, após 10 dias do primeiro ciclo de quimioterapia com metotrexato (delta QT de 10 dias), a paciente evoluiu com enterocolite neutropênica associada a sepse, sendo encaminhada para unidade de terapia intensiva (UTI). Nesse momento, apresentava um valor de ângulo de fase de 3,4 (abaixo do esperado), condizente com a condição clínica inflamatória. Após a confirmação do quadro, permaneceu em repouso intestinal, com início da terapia nutricional parenteral (TNP). Após 14 dias de TNP exclusiva, foi iniciada terapia nutricional enteral (TNE) para trofismo com fórmula oligomérica, extensamente hidrolisada (visando melhorar a tolerância e a adaptação inicial do trato gastrointestinal – TGI – após repouso prolongado dele), com progressão conforme a tolerância, sendo suspensa a TNP após oito dias do início da TNE.

Durante 12 dias na UTI, foi ofertada glutamina via enteral em dose de 0,5 g/kg/dia.

Após estabilidade do quadro clínico (13/07/2017), a paciente foi encaminhada para a enfermaria para dar seguimento ao tratamento antineoplásico. Nessa fase, ela mantinha alterações no padrão de evacuação (fezes líquidas) e êmese, sintomas que dificultaram a progressão de dieta enteral, não sendo atingida a meta de energia proposta.

Evolução após o segundo ciclo de quimioterapia: A paciente evoluiu novamente com enterocolite neutropênica e choque séptico, sendo reencaminhada para a UTI e permanecendo em repouso intestinal.

Avaliação fonoaudiológica: Contraindicação de alimentação por via oral por distúrbio de deglutição.

Conduta nutricional: TNP exclusiva por 12 dias. A TNE trófica foi reiniciada após esse período, com progressão conforme a tolerância. Após alcançar 100% das necessidades nutricionais via TNE por sonda, a TNP foi suspensa.

Prescrição da TNP:

- ❖ Calculada de forma individualizada;
- ❖ A meta energética foi considerada a taxa metabólica basal, estimada pela equação preditiva proposta por Schofield (1985), que não foi alcançada, devido às alterações metabólicas (hiperglicemia e distúrbios hidroeletrolíticos) apresentadas pela paciente;
- ❖ A oferta glicídica a partir da velocidade de infusão de glicose (mg/kg/min) foi determinada pela dosagem de glicemia diária;
- ❖ A oferta lipídica foi realizada por meio de emulsão lipídica de terceira geração composta por óleos de soja, coco, oliva, peixe e alfatocoferol, com oferta inicial de 1,0 g/kg/dia (triglicérides 195 mg/dL) e posteriormente de 0,5 g/kg/dia (triglicérides 369 mg/dL) até a suspensão dela (triglicérides 460 mg/dL), fator limitante para adequação energético-proteica da TNP;
- ❖ Considerando o quadro clínico de hipercatabolismo, a oferta proteica foi priorizada com a relação das calorias não proteicas:grama de nitrogênio variando entre 80 e 90:1;
- ❖ A prescrição de oligoelementos e vitaminas foi realizada conforme recomendações para idade e a de eletrólitos foi ajustada regularmente a partir da dosagem de exames bioquímicos.

Evolução clínica após 83 dias de internação: Após a resolução do quadro, a paciente recebeu alta hospitalar e foi encaminhada para seguimento ambulatorial com o objetivo de recuperação nutricional e continuidade do tratamento oncológico.

Avaliação nutricional em consulta ambulatorial (12/2017):

- ❖ Peso atual: 11,0 kg;
- ❖ Estatura: 91,6 cm;
- ❖ Perda de peso: 0,5 kg, 4,3% em sete meses – considerada insignificativa;
- ❖ Escore-z de IMC/I: -1,88 – eutrofia de risco nutricional; E/I: -3,14 – baixa estatura para a idade;
- ❖ PCT: percentil < 5 – abaixo do adequado;
- ❖ AMB: percentil < 5 – abaixo do adequado.

■ Comentários

Adriana Garófolo

Protocolos intensivos de tratamento quimioterápico parecem ser um fator de risco importante para a enterite neutropênica. Nesse caso, a paciente já possuía história prévia dessa complicação, o que indica maior risco.

A terapia nutricional dessa paciente deve levar em conta o jejum prolongado. Para tal, o uso de glutamina por via endovenosa foi recomendado como forma de prevenir a distrofia da mucosa intestinal e reduzir o risco de translocação microbiana.

É importante notar que, neste caso, a paciente evoluiu com choque séptico, o que exacerba as alterações já presentes no TGI, devido à redução de perfusão local. Essa condição deve ser considerada no planejamento da reintrodução de dieta enteral, que normalmente é realizada por meio de dietas oligoméricas mais extensamente hidrolisadas.

Os danos da barreira da mucosa intestinal e a translocação microbiana são as principais causas da enterocolite neutropênica. Essas se relacionam fortemente com infecções da corrente sanguínea e casos de sepse. Assim, estratégias nutricionais imunológicas locais e sistêmicas, por meio de nutrientes e compostos pré e probióticos, são importantes no contexto da sua prevenção.

Mucosite após Tratamento para Leucemia de Burkitt

Bruna Cézar Diniz
Adriana Garófolo

Caso clínico: E. F. R., 6 anos, sexo masculino.

História da doença: O paciente apresentou queixas de dor abdominal e em membro inferior esquerdo. Após extensa investigação e realização de exames de imagem, detectaram-se lesões expansivas, sugestivas de linfoma. Na sequência, foi realizada biópsia do pâncreas, confirmando o diagnóstico de leucemia de Burkitt, com comprometimento abdominal, dando início ao tratamento oncológico.

Antecedentes pessoais: Síndrome de Fanconi (caracterizada por ser uma tubulopatia renal proximal complexa rara na qual se observa distúrbio na reabsorção de glicose, aminoácidos, fosfato, bicarbonato e potássio, além de proteinúria tubular, deficiente concentração urinária e distúrbios no processo de acidificação).

Primeira avaliação nutricional (na admissão: 07/2017):

- ❖ Peso habitual: 17 kg;
- ❖ Peso atual: 19,5 kg;
- ❖ Estatura: 114 cm;
- ❖ Perda de peso: não apresentava;
- ❖ Escore-z de IMC/I: -0,25 – eutrofia; E/I: -0,65 – estatura adequada para a idade;
- ❖ Prega cutânea tricipital (PCT): percentil 25/50 – adequado;
- ❖ Área muscular do braço (AMB): percentil 5/25 – adequado.

História nutricional: Queixa de anorexia, aversão alimentar, saciedade precoce e dificuldade para deglutir alimentos sólidos e líquidos devido à presença de tosse produtiva.

Tratamento antineoplásico: Quimioterapia com vincristina, metotrexato, doxorrubicina, ciclofosfamida, citarabina e etoposídeo combinado com anticorpo monoclonal rituximabe (protocolo de leucemia de Burkitt).

Internação hospitalar (13/07 a 27/08/2017)

Motivo da internação: Após o primeiro ciclo de quimioterapia, evoluiu com quadro de neutropenia grave e febre, necessitando de hospitalização.

História nutricional: Apresentava baixa aceitação alimentar no hospital e com história de baixa aceitação alimentar domiciliar.

Avaliação fonoaudiológica: Mostrou alterações disfágicas leves, prévias ao tratamento, provavelmente por ventilação pulmonar mecânica invasiva anterior.

Conduta nutricional: Dieta pastosa homogênea e heterogênea com líquidos espessados para néctar, devido à restrição de consistência, com introdução de suplemento oral industrializado hipercalórico e hiperproteico.

Evolução clínica (20/07/2017): Neutropenia febril; suspeita de infecção.

Segunda avaliação nutricional (internação hospitalar):

- ❖ Peso: 18,2 kg;
- ❖ Estatura: 115 cm;
- ❖ Perda de peso: 1,2 kg, cerca de 6,6% em uma semana, considerada grave;
- ❖ Escore-z de IMC/I: -1,31 – eutrofia de risco nutricional; E/I: -0,47 – estatura adequada para a idade;
- ❖ PCT: percentil 5 e 25 – adequado;
- ❖ AMB: percentil entre 5 e 25 – adequado.

Evolução nutricional: Aceitação via oral atingia 2,32% de suas necessidades, com história de baixa aceitação domiciliar e recusa ao suplemento (porcentagem de aceitação alimentar oscilando entre 0 e 20% de suas necessidades).

Reavaliação da fonoaudiologia: Consistência de dieta geral por via oral.

Conduta nutricional: Indicação de passagem de sonda para terapia nutricional enteral (TNE) pela piora do estado nutricional e baixa ingestão alimentar após uma semana de internação. O paciente não realizou o procedimento da sonda devido à resistência familiar.

Evolução clínica (28/07/2017): Paciente com neutropenia febril.

Terceira avaliação nutricional (internação hospitalar):

- ❖ Peso atual: 17,2 kg;
- ❖ Estatura: 115 cm;
- ❖ Perda de peso: 2,3 kg, cerca de 11,8% em um mês, considerada grave;
- ❖ Escore-z de IMC/I: -2,06 – magreza/desnutrição; E/I: -0,49 – estatura adequada para a idade;
- ❖ PCT: 5,2 mm, percentil 5/25 – adequado;
- ❖ CB: 16 cm, percentil 5/25 – adequado;
- ❖ AMB: 16,40 cm^2, percentil 5/25 – adequado.

Evolução nutricional: Manteve baixa aceitação alimentar por 13 dias consecutivos (porcentagem de aceitação alimentar oscilando, atingindo em média cerca de 10% de suas necessidades).

Conduta nutricional (28/07/2017): Nova indicação de passagem de sonda para início de TNE, plaquetas acima de 30 mil células/mm^3, com lesões em mucosa oral ou esofágica de grau leve, permitindo a passagem. Iniciou TNE com 30% do seu gasto energético total e dieta industrializada oligomérica, devido à presença de mucosite no trato gastrintestinal.

Intercorrências (31/07/2017): O paciente perdeu a sonda e não foi possível repassá--la devido ao quadro de mucosite graus 2 e 3 com presença de sangramento em mucosa oral.

Evolução e diagnóstico clínico (03/08/2017): O paciente apresentou febre e diarreia, com queixa de dor abdominal, com os seguintes exames laboratoriais: leucócitos de 10 células/mm³, neutrófilos de zero célula/mm³ e plaquetas de 15.500 células/mm³. O paciente tem neutropenia febril, dor abdominal e alteração do padrão evacuatório. Em 04/08/2017, a tomografia computadorizada de abdome evidenciou espessamento difuso de mucosa intestinal ($\geq$ 0,3 cm), com início de protocolo para o tratamento de enterocolite neutropênica/tiflite.

Conduta nutricional: De acordo com o protocolo de enterocolite neutropênica, repouso intestinal, entrando em jejum. Considerando o estado nutricional do paciente e sua baixa aceitação alimentar prévia, foi indicada a terapia nutricional parenteral (NP).

Exames laboratoriais: Glicemia 92 mg/dL; triglicérides 165 mg/dL; albumina 2,7 g/dL; proteína C-reativa (PCR) 250,95 mg/L; fósforo 2,0 mg/dL; magnésio 1,58 mg/dL.

Comentário: O paciente apresentava inflamação (PCR elevada), hipertrigliceridemia, com albumina, fósforo e magnésio baixos, provavelmente devido ao quadro de tiflite, porém com glicose sérica normal.

Nutrição parenteral por 17 dias:

Velocidade de infusão de glicose: 2 mg/kg calórico/min.

Oferta proteica: 1 g/kg de peso real.

Oferta lipídica: 1 g/kg de peso real. Optou-se pela emulsão lipídica composta por óleo de soja, triglicérides de cadeia média, óleo de oliva e óleo de peixe, levando em consideração os exames laboratoriais com níveis elevados de triglicérides e PCR, indicativos de inflamação.

Além da inclusão de soluções de polivitamínico e oligoelementos, optou-se pela suplementação de sulfato de zinco (50 a 5.000 mcg/dia) e L-alanil-glutamina (20% da oferta proteica, atingindo no máximo 0,5 g/kg de peso por dia), devido à presença de diarreia e mucosite do trato gastrintestinal.

Relação kcal não proteicas por grama de nitrogênio: 110:1 (relação para a fase inflamatória = 80:1 até 120:1).

Tempo de uso de NP: 17 dias.

Exames (18/08/2017): neutrófilos 2.730/mm³; mostra recuperação de neutrófilos, bem como, em ultrassom de controle, melhora do espessamento, permitindo a liberação do jejum.

Conduta nutricional (18/08/2017): O estado nutricional de magreza e depleção muscular condizia com a indicação de passagem de sonda de TNE concomitante ao desmame da NPP, porém, pela recusa da mãe, optou-se em manter a NP combinada apenas com a via oral.

Conduta nutricional (alternativa) (18/08/2017):

Primeiro dia:

❖ Liberação de dieta via oral: dieta líquida hipoalergênica com suplementação de glutamina via oral (0,5 g/kg);

❖ NPP: redução de eletrólitos e do volume final, com manutenção dos macronutrientes;

Segundo dia:

❖ Progressão para dieta leve hipoalergênica por boa tolerância à realimentação via oral;

❖ NPP: redução de macronutrientes, com manutenção de eletrólitos;

Terceiro dia:

❖ Manutenção de conduta via oral e NPP;

❖ Programação de coleta de exames para avaliar níveis séricos de eletrólitos após a redução do volume da NPP;

Quarto dia:

❖ Progressão para dieta geral isenta em lactose, por boa tolerância à dieta por via oral;

❖ NPP suspensa: normalidade nos exames laboratoriais e programação de alta hospitalar;

Quinto dia:

❖ Progressão para dieta geral restrita em lactose, por boa tolerância à dieta por via oral;

Sexto dia:

❖ Progressão para dieta geral, por boa tolerância à dieta por via oral e programação de alta.

Evolução clínica (27/08/2017):

Alta hospitalar.

Conduta nutricional de alta hospitalar (27/08): Dieta geral restrita em lactose (com reintrodução em casa) e suplemento oral industrializado em pó – 225 mL –, duas vezes ao dia, ofertando 23% de suas necessidades diárias. Entretanto, ainda se manteve a indicação da sonda, pela necessidade de recuperação nutricional.

Quarta avaliação nutricional (em consulta ambulatorial pós-alta: 30/08/2017):

❖ Peso: 17,3 kg;

❖ Estatura: 115 cm;

❖ Perda de peso: 2,2 kg em dois meses, cerca de 11,2%, considerada grave;

❖ Escore-z de IMC/I: - 1,75 – eutrofia com risco nutricional; E/I: -0,49 – estatura adequada para a idade;

❖ PCT: 4,1 mm (< percentil 5) – abaixo do adequado;

❖ circunferência do braço (CB): 13,5 cm (< percentil 5);

❖ AMB: 11,86 cm^2 (< percentil 5) – abaixo do adequado (depleção muscular).

Evolução clínica (10/09): O paciente foi encaminhado para a unidade de cuidados intensivos com quadro de febre persistente e desconforto respiratório, que evolui para sepse.

■ Comentários

Adriana Garófolo

Esse caso ilustra um dos contextos típicos de maior relevância da terapia nutricional em oncologia pediátrica e dos mais preocupantes do ponto de vista clínico. O paciente é portador de leucemia, uma doença grave, cuja imunidade é deficiente, independente de outros fatores. Soma-se a isso um tratamento agressivo, com risco de desenvolver infecções e toxicidades gastrintestinais elevado. É interessante notar que, no diagnóstico, não havia comprometimento do estado nutricional. Entretanto, no decorrer do tratamento, o comprometimento nutricional é evidenciado de forma pronunciada, mostrando queda tanto dos valores antropométricos como de composição corporal, chegando a atingir a depleção de massa gorda e magra. Além disso, com a intensidade do tratamento, o paciente desenvolveu toxicidades gastrintestinais mais graves, chegando até a evoluir com enterocolite neutropênica, que se relaciona intimamente com a perda da barreira intestinal, translocação bacteriana e sepse. O agravo nutricional contribuiu para a piora das respostas imunológicas e para a imunidade local do intestino, deixando o paciente mais vulnerável. Não obstante, o paciente apresentava síndrome de Fanconi, que causa prejuízo na reabsorção tubular proximal da glicose, fosfato, aminoácidos, bicarbonato, ácido úrico, água, potássio e sódio. Assim, apresentava perdas importantes de substratos e nutrientes pelos rins, mais um fator a contribuir negativamente para os desfechos clínicos e nutricionais.

Finalmente, neste caso, destaca-se a importância da terapia nutricional precoce, por meio da nutrição enteral, anterior ao aparecimento de toxicidades gastrintestinais, especialmente mucosites, quer seja por sonda ou gastrostomia. Quando negligenciada, fica evidente que o paciente não consegue manter o estado nutricional e desfechos clínicos negativos são observados. No caso em questão, a evolução para agravamento intestinal e sepse era uma consequência previsível, que talvez pudesse ter sido evitada com intervenções nutricionais mais precoces.

Paciente Portador de Tumor de Sistema Nervoso Central Submetido à Radioterapia Concomitante com Quimioterapia

Aline Romero
Keylla Sakai Marques
Karen Jaloretto T. Guedes

Caso Clínico: F. M. Z. M., 7 anos e 10 meses, sexo feminino.

História clínica: Aos 6 anos, iniciou quadro de cefaleia holocraniana, com piora de intensidade em região frontal, além de episódios de êmese. Após várias consultas em diversos serviços de saúde, com diferentes diagnósticos, apresentou piora da cefaleia, sendo solicitada a realização de tomografia de crânio, quando se evidenciou lesão em fossa posterior e a paciente foi encaminhada ao nosso serviço para início de tratamento. Após 15 dias, a criança manteve sintomas de êmese e cefaleia, sendo diagnosticada com hipertensão intracraniana e encaminhada para a abordagem neurocirúrgica para ressecção tumoral e colocação de derivação ventricular externa, que mais tarde foi substituída por derivação ventriculoperitoneal (DVP). A análise anatomopatológica evidenciou meduloblastoma de alto risco e, posteriormente, constatou-se disseminação para liquor e neuroeixo.

Proposta de tratamento: Protocolo de meduloblastoma de alto risco, cuja proposta é radioterapia (RXT) de crânio e neuroeixo concomitante com quimioterapia – QT (vincristina e carboplatina).

Avaliação nutricional na admissão (09/2016):

* Peso habitual: 40 kg;
* Estatura: 125 cm;
* Peso na admissão: 31,5 kg;
* Perda de peso: 8,5 kg, cerca de 21,25% em três meses, considerada grave;
* Escore-z de IMC/I: +2,09 – obesidade; E/I: +0,62 – estatura adequada para a idade;
* Circunferência do braço (CB): percentil 75/95 – adequado;

❖ Prega cutânea tricipital (PCT): não realizada devido à internação em unidade de terapia intensiva (UTI)/imobilização;

❖ Área muscular do braço (AMB): não realizada devido à internação em UTI/ imobilização.

Avaliação fonoaudiológica: Sem alterações disfágicas, sem necessidades de restrições de consistência da dieta.

Evolução clínica e nutricional: A paciente apresentou dificuldade em se manter imobilizada e posicionada adequadamente no local de irradiação, necessitando de sedação para o procedimento. Foi necessário, portanto, jejum prévio às sessões, de 8 horas, conforme indicação médica. As sessões foram realizadas diariamente, exceto nos finais de semana ou feriados, e a paciente permaneceu em jejum, em média, de 12 horas por dia (do horário da última refeição realizada até a liberação do jejum pós-RXT). A criança apresentou sintomas gastrintestinais intensos (náuseas associadas a êmese – cerca de 10 episódios por dia), anorexia, xerostomia e saciedade precoce, além de perda ponderal grave.

Conduta nutricional: Inicialmente a terapia nutricional indicada foi pela via oral, visando à melhora do aporte nutricional. Devido à manutenção dos sintomas, com piora do estado nutricional, além de baixa adesão à via oral, foi indicada a nutrição enteral por meio de sonda. No momento da indicação, a acompanhante estava de acordo com o procedimento, porém a criança encontrava-se bastante irritada e resistente à passagem de sonda. Tal questão foi trabalhada em conjunto com a equipe de psicologia e, após nova tentativa, o procedimento foi realizado, sendo iniciada terapia enteral com dieta não industrializada, orientada para casa (receita artesanal elaborada e testada pela equipe).

A paciente apresentou diversas perdas acidentais da sonda, devido a êmese e náuseas contínuas e, assim, a progressão da dieta enteral foi comprometida.

Por diversas vezes, verificou-se em consulta que a acompanhante realizava a administração da dieta em domicílio inferior à recomendada, tanto pela necessidade de jejum para a indução anestésica para RXT como pelos sintomas gastrintestinais apresentados pela paciente. Assim, as necessidades energéticas foram alcançadas apenas após um mês da primeira passagem de sonda.

Durante o tratamento, a paciente apresentou intercorrências (internações por rebaixamento do nível de consciência, bexigoma ou abordagem cirúrgica (revisão de DVP); dificuldade na recuperação medular (neutropenia, plaquetopenia); infecção e queixas gastrintestinais intensas, o que levou a atrasos nas sessões de QT e/ou RXT (suspensões temporárias).

Evolução nutricional: Ao final das sessões de QT e RXT, mesmo em uso de terapia nutricional enteral, com adesão parcial, como citado acima, a paciente apresentou redução de peso, totalizando perda total aproximada de 40% do peso inicial (habitual) ao final dessa etapa do tratamento, passando de obesidade para estado nutricional de eutrofia.

Avaliação nutricional pós-RXT concomitante com a QT (11/2016):

❖ Peso: 24,15 kg;

❖ Estatura: 126 cm;

❖ Perda de peso: 15,85 kg, cerca de 39,6% em cinco meses, considerada grave para o período;

❖ Escore-z de IMC/I: -0,17 – eutrofia; E/I: +0,51 – estatura adequada para a idade;

❖ CB: percentil 5/25 – adequado;

❖ PCT: percentil 25/50 – adequado;

❖ AMB: percentil 75/95 – adequado.

■ Comentários

Karen Jaloretto Teixeira Guedes

O diagnóstico clínico de meduloblastoma está relacionado com alto risco nutricional, visto que o tratamento é por tempo prolongado e intenso. Além de todos os efeitos adversos da terapia antineoplásica, que pode prejudicar a alimentação por via oral e acarretar prejuízo do estado nutricional, o jejum prolongado diário, durante as sessões de RXT, pode agravar ainda mais o estado nutricional. Dessa forma, a terapia nutricional enteral, de forma precoce, se torna essencial para o êxito de todo o tratamento, reduzindo as intercorrências causadas pelo comprometimento nutricional.

É importante notar que, além de todas as complicações clínicas apresentadas, foi necessário o replanejamento do tratamento radioterápico, pois a máscara de imobilização (feita sob medida) teve que ser reajustada pela perda ponderal grave apresentada.

Outro aspecto importante é que o tratamento de meduloblastoma de alto risco é por tempo prolongado e, após o término da RXT concomitante com a QT, a programação da fase de manutenção é de poliquimioterapia (seis a oito ciclos, com cisplatina, ciclofosfamida e vincristina). Dessa forma, além da depleção nutricional apresentada na fase inicial de tratamento, a paciente receberá QT, o que podem acentuar ainda mais o quadro de desnutrição.

Considerando a necessidade de tratamento por período prolongado, a terapia nutricional por meio de gastrostomia endoscópica percutânea, desde o momento do diagnóstico, deve ser instituída de forma preventiva.

Recuperação Nutricional de Paciente Submetida a Protocolo com Transplante de Células-Tronco Hematopoiéticas e Radioterapia com Sedação

Thayna Leones
Karen Jaloretto T. Guedes
Claudia Harumi Nakamura

Caso clínico: A. V. L., 1 ano e 4 meses, sexo feminino.

História clínica: Inicialmente a paciente apresentou quadros de êmese, torcicolo e fontanela abaulada. Foi solicitada tomografia computadorizada de crânio, que evidenciou uma tumoração em fossa posterior. A paciente foi submetida à neurocirurgia para colocação de derivação ventriculoperitoneal. Após 15 dias, realizou a exérese tumoral no hospital de base. No anatomopatológico após o procedimento, identificou-se um tumor do tipo teratoide/rabdoide em fossa posterior. Foi, então, encaminhada para o nosso serviço.

Tratamento antineoplásico:

1. Primeira fase: três ciclos de quimioterapia com metotrexato (MTX), cisplatina, etoposídeo, vincristina e ciclofosfamida em altas doses, administrados de forma intravenosa (protocolo *Head Start*);
2. Segunda fase: transplante de células-tronco hematopoiéticas (TCTH autólogo;
3. Terceira fase: radioterapia cranial.

Avaliação nutricional na admissão (08/2017):

- ❖ Peso habitual: 8,3 kg;
- ❖ Peso na admissão: 6,560 kg;
- ❖ Estatura: 67,6 cm;
- ❖ Perda de peso: 1,73 kg, cerca de 20,96% em dois meses, considerada grave;
- ❖ Escore-z de P/E: -1,75 e P/I: -2,23 – eutrofia de risco nutricional; E/I: -1,74 – estatura adequada para a idade.

Avaliação fonoaudiológica: Distúrbio de deglutição, necessitando de jejum via oral e indicação de alimentação por sonda nasoenteral exclusiva. Segue acompanhamento com equipe de fonoaudiologia.

Evolução clínica e nutricional

1. Fase inicial do tratamento – Quimioterapia (08/2017)

Avaliação fonoaudiológica: Liberou dieta via oral em consistência pastosa homogênea sem líquidos. A terapia nutricional enteral (TNE) foi mantida visando à recuperação nutricional e à programação de tratamento.

Conduta nutricional: Sonda nasoenteral com fórmula infantil oligomérica (extensamente hidrolisada), considerando o histórico prévio de intolerância a fórmulas poliméricas no serviço de saúde onde iniciou acompanhamento (episódios diarreicos). Com base na intensidade conhecida do protocolo quimioterápico proposto, com toxicidades gastrintestinais graves, as quais haviam sido desenvolvidas previamente pela paciente (como náuseas, êmese e mucosite oral), optou-se por realizar a transição gradual da dieta ofertada, de oligomérica para polimérica.

2.Fase 2 – TCTH (10/2017):

Após três ciclos de quimioterapia, foi submetida ao TCTH autólogo, com o seguinte regime de condicionamento (quimioterapia): carboplatina, etoposídeo e tiotepa. A infusão das células-tronco ocorreu em 18/10, com "pega" da medula óssea nove dias após a infusão (dia 9).

Avaliação nutricional pré-TCTH (10/2017):

❖ Peso: 6,220 kg;

❖ Estatura: 70 cm;

❖ Perda de peso: 0,35 kg, cerca de 5,3% em dois meses, considerada insignificativa;

❖ Escore-z de P/E: -3,15; P/I: -3,24 – magreza acentuada/desnutrição grave; E/I:-1,75 – estatura adequada para a idade;

❖ Ângulo de fase = 2,8 (abaixo do esperado; esperado = 5,5).

Evolução clínica e nutricional: Apresentou complicações de trato gastrintestinal, relacionadas ao tratamento, como êmese, diarreia e quadro de mucosite grave, odinofagia e, consequentemente, anorexia, que se iniciaram no dia 1.

Comentário: Sintomas esperados pelo tipo de condicionamento realizado.

Conduta nutricional:

1. Transição da dieta enteral por sonda, de polimérica para oligomérica, extensamente hidrolisada;

2. Restrição alimentar via oral de alimentos alergênicos, como glúten e lactose, devido aos sintomas gastrintestinais ocasionados pelo regime de condicionamento (êmese, diarreia e mucosite grave, com odinofagia, e anorexia);

3. Alta hospitalar com dieta oral devido à perda acidental da sonda, não repassando por apresentar produção intensa de secreção de via respiratória;

4. Em ambulatório, três dias após a alta hospitalar em acompanhamento em hospital-dia, a sonda foi repassada, pois a lactente apresentava inapetência e perda ponderal grave.

Evolução clínica e nutricional em hospital-dia (11/2017): Após três dias, observou-se que a paciente mantinha baixa ingestão alimentar. Com manobras de fisioterapia respiratória, a paciente apresentou melhora do quadro e repassou a sonda em 08/11.

Conduta nutricional: A TNE foi reiniciada com dieta polimérica, devido à ausência de toxicidade gastrintestinal, e a progressão da dieta foi realizada até atingir 200% de suas necessidades nutricionais basais, devido ao grau de déficit, objetivando a recuperação nutricional pré-radioterapia.

Avaliação nutricional pós-TCTH (11/ 2017):

- ❖ Peso: 6,450 kg (edema);
- ❖ Estatura: 70 cm;
- ❖ Ganho de peso em relação à última avaliação;
- ❖ Escore-z de P/E: -2,93; P/I: -3,13 – magreza acentuada; E/I: -2,03 – baixa estatura para idade;
- ❖ Área muscular do braço (AMB): não classificada devido à idade menor de 2 anos.

Fase 3 – Radioterapia em sistema nervoso central, sob sedação (01/2018):

Foram realizadas 31 sessões de radioterapia em região de cerebelo e margens (55,8 Gy; de 22/01/17 a 07/02/18), com a paciente sedada. Visando à imobilidade durante as sessões de radioterapia, foi necessária sedação, bem como, consequentemente, jejum.

Conduta nutricional:

1. Abreviação de jejum foi realizada (conforme recomendações nacionais e internacionais). Essa conduta foi orientada com base no aleitamento materno, até 4 horas antes do procedimento, e dieta enteral de 6 a 8 horas antes;

2. TNE cerca de 187% do gasto energético total (GET), em decorrência de inapetência e necessidade de recuperação nutricional (P/E: -4,72, E/I: -3,07), além de sintomas gastrintestinais leves, como anorexia no início das sessões e episódios esporádicos de êmese;

3. Via oral: dieta pastosa homogênea e heterogênea, de acordo com a conduta da fonoaudiologia, além de restrições alimentares (isenção de alimentos crus e de alto risco de contaminação) pelo tratamento anterior (TCTH).

Após a alta do TCTH, as restrições foram suspensas e, consequentemente, a aceitação por via oral voltou a melhorar. Devido aos episódios esporádicos de êmese, houve a perda acidental da sonda enteral. As tentativas de repasse foram sem sucesso, já que a lactente puxava a sonda.

A terapia nutricional oral (TNO) foi reforçada, com 90% do GET à base de suplemento adicionado à ingestão via oral, além da inclusão do polivitamínico e mineral, para ajustar o aporte de micronutrientes (paciente desnutrida, com baixo peso e baixa estatura para a idade – recomendação de micronutrientes 1,5 vez a DRI – Ingestão Diária Recomendada).

■ Comentários

Karen Jaloretto Teixeira Gudes
Thayná Leones

Concomitante ao tratamento e aos sintomas apresentados, a paciente evoluiu com perda ponderal e depleção importante da massa muscular, principalmente após o término do TCTH, apresentando estado nutricional de magreza acentuada (P/E = -4,72). Essa evolução era esperada, haja vista a fase do tratamento intensa, propiciando inflamação e consequentemente catabolismo proteico. Após a alta do TCTH e durante o tratamento radioterápico, o acompanhamento nutricional semanal foi de suma importância. Nessa etapa, o principal objetivo foi a recuperação do estado nutricional da paciente, além de garantir alimentação de forma equilibrada, promovendo o crescimento e o desenvolvimento adequado da lactente.

O Gráfico 1 mostra o impacto positivo que a TNE teve na recuperação nutricional. Mesmo após evolução nutricional positiva, a paciente manteve seguimento ambulatorial, com resultados satisfatórios, como ganho pôndero-estatural e aumento dos indicadores antropométricos. É importante ressaltar que pacientes com esse diagnóstico clínico apresentam menores chances de cura, e o propósito maior do tratamento é oferecer qualidade de vida à criança por maior tempo possível.

A recuperação nutricional de pacientes pediátricos sob tratamento oncológico é um desafio. É necessário ressaltar que o trabalho multidisciplinar, além da conscientização dos pais sobre os impactos negativos da desnutrição, e a adesão às orientações são de fundamental importância para o processo. Os pais da paciente sempre demonstraram muito interesse e dedicação na recuperação nutricional da sua filha e, com certeza, esse foi um aspecto muito positivo que contribuiu para o progresso na recuperação nutricional.

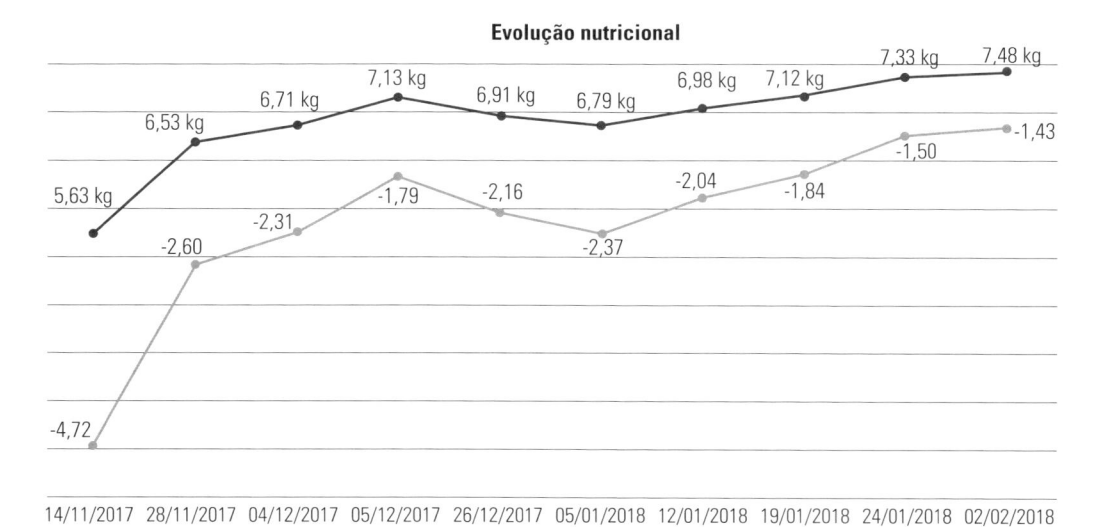

GRÁFICO 1. Evolução nutricional em peso e de acordo com escore- Z de peso por estatura (P/E), da paciente A. V. L.
Fonte: Elaboração das autoras.

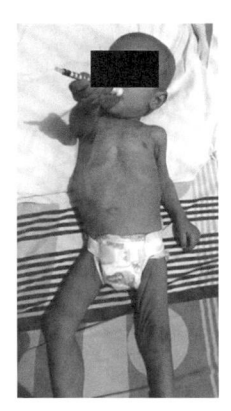

FIGURA A. Paciente A. V. L. após a alta do TMO. Início da terapia nutricional enteral.
Fonte: Elaboração das autoras.

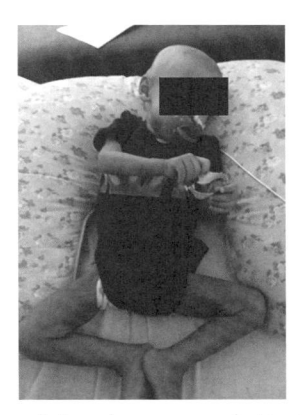

FIGURA B. Paciente A. V. L. no início da radioterapia e em uso de terapia nutricional enteral.
Fonte: Elaboração das autoras.

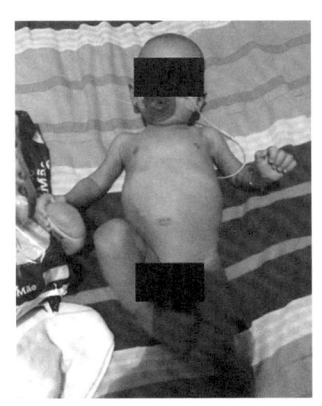

FIGURA C. Paciente A. V. L. em radioterapia e 15 dias após a passagem de sonda e início da terapia nutricional enteral.
Fonte: Elaboração das autoras.

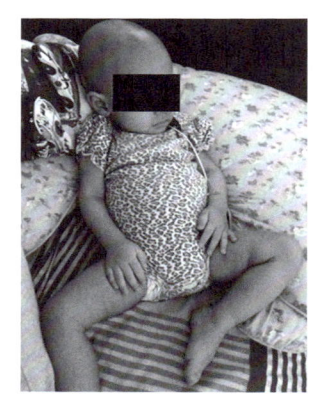

FIGURA D. Durante as sessões de radioterapia, após 2 meses de TNE.
Fonte: Elaboração das autoras.

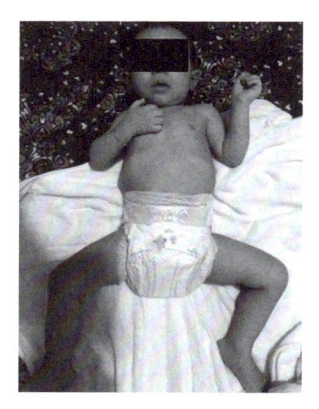

FIGURA E. Paciente A. V. L. após o término do tratamento e recuperada da desnutrição causada por ele.
Fonte: Elaboração das autoras.

Complicações Nutricionais do Tratamento de Indução em Adolescente com Osteossarcoma

Bruna Cézar Diniz
Adriana Garófolo

Caso clínico: C. A. A., 11 anos e 3 meses, sexo feminino.

História da doença: Paciente com história de trauma em membro inferior esquerdo, que ocorreu durante a aula de educação física. Pela contusão, apresentou dor e prejuízo na deambulação e aumento do volume local. Após realizar exames de imagem, seus responsáveis procuraram o serviço de ortopedia em uma policlínica, onde ela foi atendida e encaminhada para o serviço especializado em oncologia pediátrica. Após a realização de biópsia tumoral e de tomografia computadorizada do tórax, recebeu o diagnóstico de osteossarcoma de fíbula esquerda proximal, com metástase pulmonar.

Primeira avaliação nutricional (admissão: 07/2017):

❖ Peso atual: 35,8 kg (peso superestimado pela presença de massa tumoral);

❖ Estatura: 155,0 cm;

❖ Perda de peso: não apresentava;

❖ Escore-z de IMC/I: -1,25 – eutrofia de risco nutricional; E/I: 1,44 – estatura adequada para a idade;

❖ Prega cutânea tricipital (PCT): percentil 5/25 – adequada;

❖ Área muscular do braço (AMB): percentil < 5 – abaixo do adequado;

❖ Queixa: anorexia.

Proposta de tratamento: Quimioterapia e abordagem cirúrgica para ressecção tumoral. O protocolo quimioterápico escolhido foi o GLATO 2017: metotrexato, doxorrubicina e cisplatina por via intravenosa em altas doses. Além disso, recebeu quimioterapia metronômica com ciclofosfamida e metotrexato por via oral.

Internação hospitalar para início do tratamento quimioterápico (19/07/2017)

Conduta nutricional: Orientação para suplemento industrializado hipercalórico e normoproteico (risco nutricional). Porém, apresentou baixa adesão à conduta devido à presença de sintomas gastrointestinais como anorexia, aversão alimentar, náuseas e êmese, com aceitação alimentar correspondendo a 18% de suas necessidades diárias.

Internação hospitalar (18/08/2017): Paciente hospitalizada para realizar tratamento antineoplásico intensivo.

Segunda avaliação nutricional (18/08/2017):

- ❖ Peso atual: 34,2 kg;
- ❖ Estatura: 155 cm;
- ❖ Perda de peso: 1,6 kg, cerca de 4,4% em quatro semanas, considerada significativa;
- ❖ Escore-z de IMC/I: -1,80 – eutrofia de risco nutricional; E/I: +1,32 – estatura adequada para a idade;
- ❖ PCT: percentil 5/25 – adequado;
- ❖ AMB: percentil < 5 – abaixo do adequado.

Evolução nutricional: Baixa aceitação domiciliar e hospitalar (atingindo entre 7% e 24% de suas necessidades diárias).

Conduta nutricional: Diante desse quadro, foi indicada a passagem de uma sonda para início de terapia nutricional enteral (TNE), mas a paciente e a família mostraram-se resistentes à indicação.

Evolução clínica: Sem complicações pós-tratamento, recebeu alta hospitalar.

Terceira avaliação nutricional (consulta ambulatorial: 15/09/2017):

- ❖ Peso atual: 31,3 kg;
- ❖ Estatura: 155,8 cm;
- ❖ Perda de peso: 2,9 kg, cerca de 8,48%, em quatro semanas, considerada grave;
- ❖ Escore-z de IMC/I: 2,94 – magreza/desnutrição; E/I: 1,36 – estatura adequada para a idade;
- ❖ PCT: percentil < 5 – abaixo do adequado;
- ❖ AMB: percentil < 5 – abaixo do adequado;
- ❖ Ângulo de fase: 4,7 (abaixo do esperado; esperado = 5,5).

Evolução nutricional: Apresentou perda de 6,81% de seu peso em quatro semanas, decorrente de baixa aceitação domiciliar e hospitalar (atingindo entre 7% e 24% de suas necessidades diárias).

Conduta nutricional: Indicação de passagem de sonda para início de TNE. Porém, paciente e familiares mostraram-se resistente à indicação, mantendo a suplementação por via oral.

Conduta nutricional alternativa: Terapia nutricional oral (TNO), com o consumo de suplemento artesanal hipercalórico (1,5 kcal/mL) composto por leite integral líquido, leite integral em pó, óleo vegetal e amido ou açúcar, compatível com as condições financeiras da família, com suplementação lipídica e polivitamínico e mineral, com o objetivo de recuperar o seu estado nutricional e amenizar possíveis depleções futuras.

Quarta avaliação nutricional em consulta ambulatorial (22/09/2017):

- ❖ Peso atual: 32,2 kg;
- ❖ Estatura: 155,8 cm;
- ❖ Ganho de peso de 900 g em uma semana;
- ❖ Escore-z de IMC/I: -2,61 – magreza/desnutrição; E/I: 1,34 – estatura adequada para a idade;

❖ PCT: percentil 5/25 – adequado;

❖ AMB: percentil < 5 – abaixo do adequado;

❖ Ângulo de fase: 4,8 (abaixo do esperado).

Evolução: A paciente apresentou adesão à TNO e demais orientações.

Conduta nutricional: A conduta foi mantida, devido à evolução positiva e à resistência por parte da família para a passagem de sonda.

Internação hospitalar (09/11/2017): Internada por toxicidade do trato gastrointestinal (TGI) grave; mucosite grau 3-4 associada à dor importante em mucosa oral.

Quinta avaliação nutricional:

❖ Peso atual: 32,5 kg (peso superestimado, já que paciente se encontrava em uso de soro);

❖ Estatura: 155,8 cm;

❖ Escore-z de IMC/I: -2,56 – magreza/desnutrição; E/I: 1,21 – estatura adequada para a idade;

❖ PCT: percentil < 5 – abaixo do adequado;

❖ AMB: percentil < 5 – abaixo do adequado;

❖ Ângulo de fase: 4,0 (abaixo do esperado).

Evolução nutricional: A paciente apresentou adesão à TNO e demais orientações.

Evolução nutricional: A paciente mantinha indicação de sonda devido ao estado nutricional de magreza, com depleção muscular e de gordura, bem como programação de quimioterapia e cirurgia nos próximos dias. Nesse momento, a família estava de acordo com a conduta, entretanto seu grau de mucosite não permitiu a passagem.

Evolução após sete dias (16/11/2017): Melhora da mucosite; a paciente estava em programação de cirurgia de controle local para ressecção tumoral em 10 dias.

Conduta nutricional na internação hospitalar: Indicação de sonda com início de TNE atingindo 35% do seu gasto energético total (GET) com dieta industrializada polimérica, com progressão até 70% do seu GET quando recebeu alta. O Gráfico 1 mostra a evolução nutricional até início da TNE.

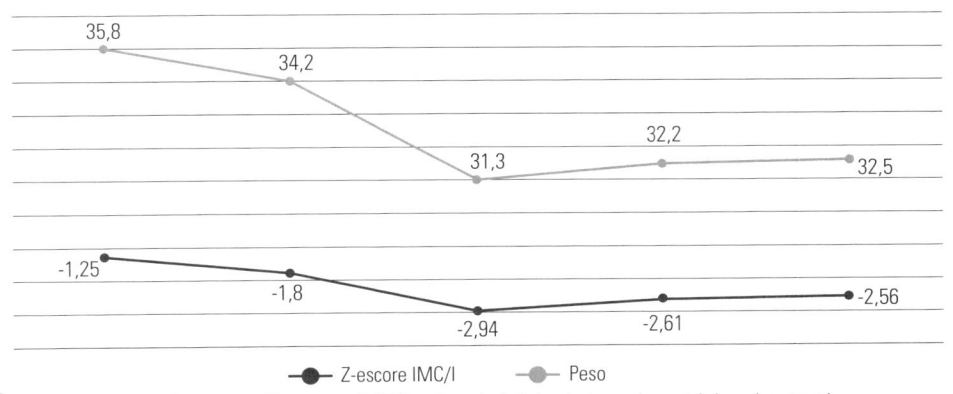

GRÁFICO 1. Evolução de peso e Z-escore IMC/I antes do início de terapia nutricional enteral.
Fonte: Elaboração das autoras.

Conduta nutricional para alta hospitalar: Mantida TNE, porém com orientação para dieta artesanal composta por leite integral líquido, complemento alimentar, óleo vegetal e açúcar, compatível com as condições financeiras da família, ou dieta enteral industrializada, quando possível, atingindo 70% do seu GET, com progressão domiciliar para alcançar 100% de suas necessidades em casa.

Sexta avaliação nutricional (consulta ambulatorial: 08/02/2018):

- ❖ Peso atual: 39 kg;
- ❖ Estatura: 157,5 cm;
- ❖ Ganho de peso de 6,5 kg desde a última avaliação;
- ❖ Escore-z de IMC/I: -1,01 – eutrofia de risco nutricional; E/I: 1,22 – estatura adequada para a idade;
- ❖ PCT: percentil 5/25 – adequado;
- ❖ AMB: percentil 5/25 – adequado.

Evolução nutricional: Em domicílio, alternou a dieta enteral artesanal com a industrializada durante oito semanas. Observou-se aumento nos indicadores de composição corporal muscular e de gordura, mostrando processo de recuperação nutricional. O Gráfico 2 mostra a evolução nutricional após a TNE.

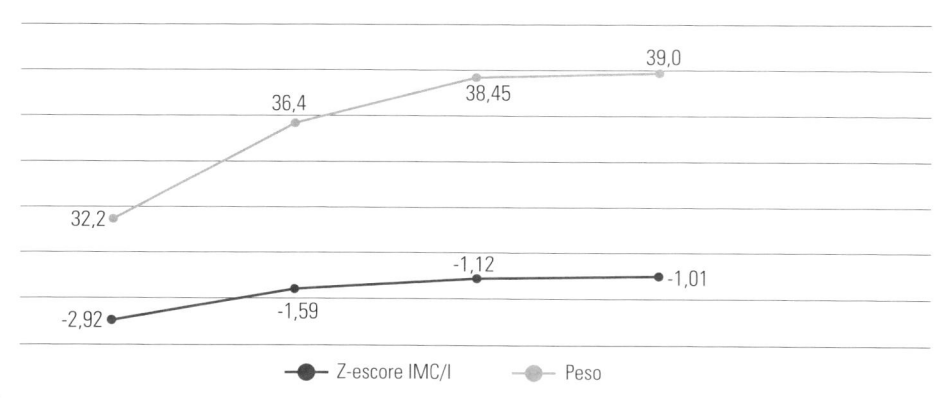

GRÁFICO 2. Evolução de peso e Z-escore IMC/I após o início de terapia nutricional enteral.
Fonte: Elaboração das autoras.

■ Comentários

Adriana Garófolo
Karen Jaloretto T. Guedes

Adolescentes com osteossarcoma são pacientes especialmente de risco nutricional durante o tratamento. No entanto, a doença em estágio inicial, não metastática, não é catabólica no momento do diagnóstico. Apesar disso, o tratamento de indução é muito agressivo do ponto de vista nutricional, principalmente no aspecto gastrointestinal e renal. Ocorrem diversas perdas de substratos e nutrientes em decorrência do uso de medicamentos antineoplásicos, como perdas renais de minerais e proteínas e perdas por vômitos, relacionados **à administração de cisplatina**.

O metotrexato, outro agente utilizado em altas doses, pode causar graves lesões nas mucosas do TGI, desde a boca até o ânus. Essas complicações geram perdas por má absorção de nutrientes e aumento nas necessidades deles. Além disso, o consumo alimentar tende a ficar fortemente afetado, pois há alterações no paladar, como gosto metálico, principalmente associado à cisplatina, além da anorexia e aversões alimentares, que ocorrem de forma sistemática, em decorrência dos episódios repetidos de náusea e vômitos após cada sessão de quimioterapia.

No caso em questão, o atraso na realização dos ciclos de quimioterapia foi claramente influenciado pela perda ponderal da paciente, mostrando a importância da manutenção do estado nutricional adequado. Tanto atrasos nos ciclos de quimioterapia como a redução das doses dela levam a prejuízos nas respostas ao tratamento, reduzindo as chances de cura.

Assim, devido à presença de perda de peso e à toxicidade à quimioterapia, o tratamento sofreu diversas modificações durante seu curso, como redução de dose quimioterápica pela perda de peso, atrasos para a realização da sessão de quimioterapia e redução das doses em diversos momentos, devido às toxicidades prévias.

É importante destacar também que a faixa etária da adolescência é de risco nutricional, por aumento na demanda metabólica, com maior necessidade energético-proteica e de micronutrientes, além do risco comportamental, pois esses pacientes tendem a não aderir facilmente às condutas, apresentando um comportamento de maior rebeldia.

Assim, podemos concluir que a terapia nutricional nesse grupo de pacientes deve ter um enfoque preventivo, considerando a utilização de métodos mais intensivos, como a TNE. Como a terapia antineoplásica pode ter duração de meses ou até mesmo mais que um ano, em alguns casos, a gastrostomia endoscópica percutânea é o método de suporte nutricional mais indicado para pacientes que desenvolvem toxicidades gastrointestinais graves durante o tratamento.

Desnutrição em Paciente com Tumor Abdominal por Hepatoblastoma

Débora de Oliveira Lima
Cristiane Ferreira Marçon
Adriana Garófolo

Caso clínico: P. H. V. D. M., 5 anos e 5 meses, sexo masculino

História clínica: Admitido com queixa de hiporexia e dor abdominal há cinco meses, com aumento de volume abdominal, êmese e piora da dor abdominal há duas semanas, sem febre ou queda do estado geral. Realizou tomografia de abdome, sendo evidenciada massa em região hepática sugestiva de hepatoblastoma. Em ecocardiograma, foi evidenciado também um extenso trombo intra-atrial direito com risco iminente de tromboembolismo pulmonar. O paciente foi transferido para a unidade de terapia intensiva, iniciando com anticoagulante para monitorização e o tratamento.

Protocolo de tratamento: Oito ciclos de quimioterapia (QT): vincristina, irinotecano, 5-fluoracila, cisplatina e doxorrubicina, com abordagem cirúrgica após o sexto ciclo de quimioterapia: hepatectomia à esquerda e nodulectomia à direita com ressecção de trombo tumoral intracardíaco.

Internação hospitalar (admissão: 07/2017): Motivo da internação: início de tratamento.

Avaliação nutricional:

* ❖ Peso habitual: 27,9 kg;
* ❖ Estatura: 105,5 cm;
* ❖ Peso na admissão: 19,95 kg (peso superestimado devido à massa tumoral);
* ❖ Perda de peso: 8 kg, cerca de 29,6% em quatro meses, considerada grave;
* ❖ Escore-z de IMC/I: +1,76 – risco de sobrepeso; E/I: -1,54 – estatura adequada para a idade;
* ❖ Prega cutânea tricipital (PCT): percentil 50 – adequado;
* ❖ Área muscular do braço (AMB): percentil 50/75 – adequado;
* ❖ Circunferência abdominal: percentil > 90 – acima do adequado (massa tumoral).

Conduta nutricional: No momento da internação hospitalar, o paciente estava apto a se alimentar pela via oral. Foi iniciada suplementação oral devido à perda ponderal prévia ao diagnóstico.

Evolução clínica e nutricional: Durante a internação em unidade de terapia intensiva, observaram-se redução importante do consumo alimentar e adesão parcial à suplementação oral prescrita, evoluindo com indicação de terapia nutricional enteral por sonda para aporte nutricional. Entretanto, foi necessário acompanhamento psicológico com a mãe, pois ela não aceitava a passagem da sonda para alimentação complementar. Ao longo da internação, o paciente apresentou perda ponderal de 7,2% em duas semanas, considerada grave para o período. Saciedade precoce e baixa tolerância à dieta, devido ao tamanho da massa tumoral, tiveram um impacto importante na aceitação alimentar.

Avaliação nutricional após 15 dias:

❖ Peso: 18,7 kg;

❖ Estatura: 107 cm;

❖ Escore-z de IMC/I: +0,49 – eutrofia, com peso ainda superestimado por massa tumoral; E/I: -1,27 – estatura adequada para a idade;

❖ PCT: percentil 25/50 – adequado;

❖ AMB: percentil 50/75 – adequado.

Comentário: Estado nutricional dentro do adequado, porém com redução importante em relação à primeira avaliação antropométrica.

Evolução clínica: Após 30 dias, foi transferido para a enfermaria para seguimento do tratamento, ainda sendo necessária monitorização devido ao risco de tromboembolismo.

Evolução nutricional: Perda ponderal grave, consequente involução do estado nutricional, quadro de inapetência e não adesão às condutas nutricionais.

Conduta nutricional:

Indicação de sonda com dieta polimérica, normocalórica e normoproteica. Oferta inicial de 30% do gasto energético total estimado, com progressão gradativa até 100%, conforme a tolerância;

Via oral mantida com dieta geral para estimular a ingestão alimentar e a suplementação oral uma vez por dia, esta última sendo suspensa quando o paciente atingiu a meta energética e proteica total por via enteral com boa tolerância.

Evolução nutricional após 25 dias do início da TNE: Ganho ponderal e recuperação do estado nutricional. Apresentou melhora importante da ingestão alimentar, evoluindo clinicamente estável, com alta hospitalar e programação de retorno para o procedimento cirúrgico. A terapia nutricional foi suspensa devido à recuperação nutricional. O paciente foi orientado com dieta sem restrições alimentares, enfatizando uma alimentação saudável. Foi prescrito complemento alimentar uma vez por dia para adequação de micronutrientes.

Avaliação nutricional (09/10/2017):

❖ Peso: 18,5 kg;

❖ Estatura: 107,3 cm;

❖ Escore-z de IMC/I: +0,58 – eutrofia, com peso ainda superestimado por massa tumoral; E/I: −1,40 – estatura adequada para a idade;

❖ PCT: percentil 25/50 – adequado;

❖ AMB: percentil 25/50 – adequado.

■ Comentários

Cristiane Ferreira Marçon
Adriana Garófolo

Pacientes com tumores intra-abdominais extensos apresentam, frequentemente, queixa de hiporexia, saciedade precoce e dor abdominal. É importante notar que pacientes com tumores hepáticos demonstram aumento do gasto energético, com maior risco de síndrome de caquexia. Como consequência, anorexia, perda de peso, estado inflamatório exacerbado e aumento do catabolismo podem estar presentes.

Por outro lado, o peso superestimado pela massa tumoral muitas vezes mascara o início do quadro de caquexia/desnutrição. Dessa forma, a avaliação da composição corporal, que pode ser por meio das dobras e circunferências, vai auxiliar na identificação dessas alterações de composição corporal. São pacientes que necessitam, para complementação do diagnóstico nutricional, de avaliações metabólicas, sempre que possível.

A terapia nutricional oral pode não ser bem tolerada por pacientes com quadros significativos de anorexia e saciedade, sendo a via enteral a melhor escolha para o suporte nutricional desses pacientes. A redução da capacidade gástrica por compressão da massa abdominal, dependendo da região que envolve, pode interferir na aceitação da dieta e na progressão da nutrição enteral, principalmente quando a sonda estiver em região gástrica.

Paciente com Linfoma de Burkitt em Terapia Intensiva

Marina Salvati Crepaldi
Nayara Dorascenzi Magri Teles

Caso clínico: R. L. M., 14 anos e 6 meses, sexo masculino.

Antecedentes: Submetido a transplante renal em 2013, devido à insuficiência renal crônica causada por válvula de uretra posterior e duplicação ureteral.

História clínica: Três anos após o transplante, apresentou infecção urinária e evoluiu com dor e aumento do perímetro abdominal, perda ponderal, sudorese profusa, hiporexia e vômitos. Foi iniciada corticoterapia contínua após achados em tomografia computadorizada compatíveis com doença linfoproliferativa do enxerto (PTLD). Após biópsia de linfonodo mesentérico e massa abdominal, foi confirmado o diagnóstico de PTLD, subtipo semelhante a linfoma de alto grau histológico de imunofenótipo B (linfoma de Burkitt), sendo iniciado tratamento com imunossupressores. No mesmo ano (2016), após evidências de infiltração neoplásica difusa em praticamente todo o peritônio e mesentério, linfonodos cervicais, axilares e mediastinais, assim como em medula óssea de esqueleto axial e apendicular, o paciente foi transferido para nosso serviço para continuidade do tratamento. Foi realizado planejamento e iniciado o tratamento quimioterápico.

Tratamento antineoplásico: Quimioterapia e imunossupressão com ciclofosfamida, vincristina e prednisona (COP).

Avaliação nutricional na admissão (12/2016):

- ❖ Peso habitual: 51 kg;
- ❖ Estatura: 158,1 cm;
- ❖ Peso na admissão: 42,7 kg, peso superestimado pela presença de massa tumoral;
- ❖ Perda de peso: 8,3 kg, cerca de 16% em dois meses, considerada grave;
- ❖ Escore-z de IMC/I: −1,34 − eutrofia de risco nutricional; E/I: −1,02 − estatura adequada para a idade;
- ❖ AMB: percentil < 5 − abaixo do adequado.

Evolução clínica: Devido à baixa resposta ao tratamento antineoplásico proposto, foi realizado replanejamento dele com inclusão do quimioterápico daunorrubicina.

Avaliação nutricional após dois ciclos de quimioterapia (01/2017):

❖ Peso: 46,2 kg, em hiper-hidratação e com edema em membros inferiores;

❖ Estatura: 158,1 cm;

❖ Escore-z de IMC/I: −0,41 − eutrofia, não considerada devido à alteração de peso; E/I −1,10 − estatura adequada para a idade;

❖ AMB: não realizada devido a edema.

Comentário: Piora do estado nutricional.

Evolução clínica: No segundo dia do terceiro ciclo de quimioterapia, o paciente foi transferido para a unidade de terapia intensiva (UTI) com diagnósticos de síndrome de lise tumoral, choque séptico relacionado ao cateter e insuficiência renal aguda com necessidade de diálise (ureia 65 mg/dL, creatinina 1,1 mg/dL, potássio 6,5 mmol/L, fósforo 8,3 mg/dL). Devido à instabilidade clínica e hemodinâmica, com necessidade de VPMI e de ajustes de drogas vasoativas, permaneceu em jejum absoluto por nove dias. Nesse período, apresentou quadro de sangramento gastrointestinal maciço (enterorragia e melena − choque hipovolêmico) e estase gástrica.

Conduta nutricional: Após compensação clínica e hemodinâmica, foi realizada a terapia nutricional parenteral (TNP), devido à impossibilidade de utilização do TGI por sangramento.

Avaliação nutricional durante internação na UTI (03/2017):

❖ Peso: 34,5 kg;

❖ Perda de peso: 16,5 kg, cerca de 32% em três meses, considerada grave;

❖ Escore-z de IMC/I: −3,60 − magreza acentuada/desnutrição grave;

❖ Circunferência do braço (CB): percentil > 5 − abaixo do adequado;

❖ Depleção nutricional grave;

❖ Ângulo de fase: 2,1 − abaixo do esperado (5,5), refletindo estado crítico.

Evolução clínica: O paciente manteve quadro de enterorragia por 24 dias. Realizou novo ciclo de quimioterapia (vincristina, com redução de 50% da dose), com melhora significativa do quadro após, sugerindo que o sangramento de trato gastrointestinal (TGI) poderia estar relacionado à massa tumoral abdominal. O paciente já se encontrava extubado (em ar ambiente, fora da VPMI), decidindo-se pelo início de oferta de líquidos por via oral, também considerando o desejo do paciente em se alimentar.

Evoluiu com novo episódio de enterorragia, porém mantendo-se a hipótese de sangramento relacionado à lise da massa tumoral e não devido à intolerância à presença de nutrientes em TGI, optando-se por manter a alimentação por via oral. Nos dias seguintes, não apresentou novos episódios de enterorragia e evoluiu com boa tolerância à alimentação por via oral, que foi progredida lenta e gradativamente.

Conduta nutricional

Alimentação por via oral, que foi progredida lenta e gradativamente. A TNP durou 30 dias, sendo exclusiva por sete dias. A meta energética (taxa metabólica basal estimada por Schofield, 1985) foi alcançada somente no 10° dia de prescrição.

A oferta glicídica a partir da velocidade de infusão de glicose (mL/kg/min) foi determinada pela dosagem de glicemia diária.

A oferta lipídica foi realizada inicialmente por meio de emulsão lipídica de terceira geração composta por óleos de soja, coco, oliva, peixe e alfatocoferol, com oferta inicial de 1,0 e (triglicérides inicial 265 mg/dL) máxima de 1,9 g/kg/24 horas (triglicérides 82 mg/dL) e, conforme a evolução clínica, o paciente passou a receber emulsão lipídica padrão TCM/TCL (triglicérides de cadeia média/triglicérides de cadeia longa) 20%, determinada pela dosagem seriada de triglicérides.

Considerando-se o quadro clínico de hipercatabolismo, a oferta proteica foi priorizada com relação de calorias proteicas por grama de nitrogênio variando entre 90 e 110:1.

A prescrição de oligoelementos e vitaminas foi realizada conforme recomendações para a idade e a de eletrólitos foi ajustada regularmente a partir da dosagem de exames bioquímicos, sem necessidade de alteração.

A introdução de alimentos por via oral foi iniciada com a oferta de líquidos sem resíduos, sem corantes, sem lactose e restrita em proteínas de maior potencial alergênico (carne bovina, ovo, leite, peixe). A progressão de consistência e de composição nutricional dos alimentos ofertados ocorreu gradativamente, conforme a ausência de sinais e sintomas do TGI ao longo de período. A TNP foi suspensa quando o paciente atingiu 70% das necessidades energético-proteicas por via oral e foi introduzida a opção de suplementação oral industrializada de alta densidade energética, hiperproteica.

Avaliação nutricional na alta hospitalar (04/2017):

❖ Peso: 37,9 kg;

❖ Estatura; 158,1 cm;

❖ Ganho ponderal;

❖ Escore-z de IMC/I: -2,53 – magreza/desnutrição; E/I: -1,22 – estatura adequada para a idade;

❖ CB: percentil < 5 – abaixo do adequado, porém em melhora;

❖ Área muscular do braço (AMB): percentil < 5 – abaixo do adequado.

Evolução clínica e nutricional: Na alta hospitalar (diretamente da UTI), o paciente recebeu orientação nutricional e foi encaminhado para seguimento ambulatorial com equipe de nutrição, para continuidade do progresso de recuperação do estado nutricional.

Conduta nutricional na alta hospitalar: O paciente era previamente renal crônico, porém com normalização da função renal após intercorrências clínicas relacionadas ao quadro séptico. Assim, foi realizada orientação de dieta sem restrições, com incentivo à alimentação saudável e terapia nutricional oral com fórmula oral não industrializada (artesanal), levando em consideração a condição econômica da família. A dieta prescrita foi hipercalórica e hiperproteica em volume compatível com 40% das necessidades energéticas diárias estimadas para o paciente.

■ Comentários

Nayara Dorascenzi Magri Teles
Adriana Garófolo

O manejo da TN no presente caso objetivou auxiliar na resposta metabólica do organismo à injúria, adequando-se às fases da resposta inflamatória em que o paciente se encontrava. O ângulo de fase de 2,1, bem inferior ao esperado (5,5 em populações pediátricas), reflete um estado mais crítico, com baixa celularidade por alterações na integridade da membrana celular, e o catabolismo do paciente. É importante notar que, durante essa fase, o objetivo da intervenção nutricional é oferecer suporte metabólico para manutenção das funções orgânicas vitais do paciente, haja vista a intolerância do organismo aos substratos e a repriorização nas vias metabólicas para a utilização de aminoácidos, levando ao catabolismo intenso da musculatura esquelética. Assim, somente após a estabilização clínica, no período de convalescência do paciente, é que foi iniciado o processo de recuperação do estado nutricional (anabolismo), o qual se seguiu em consulta ambulatorial.

Paciente Portadora de Neuroblastoma Estágio IV em Cuidados Paliativos

Beatriz Crepaldi Aires
Cristiane Ferreira Marçon
Claudia Harumi Nakamura

Caso clínico: G. G. A., 10 anos e 5 meses, sexo feminino.

História clínica e de tratamento oncológico: A paciente foi diagnosticada com neuroblastoma III em 07/2011 em outro serviço e iniciou o tratamento com quimioterapia. Devido à ausência de resposta ao tumor, foram realizados três ajustes no protocolo quimioterápico, com necessidade de radioterapia abdominal. Foi transferida ao nosso serviço para dar continuidade ao tratamento. Entrou em remissão clínica de 10/2012 a 01/2014. A primeira recaída foi tratada com quimioterapia e transplante de células tronco hematopoéticas (TCTH) autólogo. Ficou fora de tratamento por um ano e quatro meses. A segunda recaída ocorreu em 05/2016 e ela foi tratada com um protocolo de quimioterapia, com redução de dose devido à toxicidade da radioterapia em mediastino. Ficou fora de tratamento por quatro meses. Realizou dois protocolos alternativos de tratamento e foi considerada sem possibilidade de cura

Avaliação nutricional na admissão (abril/ 2014):

- ❖ Peso: 18,5 kg, superestimado pela presença de massa tumoral;
- ❖ Estatura: 115 cm;
- ❖ Perda de peso: 3 kg, cerca de 14% em 40 dias, considerada grave;
- ❖ Escore-z de IMC/I: -0,93 – eutrofia; E/I: -0,86 - estatura adequada para a idade;
- ❖ Área muscular do braço (AMB): percentil 5/25 – adequado.

Avaliação nutricional na terceira recidiva (junho/2017):

- ❖ Peso anterior: 20,6 kg;
- ❖ Peso: 18,3 kg, superestimado pela presença de massa tumoral;
- ❖ Estatura: 119,9 cm;
- ❖ Perda de peso: 2,3 kg (comparada ao peso anterior à recidiva), cerca de 11,46% em oito meses, considerada significativa;
- ❖ Escore-Z IMC/I: -2,64 – magreza/desnutrição; E/I -2,88 – baixa estatura para a idade;
- ❖ AMB: percentil < 5 – abaixo do adequado.

Evolução nutricional da admissão e tratamentos

Desse o diagnóstico oncológico, a paciente já apresentava alterações importantes do estado nutricional, com perda de peso e queixas de saciedade precoce devido à presença da massa tumoral em abdome. A paciente seguiu todo o tratamento oncológico em terapia nutricional oral (TNO). Devido à baixa adesão à TNO e ao comprometimento do estado nutricional, foi realizada a indicação de terapia nutricional enteral (TNE). Entretanto, após a alta hospitalar a paciente não retornou a consulta ambulatorial para reavaliação, perdendo seguimento, sendo possível avaliá-la somente quando ela era hospitalizada. Foi submetida à TNE durante o TCTH, mas posteriormente foi sacada por solicitação da família e da paciente. E seguiu com a suplementação oral.

Após a terceira recidiva, foram realizadas três indicações de TNE após perdas e recusas. Evoluiu com quadro de tiflite e também necessitou de terapia nutricional parenteral. Na realimentação, foi utilizada a TNE e ela recebeu alta, porém em novembro/2011 foi internada novamente para controle de dor, já sem uso de sonda enteral e recusando TNO. A paciente já se encontrava nesse momento com proposta terapêutica paliativa.

Avaliação nutricional (11/2011): Não foi realizada, respeitando-se as solicitações da família.

Conduta nutricional: O acompanhamento nutricional foi realizado respeitando o momento da família, objetivando o conforto da criança e de seus familiares. A prescrição de suplementos orais foi ajustada para a mesma finalidade, com foco nas preferências da paciente e seu conforto, sendo autorizado recebimento de alimentos não padronizados na instituição, com atenção aos devidos cuidados contra possíveis riscos de contaminação.

Considerações: A adesão por parte dos pacientes e familiares é fundamental para o sucesso da terapia nutricional. Em casos em que a desnutrição já se encontra estabelecida, principalmente em doenças altamente catabólicas e com resposta ineficiente ao tratamento antineoplásico, a reversão do quadro se torna mais difícil. Neste caso, a terapia antineoplásica para a paciente tornou-se paliativa.

■ Comentários

Adriana Garófolo

Quando se esgotam as opções terapêuticas curativas para a neoplasia e todos os cuidados são de cunho paliativo, inclusive a orientação nutricional, o tratamento deve ter como foco a qualidade de vida do paciente, bem como o conforto dele e de seus familiares.

Apesar da terapia nutricional não mais representar uma ferramenta de suporte na batalha contra o câncer, o nutricionista deve ter em mente que não é o momento de abandonar o paciente e seus familiares. Ao contrário, nesse momento, o apoio é fundamental para o enfrentamento de um tratamento paliativo, buscando aliviar os sintomas. O alívio da dor, tanto física como psicológica, e a manutenção do bem-estar físico, mental e espiritual é a melhor forma de ajudar. Assim, acompanhar o paciente, oferecendo a assistência de acordo com suas possibilidades e preferências, é o melhor caminho para amenizar a dor da situação e melhorar a qualidade de vida de todos os envolvidos.

Leitura Complementar

Chang HY, Chen JH, Chang JH, Lin HC, Lin CY, Peng CC. Multiple strains probiotics appear to be the most effective probiotics in the prevention of necrotizing enterocolitis and mortality: An updated meta-analysis. PLoS One. 2017;12(2):e0171579.

Cinausero M, Aprile G, Ermacora P, Basile D, Vitale MG, Fanotto V, et al. New Frontiers in the Pathobiology and Treatment of Cancer Regimen-Related Mucosal Injury. Front Pharmacol. 2017;8:354.

Garófolo A, Lemos PASM, Guedes K. Low phase angle (PA) values of the electrical bioimpedance analysis (BIA) in pediatric patients with cancer. 49th Congress of the International Society of Paediatric Oncology (SIOP) – Poster presentation; 2017.

Hingorani P, Janeway K, Crompton BD, Kadoch C, Mackall CL, Khan J, et al. Current state of pediatric sarcoma biology and opportunities for future discovery: A report from the sarcoma translational research workshop. Cancer Genet. 2016;209(5):182-94.

Kaasaa S, Knaul FM, Mwangi-Powell F, Rodine G. Supportive care in cancer: new directions to achieve universal access to psychosocial, palliative, and end-of-life care. Lancet Global Health. 2018;6(Suppl 1):S11-2.

Norman K, Stobäus N, Zocher D, Bosy-Westphal A, Szramek A, Scheufele R, et al. Cutoff percentiles of bioelectrical phase angle predict functionality, quality of life, and mortality in patients with cancer. Am J Clin Nutr. 2010;92(3):612-9.

Mitchell WK, Williams J, Atherton P, Larvin M, Lund J, Narici M. Sarcopenia, dynapenia, and the impact of advancing age on human skeletal muscle size and strength; a quantitative review. Front Physiol. 2012;3:260.

Rayar M, Webber CE, Nayiager T, Sala A, Barr RD. Sarcopenia in children with acute lymphoblastic leukemia. J Pediatr Hematol Oncol. 2013;35(2):98-102.

Schiessel DL, Baracos VE. Barriers to cancer nutrition therapy: excess catabolism of muscle and adipose tissues induced by tumour products and chemotherapy. Proc Nutr Soc. 2018;77(4):394-402.

van Vliet MJ, Tissing WJ, Dun CA, Meessen NE, Kamps WA, de Bont ES, et al. Chemotherapy treatment in pediatric patients with acute myeloid leukemia receiving antimicrobial prophylaxis leads to a relative increase of colonization with potentially pathogenic bacteria in the gut. Clin Infect Dis. 2009;49(2):262-70.

Índice Remissivo

Obs.: números em *itálico* indicam figuras; números em **negrito** indicam quadros e tabelas.

5-fluorouracila em altas doses
    efeito tóxico, **32**
    finalidade terapêutica, **32**
6-mercaptopurina
    efeito tóxico, **32**
    finalidade terapêutica, **32**

■ A

Abordagem nutricional, aspectos importantens na decisão da, 113
Ácido(s)
    alfalinolênico(ALA), ingestão dietética de referência, **232**
    eicosapentaenoico, suplementação em pacientes oncológicos adultos, benefícios, **231**
    graxos, 226
        poli-insaturados, via de biossíntese dos, esquematização, *228*
    linoleico (AL), ingestão dietética de referência, **232**
Acompanhamento
    ambulatorial, paciente em
        diário alimentar habitual, 104
        questionário de frequência alimentar, 104
        recordatório alimentar de 24 horas, 104
        registro alimentar, 104
    em unidade de internação, pacientes durante o, 103
        recordatório de 24 horas, 103
        registro alimentar hospitalar, 104
Actinomicina D
    efeito tóxico, **32**
    finalidade terapêutica, **32**
Albumina, **22**, 66
    limitações, **67**
    meia-vida, **67**

uso clínico, **67**
valores de referência, **67**
Alcaloides de vinca
efeito tóxico, **32**
finalidade terapêutica, **32**
Alimentação
na oncologia pediátrica, 91
por via oral, aspectos no planejamento da, 97
Alimentos que os receptores de TCTH podem ingerir e os que devem ser evitados, **81**
Alteração metabólica e suas repercussões, **13**
Amaurose, 124
Análise bioquímica, 65
albumina, 66
balanço nitrogenado, 67
hipoalbuminemia, 66
pré-albumina, 66
Anamnese e inquérito alimentar ambulatorial e hospitalar, 103
cálculos dos inquéritos alimentares, 104
pacientes durante o acompanhamento em unidade de internação, 103
pacientes em acompanhamento ambulatorial, 104
Anorexia, graus de toxicidade, **35**
Antropometria, 55
Área muscular do braço, 56
Avaliação
antropométrica, resumo da medida, técnica, classificação utilizada na, **55**
metabólica, 71

■ **B**

Balanço nitrogenado, 67, 68
Banco de leite humano, técnicas para o funcionamento do, **185**
Bioimpedância
análise da, 71
realização de, *71*
Bleomicina
efeito tóxico, **32**
finalidade terapêutica, **32**
Boca seca, 39

■ **C**

Câncer, 3
caquexia do, **14**, 18, 107
crianças com, estudos de calorimetira em, **74**
distúrbios metabólicos no câncer, 9
efeitos tardios metabólico-nutricionais em crianças e adolescentes com, **191**
infantil, tratamentos do, 145
infantojuvenil, 3
abordagens terapêuticas no, 4
obesidade no, 25
sarcopenia no, 20
sobreviventes do, cuidados no acompanhamento de, 191
tratamento, 31
inflamação no, 7

manifestações clínicas do, 143
prevenção de, recomendações nutricionais para, **193**
repercussões nutricionais do, 1
risco de infecção em pacientes com, fatores que contribuem, **157**
risco nutricional de acordo com o diagnóstico de, **144**
tratamentos, 1
vias metabólicas no, 7
Capacidade funcional, 63
Caquexia, 17, 229
como identificar, 18
do câncer, **14,** 107
fases na criança e adolescente com câncer, *21*
na criança e no adolescente com câncer, identificação e classificação, 21
patogênese da, papel da resposta inflamatória na, 17
Carboidrato, metabolismo de, 10
consequência, **13**
Carboplatina e cisplatina em altas doses
efeito tóxico, **32**
finalidade terapêutica, **32**
Carcinogênese, 3
Casos clínicos
complicações nutricionais do tratamento de indução em adolescente com osteossarcoma, 275-279
DECH intestinal aguda em paciente com LMA após TCTH alogênico aparentado, 251-254
desnutrição em paciente com tumor abdominal por hepatoblastoma, 281-283
enterocolite neutropênica após quimioterapia, 255
mucosite após tratamento para leucemia de Burkitt, 259-263
obesidade sarcopênica em paciente crítico, 247
paciente com linfoma de Burkitt em terapia intensiva, 285-288
paciente portador de tumor de SNC submetido à radioterapia concomitante com|
    quimioterapia, 265-267
paciente portadora de neuroblastoma estágio IV em cuidados paliativos, 289-308
recuperação nutricional de paciente submetida a protocolo com TCTH e radioterapia com
    sedação, 269-274
Catabolismo muscular, efeitos da quimioterapia no, 12
Cianocobalamina, 97
Ciclo
de Cori, *10*
metabólico fútil, 10
Ciclofosfamida
e obesidade, relação entre, 41
efeito tóxico, **32**
finalidade terapêutica, **32**
CIDEA (*cell death-inducing DNA fragmentation factor- -like effector A*), 11
Circunferência muscular do braço, 56
Cisplatina e doxorrubicina, efeitos associados às alterações adiposas, **11**
Citocinas inflamatórias, 8
Citrulina plasmática, 7
Classificação de Bristol, *37*
Composição corporal, 55, 61
Constipação, 39
graus de toxicidade, **35**
Corticoterapia
duração, classificação da, **46**
efeitos adversos da, 45

Craniofaringiomas, 123
    adolescente com diagnóstico de, *123*
    após ressecção tumoral, paciente com, *123*
    considerações nutricionais, 123
Criança
    com câncer, sugestão da contribuição de energia e macronutrientes durante as diferentes
        fases do, **161**
    com câncer em situação crítica, 157
        alterações metabólicas, 158
        avaliação nutricional, 159
        recomendações nutricionais específicas, 160
        resposta metabólica e neuroendócrina, **159**
        terapia nutricional, 162
            enteral, 164
            parenteral, 164
Cuidado(s)
    paliativos, 187
        avaliação nutricional em pacientes oncológicos pediátricos em, *188*
        escolha da terapia nutricional em pacientes oncológicos pediátricos em, **189**
        estratégias nutricionais para auxiliar na melhora da aceitação alimentar em pacientes pediátricos
            em, **190**
        nutrição no paciente sob, 187
        paciente portadora de neuroblastoma estágio IV em, caso clínico, 289
        terminal, 187

■ D

Demanda energética, 107
Desnutrição, 229
    fatores de alto risco para, **145**
    recuperação nutricional na, 143
        dificuldades na terapia nutricional, 148
        tratamento da desnutrição, 146
Dexametasona e prednisona em altas doses
    efeito tóxico, **32**
    finalidade terapêutica, **32**
Diário alimentar habitual, 104
Diarreia, 39
    graus de toxicidade, **35**
Dieta(s)
    hipoglicídicas, 48
    neutropênica, 79
Dinamometria, 61
Dinapenia, 19, 61
Disbiose intestinal, inter-relações entre fatores clínicos e nutricionais e, *239*
Distúrbio(s)
    clínico-nutricionais decorrentes da terapia antineoplásica
        alteração do paladar, 40
        constipação, 39
        diarreia, 39
        intolerância à lactose, 38
        náuseas e vômitos, 38
        xerostomia, 39

hidroeletrolíticos, 164
Doença
    do enxerto contra o hospedeiro
        de trato gastrointestinal
            algoritmo para guiar a terapia nutricional em pacientes com, *177*
            recomendações nutricionais, **176**
        em TCTH, 174
            avaliação nutricional, 175
        intestinal, progressão da dieta para, **178**
Doxorrubicina
    e obesidade, relação entre, 41
    efeito tóxico, **32**
    finalidade terapêutica, **32**

■ **E**

Eicosanoides, 226
    na resposta inflamatória, importância dos, 226
    no câncer, importância dos, 226
Elementos-traço, 218
Eletrólitos, 217
Enterocolite neutropênica, 135
    após quimioterapia, caso clínico, 255
    fases da realimentação enteral em pacientes com, *140*
Equação
    para a estimativa de energia e proteínas para pacientes oncológicos pediátricos criticamente
        doentes, **160**
    proposta por Schofield, **170**
Escala
    de nível de atividade, 61
    para mucosite oral, **34**
Escore
    de capacidade funcional, **62**
    PRISM (*Pediatric Risk of Mortality*), 157
Escore-Z de peso por estatura, evolução nutricional em peso de acordo com, *272*
Estomatite, 33
Estratégia(s)
    gastronômicas para minimizar possíveis sintomas decorrentes do tratamento, **92-93**
    nutricionais para minimizar possíveis sintomas decorrentes do tratamento, **88-89**
Etoposídeo
    efeito tóxico, **32**
    finalidade terapêutica, **32**

■ **F**

Fadiga, 19
Fator
    indutor de proteólise, 13, 227
    mobilizador de lipídio, 11
    nuclear kappa B, 37
Fezes, consistência, avaliação da, 36
Folato, 97
Força de preensão palmar, 61

Fórmula(s)
    de bolso para paciente oncológico pediátrico, **110**
    preditivas, 147
Fosfolipídios, 227
Fruto-oligossacarídeos, 241

■ **G**

Galacto-oligossacarídeos, 241
Gasto energético
    alterações no, 10
    basal, **108**
        consequências, **13**
    de repouso, 73
    voluntário, 107
Gastronomia hospitalar, 94
GEB, *ver* Gasto energético basal
Glicocorticoides, 45
    ações catabólicas e, 47
    alterações metabólicas, 47
    efeitos colaterais relacionados ao uso de, **46**
    interrupção dos, 46
    mecanismos associados à perda óssea por, *47*
    no metabolismo da vitamina D, 47
    por tempo prolongado, 25
    tipo de, classificação do, **45**
Glicose sérica, **22**
Glutamina, 221
    aplicações da, 221
    deficiência de, 221
    efeitos em pacientes com câncer, 223
    em pacientes pediátricos com câncer, recomendações práticas para o uso de, 224
    metabolismo entre os órgãos, 221
    sob o TGI em pacientes com câncer, efeitos da, 223
    suplementação de, escolha da, 225
    utilização na presença de tumor maligno, *222*
Gordura lipogênese da, 11
Granulocitopenia, influência na resposta inflamatória, **158**

■ **H**

Hábito alimentar, 103
Higiene alimentar, observações importantes, **84**
Hiperalimentação, 162
Hipoalbuminemia, 66
Hipoalimentação, 162

■ **I**

Ifosfamida
    efeito tóxico, **32**
    finalidade terapêutica, **32**
IMC, ver Índice de massa corporal

Imunonutrição, 177
Imunoterapia, 31
Indicador(es)
 bioquímicos, 65
 de peso por estatura, 56
Índice
 de força e desempenho físico, 61
 de massa corporal
  classificação para diagnóstico de sobrepeso e obesidade, **26**
  por idade, 56
 HOMA (*Homeostatic Model Assessment*), **22**
Infância, tumores da, 3
Infecção da corrente sanguínea, 238
 microbiota intestinal e, *238*
Inflamação, 229
 aguda, 8
Inquérito alimentar, cálculos dos, 104
 ambulatorial, 104
 hospitalização, 104
Intervenção nutricional na admissão, algoritmo para decisão da, *162*
Intolerância à lactose, 38
Irinotecano e topotecana
 efeito tóxico, **32**
 finalidade terapêutica, **32**

■ **J**

Jejum
 abreviação do, bases teóricas para, 180
 em pacientes pediátricos submetidos à radioterapia sob sedação, abreviação de, 179

■ **L**

Lactato, **22**
Lactose, intolerância à, 38
L-asparaginase em altas doses
 efeito tóxico, **32**
 finalidade terapêutica, **32**
Leite
 humano
  banco de, **185**
  posto de coleta de, **185**
 materno
  benefícios para a saúde do lactente, *194*
  composição do, 183
  papel durante o tratamento oncológico, 183
Leucemia(s), 3
 considerações nutricionais, 117
 de Burkitt, mucosite após tratamento para, caso clínico, 259
 linfocítica aguda, 20
 linfoide aguda, paciente com infiltração da doença em gengiva, *118*
 mieloides agudas, 157
 tratamento, 117

Linfoma, 3, 117
   considerações nutricionais, 117
   não Hodgkin, 117
   tratamento, 117
Lipídios, metabolismo dos, 11
Lipogênese da gordura, 11
Lipólise, efeitos da quimioterapia na, 11

■ **M**

Magreza, recuperação nutricional na, 143
Massa
   magra, 61
   muscular esquelética, perda de, 19
   óssea
      alterações na, 46
      perda da, 46
Mediador(es)
   bioquímicos, da resposta inflamatória, **8**
   catabólico
      da proteólise no músculo esquelético, **14**
      no tecido adiposo, **14**
Meduloblastoma, 121
   comentários nutricionais, 121
   tratamento, 121
Metabolismo
   energético, 107
   lipídico, consequências, 13
   proteico, 12
      consequência, **13**
Metástases, 146
Metotrexato
   e obesidade, relação entre, 42
   em altas doses
      efeito tóxico, 32
      finalidade terapêutica, **32**
Microbiota(s)
   envolvimento na integridade da barreira da mucosa intestinal, 237
   intestinal(is)
      alterações durante o tratamento oncológico, 237
      modificações durante e após o tratamento, consequências das, 237
Micronutrientes, administração por meio de multivitamínicos e mineirais, 147
Microrganismos probióticos, 242
Mortalidade por câncer em crianças e adolescentes, 4
mTOR (*mammalian target of rapamycin*), 12
Mucosa intestinal, envolvimento da microbiota na integridade da barreira da, 237
Mucosite, 33
   após tratamento para leucemia de Burkitt, caso clínico, 259-263
   gastrointestinal, 36
   grave, paciente com leucemia mieloide aguda que desenvolveu, *34*
   oral, 33
      classificação, 34
      escala para, 34

graus de acordo com o desenvolvimento da lesão, **36**
graus de toxicidade, **35**
patogênese, 36
Multivitamínicos, 147
Musculoskeletal Tumor Society Rating Scale (MSTS), 63

■ **N**

Nutrição parenteral, 213
    contraindicações da, **215**
    em pacientes oncológicos pediátricos, 213
Náusea, graus de toxicidade, **35**
Necessidades
    energéticas
        basais e totais para o paciente com sobrepeso ou obeso pediátrico, **28**
        totais, **109**
    nutricionais
        cálculo, 107
        recomendações, 107
Neoplasias, 143
Neuroblastoma, 4
    comentários nutricionais, 127
    III, paciente com, *128*
Neutropenia, cuidados nutricionais na, 79
Nutrição
    enteral, situações em que há dificuldade de indicação de, **214**
    parenteral
        complicações relacionadas à, 216
        de lactentes e crianças
            recomendações de cromo na, **218**
            recomendações de oligoelementos na, **218**
            recomendações de sódio e potássio para, **217**
        dificuldades temporárias, **215**
        formulação, 216
        macronutrientes para início e progressão da, recomendações, **217**
        recomendações de cálcio, fósforo e magnésio na, por idade, **217**
        total em pacientes oncológicos pediátricos com enterocolite neutropênica, **137**
        via de acesso, 216
Nutrition Risk Score – NRS, **52**

■ **O**

Obesidade
    causas relacionadas com o tratamento oncológico em oncologia pediátrica, *25*
    no câncer infantojuvenil, 25
    sarcopênica em paciente crítico
        caso clínico, 247-249
Oferta hídrica por meio da NP, 216
Ômega 3
    aplicações do, 226
    em oncologia pediátrica, utilização de, 229
Oncologia
    pediátrica

    agentes quimioterápicos usados em, **32**
    anamnese nutricional em, 103
    proposta de monitoramento clínico-nutricional a partir de exames bioquímicos em, **69**
Osteossarcoma, 4, 115
    complicações nutricionais do tratamento de indução em adolescente com, caso clínico, 275
    considerações nutricionais, 115
    de fêmur direito, paciente com, *116*
    tratamento, 115

■ **P**

Paciente
    após término de tratamento e recuperada da desnutrição causada por ele, *274*
    com sobrepeso ou obeso pediátrico, necessidades energéticas basais e totais para, **28**
    em radioterapia e 15 dias após passagem de sonda e início da terapia nutricional enteral, *273*
    no início da radioterapia e em uso de terapia nutricional enteral, *273*
    oncológico pediátrico
        com sobrepeso ou obeso, recomendações proteicas no, **28**

        criticamente doentes, equações para a estimativa de energia e proteínas para, **160**
        fórmula de bolso para, **110**
        indicações e contraindicações da nutrição parenteral em, 213
        recomendações de oferta proteica para, **110**
    sacopênico, estratégias dietéticas para recuperação do, **154**
Paediatric Yorkill Malnutrition Score – PYMS, **52**
Paladar, alteração do, 40
Pediatric Nutritional Risk Score – PNRS, **52**
Performance, 61
    física, 63
Peso
    classificação da, **58**
    corrigido para pacientes amputados, cálculo de, *57*
    perda de, cálculo da porcentagem de, *57*
Pirâmide alimentar adaptada, 194, *194*
Piridoxina, 97
Planejamento nutricional, 103
Posto de coleta de leite humano, técnicas para o funcionamento do, **185**
Pré-albumina, **22**, 66
    limitações, **67**
    meia-vida, **67**
    uso clínico, **67**
    valores de referência, **67**
Prebióticos, 241
    alimentos-fonte e, **242**
Pré-caquexia, como identificar, 18
Probióticos, 241
    durante a terapia antineoplásica, papel teórico dos, 242
Proliferação bacteriana, 135
Proteína(s)
    C reativa
        limitações, **67**
        meia-vida, **67**
        uso clínico, **67**

valores de referência, **67**
corporal, perda, 13
plasmáticas, 67
quantidade ligações de medicamentos quimioterápicos a, **146**
relações com diferentes condições clínicas no paciente com câncer, **68**
trasportadora de retinol
limitações, **67**
meia-vida, **67**
uso clínico, **67**
valores de referência, **67**
Proteólise, 71

■ Q

Questionário de frequência alimentar, 104
Quimioterapia
efeitos na lipólise, 11
efeitos no metabolismo lipídico, **11**
em crianças e adolescentes, efeitos adversos, 31
estimativas das doses, 42
o valor do cálculo da gordura corporal, 43
o valor do peso, 42
no anabolismo, efeitos da, 12
Quociente respiratório de acordo com o substrato energético, **73**

■ R

Rabdomiossarcoma, 131
Radioterapia, 179
efeitos, 32
associados à alimentação e à nutrição, **33**
Recidivas, 146
Recomendações proteicas
de acordo com a faixa etária, 147
no paciente oncológico pediátrico com sobrepeso ou obeso, **28**
Recordatório alimentar de 24 horas, 103, 104
Refeições, formas de apresentação das, 94, 95
Registro alimentar "hospitalar", 104
Resposta inflamatória
condições associadas à, 7
influência de granulocitopenia na, **158**
mediadores bioquímicos da, **8**
no paciente oncológico, 8
condições associadas à, 9
Retinoblastoma, 4
Retinol, 97
Risco(s)
de caquexia, indicadores e metabólicos para identificação, **22**
de pré-caquexia, indicadores e metabólicos para identificação, **22**
de sarcopenia, indicadores e metabólicos para identificação, **22**
nutricional
de acordo com o diagnóstico de câncer, **144**
de acordo com o tratamento oncológico, **144**

■ **S**

Sarcoma, 18
  de Ewing, 4,116
    tratamento, 116
  de partes moles, 4
  renal de células claras
    fase inicial da terapia nutricional enteral, *148*
    paciente com, *148*
Sarcopenia, 17, 19, 61
  abordagem nutricional na, 151
  características, 20
  como identificar, 19
  classificação da, **17**
  intervenções nutricionais em fatores fisiológicos que influenciam a, 153
  na criança e no adolescente com câncer, identificação e classificação, 21
  no câncer infantojuvenil, 20
  patogênese da, inflamação sistêmica na, 20
  proteção por meio da dieta saudável, 152
  relações da vitamina D com, *153*
  tríade para recuperação nutricional na, *151*
Screening Tool for Childhood Cancer – SCAN, **52**
Screening Tool for Risk of Impaired Nutritional Status and Grow – StrongKids, **52**
Screening Tool for The Assessment of Malnutrition in Pediatrics – STAMP, **52**
Segurança alimentar, orientações para práticas de, **83**
Síndrome(s)
  da caquexia, 17
  da caquexia no câncer, 229
  de Cushing, 47
  de Russel, *124*
  diencefálica, 124
    considerações nutricionais, 125
    paciente com, *124*
Sistema nervoso central, tumores do, 121
Sobrevivente de leucemias linfocítricas agudas, 192
StrongKids, ferramenta de triagem, **53**
Substância P, 38
Suplementação
  com ácidos graxos, 230
  oral em crianças e adolescentes com câncer, indicações, *201*
Suplemento(s)
  adaptações de, 199
  artesanais, 199
  industrializados, 200

■ **T**

Tabela de alimentos da USDA, 105
TACO (Tabela Brasileira de Composição de Alimentos), 105
TCTH, ver Transplante de células-tronco hematopoiéticas
Tecido
  adiposo, 26
  muscular, avaliação do, 61

Terapia(s)
  antineoplásica, distúrbios clínico-nutricionais decorrentes da, 38
  intensiva, paciente com linfoma de Burkitt em, caso clínico, 285
  multimodais, toxicidade das, 146
  nutricional
    adequada ao paciente, 113
    algoritmo para decisões após a indicação de, *163*
    algoritmos para guiar a, 210
    enteral, 164, 205
      paciente após a alta do TMO, *273*
    oral, 202
      considerações em pacientes oncológicos pediátricos, *203*
      em oncologia pediátrica, indicações, **167**
    parenteral, 164
  quimioterápicas, tipos de, **87**
Terminalidade, nutrição no paciente sob, 187
Tiflite
  considerações clínicas, 135
  desafios clínicos e nutricionais, 138
  estratégias nutricionais alternativas, 139
  incidência, 135
  indicação da nutrição parenteral, 137
  manifestações clínicas, 136
  realimentação gastrointestinal, 139
Timed up and go test (TUG), 63
TLR-4 (*toll-like receptor* 4), 26
Toxicidade gastrointestinal
  aguda por radioterapia, 34
  indicadores para, 37
Transferrina
  limitações, **67**
  meia-vida, **67**
  uso clínico, **67**
  valores de referência, **67**
Transplante
  de células-tronco hematopoiéticas (TCTH), 31
    abordagem clínico-nutricional, 167
    abordagem pré-TCTH, 168
    comportamento do gasto energético basal durante os dias de, *170*
    doença do enxerto contra o hospedeiro em, 174
    distúrbios nutricionais após o, **172**
    evolução das variáveis metabólicas em pacientes com câncer pediátrico durante, *72*
  de medula óssea, porcentagem da necessidade de energia estimada do GEB em relação aos dias
    do, **171**
Transtirretina, 66
Tratamento
  antineoplásico, 191
    aspectos nutricionais e toxicidades do, 31
    dietoterapia nos efeitos adversos do, 87
  oncológico, papel do leite materno durante o, 183
  quimioterápico, alterações fisiológicas e repercussões da obesidade na eficácia e toxicidade do, 41
Trato gastrointestinal, grau de toxicidade do, **35**
Triagem(ns) nutricional(is)

ferramentas de, 51
utilizadas na população pediátrica, **52**
Triglicérides, **22**
TUG (*Timed up and go test*), 63
Tumor(es)
   abdominais, 127
      de Wilms, 127
      neuroblastomas, 127
      tratamento, 127
   da infância, 3
   de cabeça e pescoço e trato gastrointestinal, 131
      comentários nutricionais, 131
      tratamento, 131
   de células germinativas, 4
   de fossa posterior, paciente com, *122*
   de Wilms, 4, 127
      comentários nutricionais, 127
      paciente com, *129*
      tratamento, 128
   do sistema nervoso central, 3, 121, 192
      craniofaringiomas, 123
      meduloblastoma, 121
      síndrome diencefálica, 124
   fatores secretados pelo, 13
   hematológicos
      leucemias, 117
      linfomas, 117
   ósseos
      osteossarcoma, 115
      sarcoma de Ewing, 116

■ **U**

Umami, 40
Ureia, **22**

■ **V**

Vitamina(s), 218
  A, 97
  B12, 97
  B6, 97
Vômito, graus de toxicidade, **35**

■ **X**

Xerostomia, graus de toxicidade, **35**
Xilo-oligossacarídeos, 241

IMPRESSÃO:

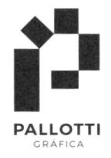

PALLOTTI
GRÁFICA

Santa Maria - RS | Fone: (55) 3220.4500
www.graficapallotti.com.br